饮食大脑

食物如何影响心理健康

[美] 乌玛·奈杜 著
(Uma Naidoo, MD)

陈蓉 译

THIS IS YOUR BRAIN ON FOOD

AN INDISPENSABLE GUIDE TO THE SURPRISING FOODS
THAT FIGHT DEPRESSION, ANXIETY, PTSD,
OCD, ADHD, AND MORE

中信出版集团 | 北京

图书在版编目（CIP）数据

饮食大脑：食物如何影响心理健康/（美）乌玛·
奈杜著；陈蓉译 . -- 北京：中信出版社，2023.1（2024.6重印）
书名原文：This Is Your Brain on Food
ISBN 978-7-5217-4780-5

I. ①饮… II. ①乌… ②陈… III. ①食品－影响－
心理健康－研究 IV. ① R395.6

中国版本图书馆 CIP 数据核字（2022）第 173346 号

饮食大脑：食物如何影响心理健康
著者：[美] 乌玛·奈杜
译者：陈蓉
出版发行：中信出版集团股份有限公司
　　　　　（北京市朝阳区东三环北路 27 号嘉铭中心　邮编　100020）
承印者：河北鹏润印刷有限公司

开本：660mm×970mm 1/16　　印张：22.75　　字数：369 千字
版次：2023 年 1 月第 1 版　　印次：2024 年 6 月第 3 次印刷
京权图字：01–2021–2963　　书号：ISBN 978–7–5217–4780–5
定价：69.00 元

谨以此书献给我深爱的已故父亲和派恩敦的祖母，以及我的母亲（她给了我最重要的人生建议），还有我的丈夫，没有他也就不会有这本书了。

目录

推荐序 VII

引言 X

第一章 追溯往昔 003

肠脑纠葛 远程联系 003

化学的魔力 004

为什么小小的细菌如此重要 007

双向路径 009

当状况急转直下时 010

健脑食品 011

精神病学的挑战 012

如何使用本书 014

到达大脑的路径 017

第二章 忧郁的肠道 019

抑郁症：益生菌、 那些让我们情绪低落的食物 023

ω-3 脂肪酸和 带来好情绪的好食物 030

地中海饮食模式 地中海饮食模式 037

一顿大餐可解决问题 043

抑郁症备忘录 044

第三章　　　　　焦虑的肠道 047

焦虑症：发酵食品、　　加重焦虑的食物 051

膳食纤维和　　缓解焦虑的食物 058

关于色氨酸的真相　　安抚焦虑的肠道 068

焦虑症备忘录 069

第四章　　　　"受伤"的肠道 072

创伤后应激障碍：　　加重创伤的食物 075

谷氨酸盐、蓝莓和　　让人感到舒缓的食物 084

"老朋友"细菌　　一餐餐走出创伤 088

创伤后应激障碍备忘录 089

第五章　　　　不安分的肠道 092

注意缺陷多动障碍：　　恶化多动症的食物 094

麸质、牛奶酪蛋白和　　集中注意力的食物 100

多酚　　关注饮食 103

多动症备忘录 103

第六章　　　"有记忆"的肠道 107

痴呆和脑雾：微型菜苗、　　削弱记忆力的食物 109

迷迭香和健脑饮食法　　以膳食来保护记忆力 112

健脑饮食法 121

脑雾 124

记忆力与直觉 126

提高记忆力备忘录 127

第七章 不受控的肠道 130

强迫症：N- 乙酰半胱 恶化强迫症的食物 133

氨酸、甘氨酸和健康 抑制强迫行为的食物和膳食补充剂 135

食品强迫症的危害 特别注意 144

通过饮食对抗强迫症 147

强迫症备忘录 148

第八章 有生物钟的肠道 151

失眠和疲劳：辣椒素、 干扰睡眠的食物 154

洋甘菊和消炎饮食 助眠食物 157

抗疲劳的食物 162

食物就是能量 168

失眠和疲劳备忘录 169

第九章 **双相情感障碍** 172

双相情感障碍和精神 应激的肠道 173

分裂症：L- 茶氨酸、 恶化双相情感障碍的食物和饮食习惯 175

健康脂肪和生酮饮食 稳定情绪的食物与膳食补充剂 182

精神分裂症 185

失常的肠道 186

恶化精神分裂症的食物 187

"重启现实"的食物 190

重度精神病患者一定要接受药物治疗 195

双相情感障碍备忘录 196

精神分裂症备忘录 197

第十章　调节"性"致的肠道 201

性欲：催产素、胡芦巴和　减小欲望的食物和化合物 202

增强性欲的科学　增强性欲的药和食物 209

杰克的欢爱日 217

性欲备忘录 218

第十一章　让健脑食物填满你的储藏室 221

走进厨房，开启健脑　工欲善其事，必先利其器 226

饮食之旅　健脑食谱 233

注释 284

附录 A　碳水化合物的血糖负荷参考表 333

附录 B　维生素和精选矿物质的常见来源 334

附录 C　抗氧化剂和 ORAC 339

致谢 340

推荐序

1991 年,《北京人在纽约》, 一本书, 一部电视剧, 风靡大江南北。写在封面上的一句话, 我始终记忆犹新,"如果你爱他, 就把他送到纽约, 因为那里是天堂; 如果你恨他, 就把他送到纽约, 因为那里是地狱"。不知为何, 在我通读由乌玛·奈杜撰写的《饮食大脑》并且联想到我在临床工作中每天接触的形形色色的"饮食男女"时, 脑海中却跳出这段话, 与《饮食大脑》的意趣何其相似。"如果你爱他, 请送他去享受美食, 因为那里是天堂; 如果你恨他, 请送他去享受'美食', 因为那里是地狱。"是啊, 同样是食物, 却因为日常生活中存在某种疾病, 尤其是心理、情绪甚至精神相关的疾病, 而变得如此不同。2021 年, 著名的科研期刊《细胞》(Cell) 杂志, 以"健康新标志"("Hallmarks of health") 为题, 将健康的定义从WHO(世界卫生组织) 定义的"健康是一种身体上、精神上和社会适应上的完好状态"推演为"一系列可维持生理上动态且有序特征的标志"。原来的定义属于冰火两重天, 非健康即疾病, 而后者在不断进展的研究中, 发现健康是一个动态且可调整、能抗压的状态, 也就为调整生活方式、改变膳食模式、选择多样化食物以促进健康奠定了科学基础。奈杜医生从自身接触的各种神经、精神系统的患者着手，并不是指导他们靠吃药了之，而是非常细致地观察饮食对他们的影响，并且从诸多文献中寻找食物与情绪、食物与睡眠、食物与健脑等方面的关联。在这个充斥着焦虑与抑郁的社会浮躁生活中，让食物成为一股清流滋润着受伤的心灵。

自 2020 年起，英国和美国的营养学者不约而同地提出"食物 = 医药"战略，意图应对愈演愈烈的慢性疾病大潮，将营养调整配合身体活动、心理调节作为慢性疾病的一线治疗方法。在这其中，尤其要提出的是，为了防止不良保健商家偷梁换柱，将"食物 = 医药"曲解为用保健品替代药品发挥治病作用，在战略实施前，已经明确提出"食物并不会替代医药干预疾病的进程，却可以帮助有疾病的患者，调整代谢状态，改善体质更利于疾病的治疗"！这也成为本书的特色之一，作者针对每一种疾病状态与食物的关系，都是用有利食品与不利食品的表述方式，并引用大量参考文献阐明证据，却绝不强调这些食品可以"治病"。

很高兴作者还是一个美食家、烹饪专家，虽然惊心于她既是医生还是一位肿瘤患者，但很开心地看到她从肿瘤的阴影中走出来，恢复了正常生活状态，并且用实际行动验证了本书理念的正确性。要增加新鲜的蔬菜、水果、富含植物化合物的食品。胡芦巴、西番莲、姜黄等优质营养食物，在提供食物的基础营养元素之外，还富含改善神经功能、让身体更"开心"的新型营养物，让人们获得更天然、更有益的"营养价值"。

喜欢这样一本难得的讨论脑与营养的书籍。开卷有益，让自己在临床营养之路上再次觅得一朵幽兰绽开。

北京协和医院临床营养科 陈伟

2022 年 10 月 30 日

引言

营养学和精神病学貌似风马牛不相及。想象一下，弗洛伊德医生叼着烟斗坐在皮椅上，他恐怕怎么也不会把烤三文鱼之类的食谱写进自己的处方笺。确实如此，根据我的经验，精神科医生会给患者开些处方药并让他们带回家服用，或者把患者转诊到其他科室以便对症治疗，但不会指导患者如何以饮食疗法的方式应对精神顽疾。当下，虽然许多尽职尽责的现代"吃货"一直在思考食物对我们的心脏、我们所处的环境，最重要的是我们的腰围有什么影响，但鲜有人思考食物会给我们的大脑带来怎样的影响。

乍一看，营养与心理健康之间仿佛没有直接联系，但在现代医疗保健领域，二者之间的关系是理解双重流行病的关键。尽管现在的医学知识和技术比以往任何年代都更发达，但饮食结构不合理导致的心理健康障碍和不良健康后果随处可见，让人不安。在美国，每年有 20% 的成人被诊断出心理健康问题，46% 的美国人会在一生中的某个时候出现心理疾患。美国人的肥胖比例达到了 37%，还有32.5% 的人超重，合计约 70% 的人口体重超过了最佳体重。据估计，2 310 万美国人患有糖尿病，还有约 720 万人未被确诊。上述合计约 3 030 万人，几乎占美国总人口的 10%。

消化系统和大脑之间存在着错综复杂的关系，这是本书立论的基础。与之相似，饮食和心理健康也密不可分，而且二者之间的联系是双向的，即不良的饮食结构会增加心理健康问题出现的概率，而心理健康问题反过来又会导致不良的饮食习惯。若不解决营养问题，再多的药物和心理治疗都无法阻挡社会上层出不穷的心理问题。

在社会层面上，唤醒人们对饮食与心理健康之间关系的意识当然重要，同时在个人层面上这种觉醒对人的影响也不容忽视。这种影响并不仅仅是针对那些患有精神疾病的人。并不是每个人都有因为抑郁或焦虑去看心理医生的经历，但是我们每个人都曾感受到悲伤或紧张，都经历过迷惘和创伤，只是程度不同而已。我们都想保持专注，拥有好记性。我们都需要充足的睡眠以及令人满意的性生活。

在这本书中，我要向大家介绍怎么吃才能让我们收获健康的心理状态。

当别人得知我是一名精神科医生，同时是一位营养师和一个训练有素的厨师时，他们常常会以为我自小就会做饭，学医不过是后来的事情。但实际上我很晚才学会做饭。我生长于一个来自南亚的大家庭，家里的祖母、姑姑姨姨、妈妈还有婆婆都有一手好厨艺。以前就轮不到我做饭！我的妈妈是一位双料内科医生和出色的厨师、糕点师，我对烘焙的兴趣就是因她而起。而我对科学的热爱则源于在厨房里精确称量要放多少配料。要不然，我倒乐得看别人在厨房里忙活。

当我搬到波士顿去哈佛大学学习精神病学时，大家庭的爱和温暖不再环绕着我，家里的美食也遥不可及。我意识到为了在这个新地方找到家的感觉，得学会做饭才行。我的丈夫十分优秀，厨艺也不错，但他还是被我逐出厨房了，任由我尝试以前学过的几样菜（他喜欢跟人开玩笑说他被赶出了厨房，但实际上他既是难得的厨艺导师，也是严苛的赏味师）。

我努力回忆祖母是怎么做饭的。妈妈上医学院那会儿，我白天就和祖母待在一起，看着她做饭。那时候我只有三岁，祖母不允许我靠近火炉和烤箱，于是我站在一边凑近看她干活。我们每天做的第一件事就是在园子里采摘新鲜蔬菜，然后择菜、洗菜，准备午餐，摆桌子吃饭，讲故事，午睡。

刚到波士顿那会儿，我们付不起有线电视费。我就看不收费的公共电视台，跟着美丽的朱莉亚·切尔德学做菜。我不再只会做煎蛋卷，还开始学做法国菜。她极大地激发了我对烹饪的信心。在我丈夫忙着自己的事情而没空理我的时候，她的节目陪伴我度过了许多独处时光。烹饪逐渐成为我生活的一部分，以及我每到一处定居时用以减压的方式。

即使在担任执业精神科医生之后，我对烹饪的热情依然不减。丈夫建议我去位于纽约的美国烹饪学院进修一下。我倒是乐意去美国烹饪学院上课，但因为要在波士顿上班，所以无法两地来回跑。于是我找了一家位于波士顿地区的烹饪学校——剑桥烹饪艺术学院，暗下决心一边钻研精神病学，一边学习烹饪。

很快我就发现，不像那些与现实脱节却又引人入胜的医疗剧，电视节目里的专业级后厨就是现实中的样子。尽管并非所有主厨都像戈登·拉姆齐那样满口脏话，但是主厨确实老是对后厨大喊大叫。虽然压力如山大，但当我做的蛋白酥皮完美地融合在一起时，当我品尝到醇厚而回味悠长的汤品时，当我调制的酱汁在凝固之前呈现奶油质地时，那种满足感简直无以言表。

与此同时，我还在医院上班。我现在都想不起来，自己那时候怎么应付得了那么多事情。数不清多少次，我都是带着书去吃饭，一边吃一边为烹饪课的笔试做准备。课余我还得花大把时间上班、处理电子邮件、写处方和回电话等。反正，我就这么熬过来了。现在看来，我的动力来自对做医生和当厨子一样的满满当当的热情。我真的是既热爱精神病学又热爱烹饪的一个人。

在这个过程中，我开始更加关注食物的营养价值。每当我的患者抱怨抗抑郁药让他们增肥的时候，我就主动帮他们算算，看他们从甜品店买的那杯600毫升的咖啡里加了多少奶油和糖。为了增加营养学知识，以及更有信心地在诊疗工作中为患者提供饮食疗法建议，我从烹饪学校毕业后，还修完了营养学专业课程。

凭借在精神病学、营养学和烹饪技艺方面的知识，我坚持将诊疗工作与营养、生活相结合，并开发出一套独创的精神病学系统方案。这套方案成为我的工作蓝图，最终使得营养与生活方式精神病科在麻省总医院成立，它是美国第一个此类科室。

我接受了如此多的培训，并且在专业领域获得了许多经验，然而直到我见识了营养精神病学的魔力，我才算完成了在这方面的教育。几年前，在比弗利山庄的一个豪华酒店的房间里，我瞥了一眼在墙上飞舞的阳光，琢磨着读会儿书，然后舒舒服服地睡个午觉，这该有多么美好。那个长周末恰逢我丈夫的生日，是一个我们期待已久且认为绝对值得的假期。这个假期对我们来说是一年一度的盛事，每年我们都会借机休息一下，放空自己。

当我慵懒地准备午睡时，手里的书擦过胸口一处我平常根本不会触碰的地方，我感觉到有个肿块。起初，我以为自己只是累了，但当我仔细检查了一下后，我惊呆了。这绝对是一颗肿瘤，毫无疑问是癌症。我希望自己的临床判断是不准确的，但不大可能。

回到波士顿的一礼拜之内，我就被确诊了。那一周内，我以迅雷不及掩耳的速度经历了各种检查和问诊。我很幸运，能够享受全世界最好的医疗服务。尽管同事和朋友给了我莫大的支持，但这仍然是我有生以来第一次面临意外。谁会一觉醒来，想着也许当天自己会患上癌症呢？那一刻，我彻底陷入了孤立无援的状态。我不断地思考自己可能做错了什么。然而这时候正是我打小儿信仰的印度教帮助我重新审视了自己的处境。从小我的祖母和母亲就教导我："生活中的磨难是你必须面对的'业'的一部分；靠近它并以感恩之心待它，要对神有信心，一切都会好起来的。"当我和我的家人情绪崩溃、止不住流泪时，这些话如醍醐灌顶。

尽管如此，要克制自己的坏情绪并不太容易。作为一名精神科医生，我所受的专业训练并没有让我更容易克服满脑子的胡思乱想。作为一名医生，我有生以来第一次感受到无法掌控疾病带来的后果。对这个病我束手无策。除了配合血液检查，我无能为力。我知道自己很快要接受化学治疗（以下简称化疗），要面对大量静脉推注治疗。我的感觉从开始的绝望和恐慌，逐渐过渡到麻木无力。没有欢笑或泪水，没有恐惧或喜悦，只剩下深入骨髓的麻木。

第一次化疗的那天早晨起床后，我决定喝一杯有镇静作用的姜黄茶。我不断地想自己的生活怎么一下子就有了这么大的变化。我很紧张，很害怕，又想让自己勇敢起来。我非常清楚，即使最终治疗是成功的，未来我还是有可能面临一系列创伤性副作用。然而，就在打开烧水壶开关的瞬间，我的思维仿佛也一下子被点亮了，并且有个声音告诉我："我会做饭，清楚自己的身体状况。我可以通过饮食疗法来帮助自己渡过难关。"对于营养精神病学家来说，这似乎是个简单的结论，但对我这个患者来说，体验是完全不同的，因为幸运的我之前一直很健康。我下定决心，不管癌症会给我带来什么，我都要通过健康的饮食让自己的身体和心灵同时得到安慰。

在接下来的 16 个月里，我接受了好几轮化疗、手术和放射治疗。每次化疗的时候，和我共事的肿瘤科医生都会问我带了什么吃的。我就从午餐袋里拿出奶昔给他看。这瓶奶昔营养丰富，里面有富含益生菌的酸奶、浆果、杏仁奶、酸牛乳酒和黑巧克力。得益于我的饮食结构，我没有因为化疗恶心过。因为不同药物的副作用，我的体重出现波动，食欲也时好时坏，但即使吃药让食物的味道有点儿不一样，我还是吃了我爱吃的。在与肿瘤抗争的整个过程中，我出乎意料地觉得自己的状态还不错。我本以为反复治疗会让我精疲力竭，然而并没有。我找到了让自己保持精力充沛的方法。诚然，更大的挑战是我如何保持心理健康。但是，我再次发现良好的饮食结构对于保持平稳和积极的情绪来说至关重要。我开始少喝咖啡，不喝酒；坚持吃自己在家洗好、切好的新鲜水果。我给自己做高蛋白、高纤维的菠菜扁豆汤（木豆）（见第 262 页），里面的菠菜富含叶酸。每周四晚上，我会精心制作一杯美味的热巧克力来犒赏自己。这让我对每周治疗后的时光有所期待。我小心翼翼地给自己挑选食材，保证这些食材不含任何不健康的热量。没劲儿锻炼，我就有规律地快步走，这也提振了我的情绪，因为锻炼确实会增加体内的内啡肽。我用食物减轻每周四化疗带来的焦虑，好让我不至于在波士顿阴冷的冬日里因为化疗而萎靡不振。

我曾经为我的患者提供饮食疗法建议，我用同样的方法看看如何改善自己的心理健康。食物给了我这股力量。正如我的患者所说，我真的需要"自己实践一下"。我得在自己身上测试一下，看看这些方法是否能平息我的焦虑，让我安然入睡并提振我的情绪。我不知道自己能不能成功，但我觉得为了我的患者和我自己也要试一下。

癌症也让我拥抱正念，并更深入地思考我自己的生活方式。我的父母和家里的其他亲戚一直有练习冥想的习惯。我在这样的氛围中长大成人——不仅每天都要温习阿育吠陀原则，舞蹈和锻炼也是每天必做的功课。然而，癌症让我意识到，多年来紧张的学习和工作让我丢弃了一些健康的习惯。我妈妈提醒我开始有规律地练习冥想；我的丈夫和我最好的朋友让我回忆小时候跳芭蕾舞的经历，鼓励我重新走进成人芭蕾舞课堂，参加芭蕾舞健身课程。忙碌岁月带来的压力对我的影响渗透了每一个细胞，以至于我现在深深地认识到生活方式对我们的身心健康有多么重要。健康是多方面的，不是一蹴而就的；我们的身体是一个完整的系统，关键是要从整体的角度调理。营养精神病学是治疗的核心，但生活方式也很重要。

在写这本书之前，我还没怎么跟别人说起过我的抗癌经历。现在我已经完成了治疗，重新长出了头发（谢天谢地）。日子每过去一天，我都希望自己能慢慢康复，同时也不忘食物确实会影响人的感受。

所有这些经历——我的家庭背景、我接受的教育、我的从医经验、我的烹饪时光，还有我的患病经历——都激励我写下这本书。我希望本书不仅向您介绍令人兴奋的营养精神病学方面的知识，还可以就怎么吃才能最大限度地开发大脑的潜能给您提供建议。

第一章
肠脑纠葛

我对自己的睡眠质量比较满意，一般不会因为什么事情而睡不着。但是有时候，我会因为想到在精神病学领域甚至整个医学领域，我们完全只见树木不见森林而辗转反侧。

确实，17世纪和18世纪的血雨腥风已经成为遥远的历史。在早期蛮荒年代，"发疯"被视为有罪，患病的人被关进监狱。随着文明的进步，精神病患者被收治入院。[1]可问题是，当我们越来越关注精神疾病带来的混乱思想和情绪时，我们却忘了身体其他部位也受到这类疾病的影响。

其实以前倒也不是这样的。2018年，历史学家伊恩·米勒指出，18世纪、19世纪的医生知道人体系统是相互关联的。[2]这就是他们认为不同器官之间会产生"神经共鸣"的原因。

然而，在19世纪晚期，医生的看法改变了。随着医学的专业化程度不断提高，我们不再有全局观，只会通过观察特定的器官来判断哪里出了问题以及哪里需要治疗。

当然，医生确实认识到癌细胞可能会从一个器官扩散到另一个器官，而且像系统性红斑狼疮等自身免疫性疾病确实会影响人体的多个器官。不过他们忽略的是，人体内看似不相干的器官之间仍然可能彼此影响。隐晦地讲，疾病可能来自你根本注意不到的地方。

更麻烦的是，内科医生、解剖学家、生理学家、外科医生和心理学家不是协同工作的关系，而是相互竞争的关系。1956 年，一位英国医生写道，"医生各有各的说法，搞得那些急切想知道病情的患者六神无主，一头雾水"。[3]

即使在今天，这样的态度在医学界依然盛行。因此，许多人都没有意识到这个事实，即当心理健康出现问题时，根源不仅仅在于大脑。相反，这是个信号，告诉我们与大脑关联的一个或多个器官出问题了。

我们知道，这些关联确实存在。抑郁症会影响心脏。肾上腺的病变则会致人恐慌。在血液中飞速传播的病毒会让人看起来神志不清。人的身体疾病常常会表现为精神恍惚。

有些身体疾病会引起一些精神上的症状。现在我们知道了，影响还不止于此。身体末梢部位的细微变化都会影响大脑。大脑和肠道之间的关系是这些远程关系中最为深刻的。几百年前，"现代医学之父"希波克拉底已认识到肠和脑之间的关系，并警示人们，"消化不良是万恶之源"以及"病从口入"。现在我们才明白他有多么正确。其实人们一直在探索。近年来，肠和脑之间的关系已经成为医学界研究成果最丰硕的领域之一，也是营养精神病学领域最让人着迷的课题。

追溯往昔

观察发育中的胚胎分化就像透过万花筒看世界。

曾几何时，游走的精子遇到了卵子。和暗夜里擦肩而过的船只不同，它们结合在了一起。卵子受精成功，人的胚胎开始发育。受精卵被温暖地包裹在母亲的子宫中，开始发生变化。

起初，受精卵光滑的表面泛起像桑葚一样的突起。随着时间的推移，神奇的细胞在生物指令下，开始改变形状，直到形成胎儿的身体。最终，在漫长的 9 个月之后，胎儿拥有了心脏、肠道、肺、大脑、四肢和其他精巧的器官，准备宣告自己的诞生。

但在出生之前，也就是胎儿准备好迎接世界之前，它的肠道和大脑是一体的，都是从受精卵分化而来的。同一个受精卵分化出了胎儿体内所有的器官。

事实上，由大脑和脊髓组成的中枢神经系统是由被称为神经嵴细胞的特殊细胞形成的。这些细胞在胚胎发育的过程中广泛迁移，在肠道中就形成了肠神经系统。肠神经系统包含 1 亿 ~5 亿个神经元，是体内最大的神经细胞集合。这就是有些人把肠道称为"第二大脑"的原因，也是肠道和大脑之间的相互影响如此深远的原因。尽管这两个器官看上去相隔十万八千里，但它们的起源是相同的。

远程联系

我曾经有一位患者，她想不通为什么我治疗的是精神方面的疾病，却总是在跟她谈肠道的毛病。她觉得，肠道貌似和精神疾患没有什么关系。"毕竟，这两者之间实际上挨不着边儿。"

虽然肠道和大脑位于身体的不同部位，但它们之间的联系可不止一点点。它们有实实在在的关联。

迷走神经，也被称为徘徊神经，源自脑干，一路下行至肠道，将肠道与中枢神经系统连接起来。当迷走神经到达肠道时，会自行解开，变成细线，将整个肠道包裹起来，这样肠道外面就像是包裹着一件针法复杂的毛衣。迷走神经能够穿透肠壁，因此在消化食物方面起着至关重要的作用，但其关键功能是确保神经信号可以在肠道和大脑之间来回游走，使重要信息可以在两者间传递。肠道和大脑之间的信号是双向传播的，使大脑和肠道始终保持着密切的联系。这就是肠道与大脑之间亲密关系的基础。

化学的魔力

那么，身体到底是如何通过迷走神经在肠道和大脑之间传递信息的呢？让我们想象一下，肠道和大脑通过某种生物手机相互"交谈"，但这并不能完全体现人体通信系统的那种既精巧又复杂的特性。

人体内所有的物质交流都基于化学原理。我们通常会口服治头痛的药，对吧？药物通过口腔进入肠道，在那里被分解。药物中的化学物质通过血液从肠道进入大脑。在大脑中，这些化学物质可以减轻炎症并放松紧张的血管。一旦药物中的化学物质成功地对大脑产生了影响，人的疼痛就得到了缓解。

与药物中的化学物质一样，肠道产生的化学物质也可以到达大脑。反之，大脑产生的化学物质也可以到达肠道。这是一条双向的

饮食大脑

路径。

在内分泌系统的作用下，大脑中的这些化学物质来自神经系统的三个主要部分：中枢神经系统，包括大脑和脊髓；自主神经系统，包括交感神经系统和副交感神经系统；下丘脑－垂体－肾上腺轴，包括下丘脑、垂体和肾上腺。

中枢神经系统产生多巴胺、血清素和乙酰胆碱等化学物质，这些化学物质对调节情绪以及控制思想和情感至关重要。血清素在调节肠脑轴方面起着重要作用，患有抑郁症和焦虑症的人的大脑中会缺乏这一关键的化学物质。血清素由于在调节情绪和情感方面起作用，因此成为大脑中最受关注的化学物质之一。但你也许不知道，90%以上的血清素受体都存在于肠道中。事实上，一些研究人员认为大脑血清素缺乏症在很大程度上是因肠道而起，我们稍后会深入探讨这一观点。

自主神经系统保证了人体广泛的基本功能，其中大部分都是不自觉的人体功能，包括心脏的跳动、呼吸以及消化等。在黑暗的房间中，人的瞳孔会不自觉地扩大以吸收更多光线，这就是自主神经系统在起作用。也许对我们来说最重要的是，当身体受到威胁时，自主神经系统会指挥身体做出战斗或逃跑的反应，这是一种面对威胁时的本能反应。身体能够在危险或危及生命的情况下产生一连串的激素和生理反应。稍后我们将了解到，肠道怎样通过调节肾上腺素和去甲肾上腺素影响身体，使之做出战斗或逃跑的反应。

下丘脑－垂体－肾上腺轴是控制人体抗压能力的另一个关键部分。它产生的激素能够刺激皮质醇的释放，这个激素也叫"压力激素"。皮质醇能够增强身体应对压力的能力，提供大量额外的能量以应对困难情况。一旦威胁消失，皮质醇水平就会恢复正常。肠道在皮质醇释放的过程中发挥着重要作用，有助于确保身体有效应对压力。

在健康的身体中，大脑分泌的这些化学物质确保了肠道和大脑顺利地协同工作。当然，和其他所有精妙的系统一样，差错在所难免。化学物质分泌过剩或不足都会破坏肠和脑之间的平衡关系，从而使人体系统陷入混乱。这些重要的化学物质的水平一旦失控，会使人心情烦躁，无法专注，还会造成免疫力下降，以及肠道的保护屏障受损。本应远离大脑的代谢物质和化学物质会到达大脑并造成严重破坏。在本书中，我们将反复看到这种化学物质水平的紊乱如何引起精神方面的症状。这些症状包括抑郁、焦虑以及性欲减退，甚至是精神分裂症和双相情感障碍等毁灭性疾病。

你可能认为，为了调整这些化学物质失衡的状况，使大脑和身体恢复秩序，我们需要服用大量高级、精心研制的药物。这么想也没错。大多数用于治疗精神疾病的药物确实是通过改变这些化学物质的分泌，使之达到平衡并使大脑恢复健康状态的——例如，你可能听说过 5- 羟色胺选择性重摄取抑制剂（通常称为 SSRI，以下使用 SSRI），它可以通过促进血清素分泌来对抗抑郁症。现代心理健康药物对于患有各种精神疾病的患者来说称得上是灵丹妙药，在很多情况下我并不想淡化它们作为治疗方法的重要性。

但有时，在关于心理健康问题的讨论中，我们会忽略一个简单的事实，即食物对大脑产生的影响与药物对大脑产生的影响一样深刻。你也许要问：饮食是人类最基本和最自然的行为，但药物从开发到测试动辄花费数百万美元，那么饮食怎么可能像药物一样有效地治疗疾病呢？要想回答这个问题，第一个要提到的就是细菌。

为什么小小的细菌如此重要

肠和脑密切关系的背后是存在于肠道中的大量微生物在起作用。[4] 我们将这些不同类型的细菌称为微生物组。和其他动物一样，人类的肠道微生物组内部存在着另一种亲密关系，需要相互依赖才能生存。肠道为细菌提供了生存和繁衍的场所，作为回报，细菌为我们执行了我们的身体无法独立完成的重要任务。

微生物组由许多不同类型的细菌组成，肠道中的生物多样性比身体其他任何地方都多得多。一个人的肠道里可以包含多达 1 000 种不同的细菌。它们中的大多数都属于两大类——厚壁菌门和拟杆菌门——约占整个微生物组的 75%。

在本书中，我们不会花太多篇幅讨论某个单一物种的细菌，但只要说到细菌，就有好坏之分。肠道中的微生物大部分是好细菌，但不可避免地会混入一些坏细菌。这倒也不是什么问题，因为身体通常会确保好细菌和坏细菌保持适当的平衡。但是，如果饮食、压力以及其他精神或身体问题导致肠道细菌发生变化，就会引起连锁反应，从而对健康造成许多负面影响。

微生物组在身体机能中发挥了重要的作用。在医学上，这一观点相对较新。细菌对大脑的影响方面的研究尤其属于前沿研究（我们经常听说的细菌是"会让我们生病的细菌"，而不是作为一个有用的微生物团队来执行重要的任务，为我们服务）。但是多年来，科学研究确实证明了肠道细菌会影响人的心理功能。

大约在 30 年前的一项引人注目的研究中，研究人员发现肠道细菌的变化可能会影响人的心理功能，他们报告了一系列因肝功能衰竭而出现谵妄（肝性脑病）的患者。在肝性脑病中，坏细菌会产生毒素。研究表明，口服抗生素后，这些患者不再谵妄。这个发现清晰表明，肠道细菌的变化也会改变人的心理功能。

从那以后的几年里，我们积累了关于肠道微生物组如何影响心理健康的大量知识，我将在本书中给大家一一解释。例如，肠易激综合征和炎症性肠病等功能性肠病也会因细菌数量的改变而导致人的情绪发生变化。[5] 还有一些临床医生认为精神科药物治疗计划中可以添加益生菌的摄入，这样有助于缓解焦虑和抑郁。还有，将精神分裂症患者的肠道细菌转移到实验室大鼠的肠道中，这些大鼠也开始表现出精神分裂症的症状。

肠道细菌对心理健康产生如此深远影响的主要原因是，它们负责制造我们在前面讨论过的许多大脑内的化学物质。如果没有正常的肠道细菌，多巴胺、血清素、谷氨酸和 γ- 氨基丁酸等神经递质的生成就会受到影响，而这些神经递质对情绪、记忆力和注意力的调节都至关重要。我们发现，许多精神疾病的根源在于这些化学物质的不足和失衡，而许多精神科药物的任务就是控制这些化学物质的水平。因此，如果肠道细菌与这些重要化学物质的产生密切相关，那么当肠道细菌发生改变时，就有可能损害整个复杂的身体和大脑功能网络。所以说，这一群微生物承担着很大的责任！

不同种类的细菌对大脑分泌的化学物质有不同的影响。例如，埃希菌、芽孢杆菌、乳球菌、乳杆菌和链球菌的比例和功能的变化会导致多巴胺水平发生变化，并可能导致帕金森病和阿尔茨海默病的发生。[6] 异常肠道细菌的其他组合可能导致乙酰胆碱、组胺、内毒素和细胞因子的浓度异常升高，而这些物质会损害脑组织。

　　　　　　　　　　　　　　　　　　　　　　　　饮食大脑

除了调节神经递质的水平，微生物群还以其他多种方式影响肠和脑的联系。它们参与其他重要化合物的生产，如脑源性神经营养因子（BDNF），这种因子支持已有的神经元保持活力并促进新的神经元的生长和连接。它们还会影响肠道壁的完整性和肠道屏障功能，保护大脑和身体其他部位免受需要禁闭于肠道内的物质的侵害。细菌还可以对大脑和身体的炎症产生影响，特别是抗氧化，而氧化是一种导致细胞损伤的有害过程。

双向路径

如前所述，肠和脑的联系是双向的。因此，如果肠道细菌可以影响大脑，那么大脑也可以改变肠道细菌。

两个小时的心理压力就会完全改变肠道中的细菌状态。[7]换句话说，家庭圣诞晚餐的紧张气氛，或异常糟糕的交通状况，足以破坏一个人体内的微生物组平衡。该理论认为，当人感到紧张时，自主神经系统和下丘脑－垂体－肾上腺轴会向肠道细菌发送信号分子，从而改变细菌的行为和组成。结果可能是伤害性的。例如，乳酸杆菌是一种会因为人的压力而改变的细菌。在正常情况下，它会将糖分解为乳酸，从而防止有害细菌在肠道内形成，并保护人体免受真菌感染。但是，当人感到压力时，乳酸杆菌无法发挥作用，因为压力会破坏其功能，使人受到伤害。

大脑还会影响肠道的物理运动（例如肠道的收缩功能），并控制酸、碳酸氢盐和黏液的分泌，而所有这些物质都是为肠道提供保护层的物质。在某些情况下，大脑还会影响肠道处理液体的方式。当人的大脑功能不佳时——例如患有抑郁症或焦虑症时——所有保护肠道的功能都会受到损害。结果食物吸收功能变差，不能为人体提供足够的营养，进而对身体的其他部分造成负面影响。

当状况急转直下时

总而言之，大脑需要依赖肠道菌群的适当平衡，以制造保持其稳定和健康的化学物质。反过来，只有大脑保持稳定和健康，才能维持肠道菌群的适当平衡。如果这种循环关系被打乱，那就意味着肠道和大脑都会遇到麻烦。不健康的肠道微生物组会导致大脑不健康，反之亦然。

上述观点可以从下面的研究中找到佐证。2019 年 4 月，米雷娅·瓦莱斯 – 科洛梅尔及其同事调查了 1 000 多人，研究了微生物组特征与幸福感和抑郁症之间的相关性。[8] 该研究发现，产生丁酸盐的细菌始终与更高的生活质量指标相关，并且即使纠正了抗抑郁药物的混杂效应，抑郁症患者体内的许多细菌也被耗尽了。另外，当有助于肠道细菌生长的多巴胺代谢物 3,4– 二羟基苯乙酸升高时，人的心理健康状况会得到改善。抑郁症患者体内 γ– 氨基丁酸的生成也会受到干扰。

这些发现只是冰山一角。在本书的每一章中，我将讨论特定类型的肠、脑紊乱状况，这些紊乱状况描绘了微生物组与个体疾病之间的关系。下面我们将了解到，许多精神疾病可能都与体内微生物组的改变相关。这些病症包括抑郁症、焦虑症、创伤后应激障碍、注意缺陷多动障碍、痴呆、强迫症、失眠、性欲减退、精神分裂症和双相情感障碍。针对每种病症，我将为读者介绍目前的研究成果，并指出可能的进一步研究方向。

健脑食品

除了探索肠道细菌受损如何导致各种类型的精神问题，我们还将探讨吃什么和怎么吃才能促进肠道和大脑的健康。

食物直接或间接地影响人的大脑发育。[9]当食物被微生物群分解成可发酵和可消化的物质时，其成分会直接影响前面一直在讨论的各种神经递质，包括血清素、多巴胺和 γ- 氨基丁酸等。这些神经递质会进入大脑并改变人的思维和感觉。当食物被分解时，其组成部分可以穿过肠壁从而进入血液，某些代谢物也可以通过这种方式作用于大脑。

如前所述，食物对大脑最深远的影响源于它对肠道细菌的影响。一些食物促进有益细菌的生长，而另一些则抑制其生长。鉴于此，有些食物堪称最有效的心理健康药物。有时候饮食干预和药物干预的结果相似。一方面是饮食疗法便宜，另一方面它几乎没有副作用。

然而，有些食物也会引人悲伤——某些食物和饮食模式会对人的肠道微生物群和心理健康造成负面影响。

在整本书中，我们将研究哪些食物对心理健康有益，哪些食物对心理健康有害。读者将了解到，如何食用对健康有益的天然食物来确保大脑高效工作。在第十一章中，我将为读者提供示例食谱。这些食物能够提振人的情绪，使人的思维敏捷，为我们的生活注入活力。

精神病学的挑战

将食物用作心理健康"药物"的观点是营养精神病学的核心。对我来说，找到有意义、持久的心理健康问题解决方案至关重要。

正如我在本章开头所说的那样，一直以来，我们所做的不过是把重度精神病患者关在精神病院或医院里，却不了解他们所经受的痛苦。心理健康依然危机四伏。在美国，超过 4 000 万人有心理健康问题——这一数字超过了纽约和佛罗里达两州人口的总和。[10] 精神障碍是导致残疾的最常见和代价最高的原因之一。[11] 抑郁症和焦虑症也越来越常见。同时，自杀在各个年龄段的人中都是主要的致死原因之一。尽管很多人不承认，但事实是我们都会有心理状态一团糟的时候。

怎样才能帮助人们管理情绪、控制认知和压力水平？对医生来说，寻找合适的治疗方法一直是件具有挑战性的事情。反观历史，我们以药物和谈话疗法对症治疗，也取得了一定的效果。例如，对于抑郁的人，我们尝试用百忧解这样的 SSRI 药物来缓解症状；对于恐慌的人，我们会使用认知行为疗法。这些治疗方法仍被广泛使用并且能够取得一定的效果。但对一些人来说，疗效只能持续很短的时间，症状也并不能完全消失。有时患者会因药物副作用而停止服药。还有一些患者因为害怕药物依赖性而要求停药。也有一些来找我看病的患者并不符合抑郁症或焦虑症的诊断标准。他们有明显的症状，但还没有严重到要使用药物来干预。

我个人以为，之前有一种错误认知，即精神疾病的诊断并没有有效的统计指标，而且症状也不会以特定的生物标志物的方式显示。[12]"诊断"只不过是对照一系列症状清单做出的判断而已。我们假设当一个人表现出精神症状时，问题仅出在大脑上。但是，就上述讨论来看，很明显肠道等其他器官对我们的思维和感觉也会有影响。为了更好地实施治疗，我们需要检查患者的全身状况并了解其生活方式。

这样一来，问题便超出了精神病学的范畴，并扩展到整个医学领域。尽管很多健康问题都是吃出来的，但这听起来还是会让人觉得有些牵强，所以许多患者对医生的饮食建议常常置若罔闻。精神科医生的饮食建议更是没人理会。医学院和住院医师的培养方案，也不会教学生如何给患者指导饮食。医生接受的营养学教育是有限的。

值得庆幸的是，我们越来越重视医疗保健，未来医学将不再严格依赖处方和单一疗法。由于公众可以获得丰富的医学知识，患者比以往任何时候都更有能力了解信息，也享有更大的知情权。我的医生同事貌似都在各自的专业领域感受到类似的变化，即患者渴望探索各种让自己感觉更好的疗法。在本书中，有一个在营养治疗方面的成功病例是我从传染病科的同事那里听来的。还有一次，一位骨科的同事联系我，询问姜黄作为抗炎药有没有数据支持。因为他有一位膝盖严重疼痛的患者想先尝试一下这种营养干预是否有效果，再考虑手术。

在精神病学领域，我们终于开始讨论食物作为药物的功效。关于微生物组和食物如何影响心理健康的研究越来越多。2015 年，杰尔姆·萨里斯及其同事证实，"营养医学"正在成为精神病学的主流。[13]

营养精神病学的目标是为心理健康专业人士提供他们需要的信息，让他们能够为患者提供有效而实用的建议，指导患者正确地吃。本书的目标即为读者提供这样的信息。饮食疗法的建议并没有抹杀去医院看病的重要性，因为药物治疗和适当的心理治疗仍然是改善精神疾患的必由之路。更合理的饮食结构会有所帮助，但这只是治疗的一个方面而已。你不能靠吃东西走出沮丧或抑郁。事实上，我们会发现，想靠饮食缓解症状往往会使情况变得更糟。食物不会缓解严重的抑郁症，也不会让人放弃自杀或杀人的想法，如果你有伤害自己或他人的想法，请务必到医院就诊或者及时联系你的医生。

在与癌症抗争的过程中，我发现，通过正念、冥想、锻炼和适度睡眠等方法来保持心理健康非常重要。与这些方法相关的文献浩如烟海，既有古代的方法也有现代的方法（还有些是古今融合的）。在本书中，我不会详细介绍这些方法，但我鼓励读者自己探索一下这些方法。

话虽如此，除了接受医生的指导并以适当方式保持心理健康，我们还应该注意饮食，通过食物来辅助治疗。如今，食物、情绪和焦虑之间的关系越来越受到关注。在接下来的章节中，我将引导大家了解令人兴奋的食物科学，以及其与各种常见的心理疾患之间的联系。

如何使用本书

为了更好地引导读者了解食物影响心理健康的科学原理，我将在本书中探讨 10 种不同的心理状况。当然，读者倒也不需要在每一章都对号入座——精神科医生没准儿见过各种疑难杂症，不过，即便是我，也还没有见过同一个患者身上集齐了这里讨论的所有症状。我认为，让读者跳到最适合他们阅读的章节很重要，因此每一章都尽可能地写成可以独立阅读的篇章。如果你要通读，那么很可能会注意到书中的建议是有一定规律的，因为食物和饮食模式会以相似的方式针对不同的状况起到一定作用。由于这里讨论的所有疾病都根源于肠和脑之间的关系，因此针对不同症状的有效食物自然会有所重叠。所以你会发现，相同的建议会在本书中反复出现。本书的每一章，都会基于科学研究成果介绍有某些症状的人该吃什么和不该吃什么。

建议读者阅读本书时保持开放的心态。营养精神病学只是应对复杂的精神问题的片面探索，而且对各种食物的实证研究也参差不齐。微生物组的变化会影响大脑的证据大部分来自动物实验。不过，目前确有几项针对人类的研究证明了微生物组与人的心理健康之间的重要关系，在接下来的讨论中我将尽可能介绍人类实验的结果。

还要注意的是，在本书介绍的许多研究中，研究人员是通过膳食补充剂来提供研究所需的营养素的。膳食补充剂可以帮助人们填补营养缺口，但我坚定地认为我们还是应该首先尝试从日常饮食中获取营养。如果你确实想在日常生活中吃些膳食补充剂，请务必咨询医生，确保你所服用的剂量与你正在服用的药物不会有冲突。例如，许多人认为葡萄柚以及添加了葡萄柚汁的食物是好东西，但是他们不知道，葡萄柚中所含的某些化学成分会阻断特定转氨酶的作用，从而与许多药物相冲突。

一般来说，治疗方案在医学上被证明有效，就意味着至少有两项双盲临床试验表明，它比对照组安慰剂更有效。所谓双盲安慰剂对照研究，即在临床试验受试者中，有些人会接受真正的药物治疗，有些人会服用与药物看上去一模一样的非活性物质（安慰剂）。受试者和研究人员并不知道谁服用的是药物，谁服用的是安慰剂。只有用这个方法，才能准确测试出药物的有效性。

双盲试验的问题在于，得到的数据是一组人的数据，而不是单个人的数据。群体的特征可能无法反映每个人独特的大脑状况。要想知道哪些食物或疗法对一个人有用，唯一的方法是在这个人身上做试验。药物和膳食补充剂必须在医生指导下服用，但说到吃对健康有益的天然食物，我鼓励大家尝试吃各种食物，看看哪种食物让我们感觉最好。本书是一本严谨且实用的指南，旨在指导大家根据自己的心理健康状况选择合适的食物。本书的每一章，都会提供相关食物或饮食方式的功效和安全性信息，并对这些饮食建议背后的科学研究与相关数据做出阐释。

　　当然，这些信息可能会随着时间的推移而有所变化，因为医学领域的新调查和新研究层出不穷。尽管营养流行病学倾向于解释问题重重的数据，但事情并没有因此变得更简单。例如，在我写这本书的时候，《内科学年鉴》上发表的一系列文章颇为引人注目。这些文章认为减少红肉的摄入量对健康没有什么好处。对于这些文章的结论，我不能苟同，只想重申本书中的指南都是我仔细平衡了许多研究结果而写成的，对那些耸人听闻的营养学研究结果，我的态度是敬而远之。

　　最后，我想强调的是，精神病学是一个复杂且因人而异的领域。我不能保证患有下面讨论的疾病的每一位患者都可以通过饮食的方式使症状得到缓解。必要时求助于心理医生进行心理治疗，并结合抗抑郁药物是非常重要的。但不管怎样，饮食都会是拨开迷雾的重要方式。

到达大脑的路径

　　俗话说，抓住了一个人的胃就抓住了一个人的心。只要对这句话稍加改动，我们就在不经意间阐释了一个真理：对所有人而言，吃到肚里的食物不仅可以温暖我们的心，而且可以改变我们的大脑。

　　愿这本书能使大家更加思路清晰、更平静、更有活力、更幸福。让我们开始探索吧！

第二章

抑郁症：益生菌、ω-3 脂肪酸和地中海饮食模式

泰德第一次来找我看病时，对我说："医生，咱们这么说吧，没有什么是一顿大餐解决不了的，对吧？"

泰德 39 岁，是一位相当成功的企业家。他觉得自己老是情绪低落，不是对自己的体重不满意，就是因为背负着做不完的工作和履行不完的家庭责任而感到压力如山大。他应对困难并寻求快乐的方式就是吃东西。虽然他在日常生活中该干什么干什么，但老是没精打采，仿佛只有吃东西才能缓解他的痛苦。每天晚上，长时间工作后，他会先吃晚饭，饭后立马吃上一碗冰激凌。然后他会坐下来看新闻，一边漫不经心地嚼点儿巧克力或任何从孩子们的零食柜里搜到的东西，一边一杯接一杯地喝葡萄酒。

适逢每年一次的体检，他跟体检的医生说了自己的症状，医生建议他服用百忧解来缓解症状。虽然他并不排斥抗抑郁药，但还是想先看看有没有什么别的办法，比如能不能通过健康饮食让自己感觉好一点。出于这一想法，他挂了我的号，想找我看看。

我跟泰德说我很理解他，因为通过吃不健康的食物来驱散不良情

绪是件很难抗拒的事情。我想，听我这么说，泰德一定挺惊讶的。我虽然是个医生，但也是一个人，知道靠吃东西排解坏情绪是多大的诱惑。只不过，我很清楚，虽然吃东西能让人瞬间感觉好一些，但是用垃圾食品驱散坏情绪意味着你迟早会付出身心的代价。泰德因为抑郁症而狂吃，他付出的健康代价是显而易见的。尽管泰德一日三餐尽量保持健康饮食，但是体重仍然增加了 13.5 千克。而没有节制地吃东西给他的精神带来的影响更为严重。泰德以为他的饮食习惯能缓解他的抑郁，实际上他的病情却不断加重。

有一点，泰德倒是没得说错：食物可以是强大的"药物"。如果你吃的方式正确，一顿大餐几乎可以治愈一切，包括你对自己和生活的感受。在本章中，我们将深入探讨食物对情绪的影响，并了解怎么吃才能让你的生活无比幸福。

忧郁的肠道

因为压力剧增而情绪低落时，想要吃美食来缓解是很自然的事情。我们很多人都会像泰德一样，蜷缩在电视机前的沙发里，手里捧着巧克力棒、冰激凌或薯片，却感觉闷闷不乐。2018 年，一项针对大学生抑郁症的研究很有代表性。研究发现，这些患有抑郁症的年轻人中，30.3% 的人喜欢吃油炸食品，49% 的人常喝含糖饮料，51.8% 的人每周都要吃 2~7 次甜食。[1] 沮丧时，女性更倾向于吃些不健康的食物。当然，因为抑郁症会对食欲产生不同的影响，并不是每个抑郁症患者都喜欢吃垃圾食品。[2] 对某些人来说，抑郁症会让他们的食欲减退。而对于另一些人来说，抑郁症让他们变得胃口大开。许多身陷抑郁症的人不好好吃饭，吃些乱七八糟的东西，其中的原因是抑郁症会伴随血清素等情绪调节神经递质水平的下降。自我关照，比如做到健康饮食，对他们来说是真正的挑战。患者一门心思地想感觉好一点，而像糖果棒和薯片这样方便获取的垃圾食品，似乎可以解决他们的问题。

但问题是，垃圾食品并不能解决问题。正如本章后面要告诉大家的那样，摄入大量的糖会导致或加重抑郁症，还会增加抑郁症复发的概率。幸运的是，有些食物确实可以提振和改善情绪。那么这些食物是怎么做到这一点的呢？这要部分归功于肠和脑之间奇妙而复杂的关系。在与患者讨论抑郁症和肠道之间的关系时，我经常使用"忧郁的肠道"这个不着边际的词来表达。

在第一章中，我们讨论过，食物会改变肠道中存在的微生物组的细菌类型。饮食方式可能会让肠道细菌变得不那么多样化，这有可能导致坏细菌的生长超过好细菌，从而引发一连串的健康问题。食物也会影响这些细菌从肠道沿着迷走神经发送到大脑的化学信息——这些信号也许会让你感到沮丧和疲惫，也许会让你振奋和精力充沛。

科学家先是从动物研究中得出推论，抑郁症患者与没有得抑郁症的人的肠道细菌数量不同。例如，当大鼠大脑的主要嗅觉中心被手术切除后，大鼠就表现出类似抑郁的行为，还伴随着肠道细菌的改变。换句话说，诱导大鼠抑郁会改变它们的肠道活动和肠道中的细菌状况。

对人类的研究似乎印证了这一假设。2019 年，精神病学家斯蒂芬妮·张及其同事综述了 6 项[3]关于抑郁症患者的肠道健康研究的成果。他们指出，重度抑郁症患者与没有患病的对照组的肠道微生物组中，至少有 50 个细菌种类不同。最新的研究表明，抑郁症患者体内几乎没有那些与更高生活质量指标相关的好细菌，但拥有大量诱发炎症的细菌。这说明炎症和抑郁症密切相关。

用益生菌和益生元对抗抑郁症

针对肠道疾病引起的抑郁症，如何帮助患者调理肠道微生物组并以此恢复健康的精神状态？关键就是在饮食中增加益生菌和益生元。益生菌是活的细菌，食用益生菌对健康有好处。富含益生菌的食物含有促进身体和大脑健康的有益细菌。2017 年，弗吉尼亚大学医学院的一项动物研究表明，常见于酸奶中的活菌——乳酸杆菌——可以逆转大鼠的抑郁症。这种细菌通常是益生菌补充剂配方中的一种成分。最近，人类实验中也得到了类似结果。

益生元本质上是包含有益菌的食物。肠道中的有益菌可以消化一些人类无法消化的纤维。为了使益生菌起作用，肠道中需有一些益生元食物供其消化。益生菌分解益生元形成短链脂肪酸，有助于减轻肠道炎症，阻止癌细胞的生长，并促进健康细胞的生长。

2010 年，迈克尔·马苏迪及其同事针对 55 个健康的人做了一项研究，这些人有男有女。受试者在 30 天内被随机分配每日服用益生菌或安慰剂。[4] 研究者在试验前后对他们的情绪做了问卷调查，并采集了他们的尿液样本，以便检查他们体内主要的压力激素，即皮质醇的水平。

与安慰剂组相比，益生菌组的受试者报告的抑郁症较少，尿液中的皮质醇水平较低，这表明他们的大脑受压抑的程度和感受到的压力都更小一些。

为什么会这样？因为某些种类的肠道细菌能够促使大脑中一些化学物质（如γ-氨基丁酸）的水平升高，从而有可能使抑郁症以及其他心理健康问题得到缓解。[5]

益生菌可以通过服用补充剂来获得，但最好的方式是通过饮食获得。含有活菌的酸奶是益生菌的最佳来源之一，只是要避免添加高糖的水果酸奶。其他富含益生菌的食物包括：豆豉、味噌和纳豆（发酵豆制品）；酸菜；开菲尔（酸奶）；泡菜（韩国泡菜）；康普茶（一种发酵茶饮料）；脱脂乳；切达干酪、马苏里拉奶酪和高达奶酪等奶酪制品。富含益生元的食物包括豆类和其他豆科植物、燕麦、香蕉、浆果、大蒜、洋葱、蒲公英、芦笋、菊芋和韭菜。

说起关于益生菌功效的例子，就要提到我的一位患者。她叫罗莎，从《华尔街日报》的一篇关于益生菌的专题报道中了解到我在营养精神病学方面所做的工作。于是她请给她治疗的呼吸科医生将她转介给我。罗莎患有严重的哮喘，要不停地住院，胸腔合并细菌、病毒和真菌感染非常严重。她的医生对此束手无策。由于接受了多种抗生素和其他药物治疗，她觉得是这些药物造成她体内的微生物组紊乱。

虽然罗莎并没有患什么不治之症，但她整个人的状态很不好，身体虚弱，情绪低落，觉得活着没有意思。住院期间，她缺乏食欲，形销骨立，觉得病号餐难以下咽。为了治疗肺部感染，她大量服药。这可能确实破坏了她体内的微生物组。鉴于此，我建议她在日常饮食中同时摄入富含益生菌和益生元的食物，多吃新鲜水果和蔬菜。

罗莎把早餐的巧克力羊角面包换成加了浆果、肉桂和一滴蜂蜜的纯希腊酸奶。她照我的食谱用开菲尔酸奶做奶油沙拉酱，然后用其制成健康的蔬菜沙拉，并配以豆类、蒲公英嫩叶和萝卜作为午餐。在所有蔬菜配菜中加入洋葱和大蒜，在汤羹中加入韭菜。她开始喝康普茶，并按照我的烤箱版味噌红薯食谱（见第 270 页）制作烤红薯配烤三文鱼（见第 237 页）当晚餐。事实上，她非常喜欢味噌的味道，因而开始在她的日常蔬菜配餐中使用味噌（她最喜欢的是味噌烤芦笋）。这就使她多了一种益生菌食物来源。

虽然改善她的微生物组紊乱状况需要一段时间，但在她的饮食得以调整后的 2~3 周，她的心情变得更好，没那么容易疲劳，而且不会老是晕乎乎的。我很高兴地给大家报告，她现在身体健康，饮食更健康，今年没有因感染再次入院，最重要的是，她不再沮丧，感觉重拾了自我。

那些让我们情绪低落的食物

我们吃下去的食物会以其他许多方式影响我们的情绪。2019 年希瑟·M. 弗朗西斯及其同事做过一项研究，该研究有力地证明了不良的饮食习惯与抑郁症相关。[6] 如果你想摆脱目前正在经历的抑郁症状，或是想要预防抑郁症上身，请务必远离杂货店货架上的以下各种食物。

糖

长期以来，一直有科学文献认为，感觉情绪低落，会使人沉迷于含糖的食物。反之亦然，摄入的糖越多，就越有可能抑郁。2002 年，阿瑟·韦斯托弗和劳伦·马兰戈发现，爱吃糖的人容易患上抑郁症。[7] 在统计学意义上，理想的相关系数为 1。因为总有例外情况，所以研究人员几乎从未在研究中得到过这一理想的相关系数。但据他们的研究发现，糖的摄入与患抑郁症之间的相关系数为 0.95——非常接近 1。研究人员在 6 个国家开展了这项研究，结果均是如此。

2019 年，研究人员对 10 项已发表的观测研究进行了荟萃分析。这些研究涉及 37 131 名抑郁症患者。分析结果表明，饮用含糖饮料会增加人们患抑郁症的风险。如果每天喝一罐超过 350 毫升的汽水（约含 45 克糖），患抑郁症的风险就会增加 5%。如果每天喝两罐半汽水（约含 98 克糖），患抑郁症的风险就会跃升至 25%。[8] 换句话说，摄入的糖越多，患抑郁症的风险越大。因此，关注饮料的含糖量是很有必要的。

为什么糖会导致抑郁？那是因为大脑依靠食物中的葡萄糖（糖的一种）来运转。24 小时内，大脑仅需要 62 克葡萄糖就可以维持正常运转。鉴于大脑至少有 1 000 亿个细胞，这样的能量转化效率实在令人难以置信。我们可以通过摄入健康的纯天然食物轻易满足这一需求。烘焙食品和苏打水里富含精制糖，这些糖通常以高果糖玉米糖浆的形式存在，食用这类不健康的加工食品，会使大脑充斥过量的葡萄糖。这种"糖分泛滥"的情况会引起大脑的炎症，最终可能导致抑郁发生。

研究还表明，较高的血糖水平与较低的大鼠脑源性神经营养因子水平相关。脑源性神经营养因子是一种存在于大脑、肠道和其他组织中的蛋白质，对于大脑的生长和发育，以及帮助大脑适应压力至关重要。[9] 有研究发现，患抑郁症的妇女体内脑源性神经营养因子的水平较低。[10] 脑源性神经营养因子还可以促进抗抑郁药物发挥作用，这是它在预防抑郁症中发挥重要作用的另一个指标。[11]

高血糖负荷的碳水化合物

面包、意大利面和其他任何由精制面粉制成的高碳水化合物类食物，虽然吃起来不甜，但人的身体仍然会像处理糖一样处理这些食物，这意味着它们也会增加患抑郁症的风险。倒也不必惊慌。我不会建议各位彻底戒掉碳水！只是建议大家要注意摄入的碳水化合物的质量。

2018 年，有研究人员尝试评估哪些特定的碳水化合物与抑郁症有关。[12] 他们向 15 546 名受试者发放了一份名为碳水化合物质量指数的问卷。全谷物、高纤维食物和低 GI（血糖生成指数）的食物被定义为优质碳水化合物。GI 是衡量食物在消化过程中分解转化为葡萄糖的速度指标；食物在体内转化为葡萄糖的速度越快，其 GI 值就越高。

769 位参与该项研究的人被发现有抑郁倾向。研究人员发现，在碳水化合物质量指数上得分越高，就意味着摄入的碳水化合物越好。这类人患抑郁症的可能性比食用高 GI 碳水化合物的人低 30%。换句话说，GI 值高的饮食结构似乎是罹患抑郁症的一个危险因素。[13] 高 GI 碳水化合物包括土豆、白面包和白米饭。蜂蜜、橙汁和全麦面包是中 GI 的食物。低 GI 食物包括绿色蔬菜、大多数水果、生胡萝卜、菜豆、鹰嘴豆和扁豆。

要想尽量降低患抑郁症的风险，就需要调整饮食结构，避免食用高 GI 食物，同时多摄入中 GI 以及低 GI 食物，特别是全谷物和富含纤维素的食物，例如糙米、藜麦、钢切燕麦片、奇亚籽和蓝莓。但是，要注意的是这类食物也不能过量食用。任何碳水化合物，无论它们的 GI 值是多少，大量食用都会给身体带来所谓的高血糖负荷。简单地说，根据食物的血糖负荷值可以估计食用多少该种食物会使餐后血糖水平显著升高。

研究表明，高血糖负荷会增加人们患抑郁症的概率。

简而言之，虽然我们不需要通过彻底戒掉碳水化合物来改善或避免抑郁症状，但是必须注意在饮食结构中选择合适的碳水化合物并且确保合理的摄入量。为了帮助大家更好地了解这一点，我在附录 A 中附上了一张表，列出了常见食物的血糖负荷值。

人造甜味剂，尤其是阿斯巴甜

如今食品制造商最喜欢用的人造甜味剂，包括糖精、阿斯巴甜、三氯蔗糖和甜菊糖等。其他不太常见的甜味剂还有赤藓糖醇、乳糖醇、麦芽糖醇、山梨糖醇和木糖醇。这些糖的替代品在那些号称能减少热量而让人更"健康"的食物中越来越常见。

科学研究发现，许多人造甜味剂与抑郁症有关。这是一个值得我们警觉的现象。曾有一项研究显示，那些饮用了添加人造甜味剂的健怡可口可乐的人比没有饮用这种饮料的人更容易患上抑郁症。[14] 还有几项研究揭示了人造甜味剂甚至会毒害大脑，改变大脑中调节情绪的神经递质的浓度。[15]

阿斯巴甜是包括健怡可口可乐在内的许多流行的减肥饮料中的主要甜味剂，而阿斯巴甜已经被证明是非常有害的物质。2017 年，一项关于阿斯巴甜的研究综述指出，阿斯巴甜会增加大脑中的某种物质，这种物质会抑制"快乐"的神经递质多巴胺、去甲肾上腺素和血清素的合成和释放。[16]

此外，阿斯巴甜会引起氧化，从而增加大脑中的有害自由基。本书中将多次谈到氧化带来的破坏性影响。氧化是一种化学过程，会释放某些被称为活性氧的粒子，包括自由基，这是一种容易对细胞造成破坏的不稳定分子。[17] 中等浓度以下的活性氧对人的脑细胞很重要，有助于维持体内的化学平衡。然而，在较高浓度下，抗氧化剂（对抗自由基）和自由基之间的不平衡会引发一种被称为氧化应激的状况，这会导致细胞流失甚至脑损伤，并使大脑较容易产生抑郁的情绪。

甜味剂并一定都是有害的。但是，越来越多的证据表明，除阿斯巴甜之外的其他甜味剂，如三氯蔗糖，也可能导致抑郁症或使之恶化。2018 年的一项研究表明，三氯蔗糖显著改变了大鼠的肠道菌群。有相关研究发现，大鼠肠道中增加的那种细菌在抑郁的人群中也有显著增加。[18] 三氯蔗糖还增强了髓过氧化物酶的活性。髓过氧化物酶是炎症的标志物。有研究发现，双胞胎里有抑郁症史的那一个体内髓过氧化物酶水平比没有抑郁症史的高 32%。[19]

对于患有抑郁症的人，我建议就不要摄入任何人造甜味剂了。你可能还在戒糖，让自己戒掉甜食可能要费点时间，但这样做绝对是值得的。

油炸食品

天妇罗、肉馅卷饼、咖喱角、炸鱼薯条、炸鸡排。你馋了吗？反正我馋了。每年夏天，我都会去科德角，炸泡菜和炸薯条的香气扑面而来，令人无法抗拒。即使知道所有相关的健康风险，我也还是不能抵御油炸食品的诱惑。美味对我的生活质量来说很重要！尽管如此，谈及抑郁症，还是要奉劝大家少吃油炸食品。

日本的一项研究调查了 715 名在工厂做工的人，测量了他们的抑郁程度和调适能力，还记录了他们的油炸食品摄入量。结果，研究小组发现，经常吃油炸食品的人更容易患抑郁症。[20]

就像人们觉得吃糖不可能让人不开心一样，这个发现乍一看是不可能的事情。我的意思是，你什么时候因为吃了炸薯条而感到沮丧？从来没有，对吧？至少在吃的时候你不会感觉沮丧。但是，我敢打赌，你大嚼一顿油炸食品之后，过不了几个小时就会因为吃得太多、毫无节制而感觉很糟糕。我们通常会认为这些不好的感觉只是由暴饮暴食引发的内疚而已，但是时间长了，这些感觉就可能发展成严重的挫败感。

如果你现在天天吃油炸食品，建议改为每周吃一次。如果现在就是每周吃一次，建议尝试每月吃一次。如果你已经戒掉了油炸食品，那么恭喜你，你未来会越来越快乐！

坏脂肪

因为制作油炸食品通常会用不健康的油脂，所以油炸食品才成了"情绪杀手"。近年来，关于饮食中脂肪的讨论已经慢慢转向。之前的讨论围绕着所有不健康的脂肪展开，后来开始更明确地区分会导致心血管疾病和其他问题的"坏脂肪"（比如人造黄油、起酥油和氢化油），以及有助于预防疾病和有益于健康的"好脂肪"（比如油梨、杏仁和橄榄油）。

2011 年，阿尔穆德纳·桑切斯 – 比列加斯及其同事报告了一项研究的前期成果。在这项研究中，他们想弄清楚脂肪与抑郁症之间是否存在关联。[21] 这项研究的受试者是 12 059 名西班牙的大学毕业生。在研究开始时，这些学生没有抑郁的症状，研究者给他们发放了一份问卷，列出了 136 种食物，询问他们吃这些食物的频率，借此评估他们对特定的烹饪脂肪（橄榄油、种子油、黄油和人造黄油）的摄入情况，用于确定他们对不同类别脂肪的摄入量，这些脂肪类别包括饱和脂肪酸、多不饱和脂肪酸、反式脂肪和单不饱和脂肪酸。在随访期间，受试者被要求报告是否有任何新发的抑郁状况出现。

大约六年后，在这些受试者中，发现了 657 例新发抑郁症病例。研究人员发现，受试者饮食中的反式脂肪越多，他们就越有可能患上抑郁症。另外，受试者摄入的单不饱和脂肪酸和多不饱和脂肪酸越多，他们的抑郁程度就越低。就个别烹饪脂肪而言，研究人员发现，主要成分是单不饱和脂肪酸的橄榄油能够显著降低患抑郁症的风险。

因此，为了预防抑郁症或降低患抑郁症的概率，建议避免食用所有反式脂肪。虽然美国食品药品监督管理局在 2018 年就禁止了在食品加工中使用反式脂肪，但还是给了食品制造商一段过渡期来执行此规定。因此某些食品仍然含有反式脂肪，比如微波爆米花、冷冻比萨、冷藏饼干面团、快餐、蔬菜起酥油和一些人造黄油。

其实，食物中的大部分脂肪应该来自单不饱和脂肪酸。除了橄榄油，杏仁、核桃等坚果以及坚果黄油（杏仁和腰果黄油）、油梨也含有单不饱和脂肪酸。至于多不饱和脂肪酸，它虽然比反式脂肪要好，但对抑郁症患者来说，含有多不饱和脂肪酸的食物并非最佳选择。例如，适量食用玉米、向日葵和红花子油可能没问题，但过量食用会导致 ω-3 脂肪酸和 ω-6 脂肪酸水平失衡，从而影响情绪调节并导致抑郁症（这一点稍后会详细介绍）。[22]

硝酸盐添加剂

硝酸盐常用作防腐剂，以及给切片熟食和熏肉、意大利腊肠和香肠等腌制肉类上色，这种物质可能与抑郁症相关。[23] 最近有一项研究表明，硝酸盐可以改变肠道细菌，从而破坏肠道菌群。[24] 如果你酷爱吃意大利腊肠和香肠，那就选择用荞麦粉拌香肠馅的那种。荞麦粉含有重要的抗氧化剂，可以抵消这些肉类对健康的一些负面影响。[25]

带来好情绪的好食物

至此，我们已经了解了会导致抑郁症的常见食物。这些食物会引起一些令人不快的症状，不仅包括内疚感、失眠，还有食欲减退、注意力不集中、精神不佳以及对生活中的许多事情丧失兴趣等。让我们现在反过来看看，为了防止心情糟糕或是杜绝抑郁，需要多吃的食物有哪些。

富含 ω-3 脂肪酸的食物

在本章开头，我们已经讨论了能对抗抑郁症的脂肪。这里，我还想特别强调一下 ω-3 脂肪酸的重要性。ω-3 脂肪酸对心理健康至关重要，在本书中我们将讨论它对人体到底有什么好处。

ω-3 脂肪酸对身体正常的新陈代谢很重要，因为它们是细胞膜的重要组成部分，也是制造某些调节血液凝固、动脉壁收缩和松弛以及对抗炎症的激素的不可或缺的成分。但由于人体无法生成 ω-3 脂肪酸，所以我们必须从饮食中获取。因此，ω-3 脂肪酸也被称为基础脂肪酸。

ω-3 脂肪酸主要有三种，分别是 α- 亚麻酸、EPA（二十碳五烯酸）和 DHA（二十二碳六烯酸）。这三者对身体都很重要，起着各种各样的作用，尤其是在细胞膜中。EPA 和 DHA 是在情绪障碍中发挥关键作用的两种 ω-3 脂肪酸。因此，确保充分地摄入这两种脂肪酸显得尤为重要。

关于 ω-3 脂肪酸在对抗抑郁症中的重要性，虽然有些争论，但大多数研究证实了它的重要性。比如，2016 年有研究人员针对涉及 1 233 名重度抑郁症患者的 13 项随机对照试验进行了荟萃分析。结果发现，ω-3 脂肪酸总体上对重度抑郁症患者是有益的。特别是对服用大量 EPA 的患者和服用抗抑郁药的患者的对比分析，证实了这一点。[26]

通过降低炎症标志物和保护神经元免受过度炎症的影响，ω-3 脂肪酸可以促进大脑健康。日常饮食中，关键是要保持 ω-3 脂肪酸和 ω-6 脂肪酸的摄入处于一种健康的平衡状态。这两种物质分别存在于不同的食物中。在典型的西餐中，ω-6 脂肪酸很常见，而 ω-3 脂肪酸则少得多，ω-6 脂肪酸与 ω-3 脂肪酸的比例约为 15∶1。而理想的比例大约是 4∶1。[27] 这意味着大多数美国人需要减少 ω-6 脂肪酸的摄入，同时增加 ω-3 脂肪酸的摄入。

事实上，研究表明，与食用富含 ω-3 脂肪酸的食物的人相比，食用富含 ω-6 脂肪酸食物的人患抑郁症的风险是前者的 4 倍多。这意味着食用富含 ω-6 脂肪酸的食物，如全脂奶酪、高脂肪的红肉、玉米油和棕榈油，可能会增加一个人患抑郁症的概率。相反，多吃富含 ω-3 脂肪酸的食物，如多脂鱼、核桃、植物油和深色绿叶蔬菜，有利于保护我们免受抑郁症的侵害。

ω-3 脂肪酸——尤其是 EPA 和 DHA ——的最佳来源是鱼。特别是冷水多脂鱼，如三文鱼、鲭鱼、金枪鱼、鲱鱼和沙丁鱼，这几种鱼都含有大量的 ω-3 脂肪酸。脂肪含量较低的鱼类如鲈鱼、罗非鱼、鳕鱼，以及贝类，虽然 ω-3 脂肪酸含量不高，但还是有的。养殖鱼体内的 EPA 和 DHA 含量通常高于野生捕捞的鱼，但这也取决于这些鱼的饲料。因为鱼类自身并不会产生 ω-3 脂肪酸。实际上，ω-3 脂肪酸存在于微藻类中。鱼吃浮游植物，而浮游植物会吸收微藻，这样一来，鱼的体内就会含有 ω-3 脂肪酸了。

ω-3 脂肪酸也存在于其他食物中，但都比不上多脂鱼中的含量丰富。草饲牛肉比一般市售牛肉含有更多的 ω-3 脂肪酸。α-亚麻酸可从毛豆、核桃和奇亚籽等植物中获得，市面上有越来越多富含 ω-3 脂肪酸的食品，尤其是鸡蛋、牛奶和酸奶。

我们还可以通过在烹饪中使用某些油来改善 ω-6 脂肪酸与 ω-3 脂肪酸的比例。例如，与其使用富含 ω-6 脂肪酸的普通植物油，不如使用菜籽油。虽然菜籽油远非 ω-3 脂肪酸的最佳来源，但其包含的 ω-6 脂肪酸与 ω-3 脂肪酸的比例约为 2∶1，这使菜籽油成为更健康的食用油。

富含有益维生素的食物

许多维生素在预防和缓解抑郁症方面起着关键作用。最重要的是叶酸（维生素 B_9）和维生素 B_{12}。它们在体内相互协作，密不可分：缺乏维生素 B_{12} 会导致叶酸缺乏，最终导致脑细胞（主要是位于海马体中的细胞）的缺失。这种症状被称为海马体萎缩，这种脑细胞的损失与抑郁症息息相关。海马体是大脑结构中重要的一部分，对学习和记忆非常重要。因此，海马体受损会使抑郁症患者丧失学习能力，从而无法应对压力。

在叶酸缺乏症患者中，抑郁是最常见的症状。[28] 事实上，研究表明，体内叶酸水平越高，抑郁的症状越轻。[29] 除了在海马体中发挥作用，叶酸还可能影响血清素的合成，而抑郁症患者体内的血清素含量通常很低。[30]

因此，要预防或治疗抑郁症，应多摄入维生素 B_{12} 和叶酸。多吃豆类、柑橘类水果、香蕉、油梨、绿叶蔬菜和十字花科蔬菜、芦笋、坚果和种子，以及鱼和贝类。

维生素 B_1（硫胺素）和维生素 B_6（吡哆醇）也是预防和缓解抑郁症的关键，因为它们有助于大脑产生和合成参与情绪调节的神经递质。这些维生素在上面提到的食物以及全谷物中含量丰富。

维生素 A 会促进大脑功能的正常运行，例如神经元的生长和作用。[31] 与缺乏维生素 B_{12} 一样，缺乏维生素 A 也可能导致某些大脑区域萎缩，从而干扰大脑对压力的反应。[32] 2016 年，一项研究发现，维生素 A 能够改善多发性硬化症患者的疲劳和抑郁症状，效果非常显著。[33] 然而，过多的视黄酸（维生素 A 的代谢物）也与抑郁症和自杀有关。[34] 通过健康多样的饮食摄入的维生素 A 远远达不到引起这些不良影响的量。因此我们可以尽可能多地食用富含维生素 A 的食物，例如红薯、胡萝卜、菠菜和黑眼豆等。

维生素 C 对大脑的正常运转很重要，因为它负责调节神经递质的合成。[35] 有好几项观察性研究表明，缺乏维生素 C 与抑郁症之间存在相关性。[36] 维生素 C 可以从柑橘类水果、哈密瓜、草莓，以及西蓝花、花椰菜和抱子甘蓝等十字花科蔬菜中获取。

本书中，我们将反复讨论维生素的作用。如果你想了解哪些维生素对大脑的哪些功能有帮助，或者哪些食物含有这些维生素，可以参考附录 B。

富含铁元素和其他有益矿物质的食物

在大脑中，铁元素有助于形成保护神经元的覆盖物，并有助于控制与情绪有关的化学物质的合成和化学反应的发生。[37] 事实上，基底神经节包含大量的铁元素，而基底神经节又是一组与抑郁症相关的脑细胞。[38] 在临床研究中，缺乏铁元素与抑郁症息息相关。[39] 铁的主要食物来源包括贝类、瘦红肉和内脏（适量）、豆类、南瓜子、西蓝花和黑巧克力（当然任何甜食都应该控制摄入量）。

镁元素对于大脑功能的正常运行也很重要。1921 年，第一份关于用镁元素治疗激越性抑郁症的报告出炉。在 250 例病例中，成功的就高达 220 例。[40] 自此以后，无数研究表明抑郁症与镁元素缺乏有关。曾有几项病例研究发现，在接受了 125~300 毫克镁元素的治疗后，重度抑郁症患者通常不到一周就会康复。如何在饮食中摄取足够的镁元素？多吃油梨、坚果和种子、豆类、全谷物以及一些富含ω-3 脂肪酸的鱼（如三文鱼和鲭鱼）。

谈到钾元素，相关研究证据尚不充分。但有研究表明，提高钾元素的摄入量可以改善情绪。[41] 红薯、香蕉、蘑菇、橙子、豌豆和黄瓜等食物都富含钾元素。

大多数证据强烈支持锌元素缺乏与抑郁症之间呈正相关的结论，即锌补充剂可减轻抑郁症状。[42] 对 17 项研究的荟萃分析发现，有抑郁症状的受试者体内血锌浓度低于对照组。[43] 锌元素可以减少大脑炎症，所以可能对治疗抑郁症有帮助。[44] 海鲜（尤其是煮熟的牡蛎）、瘦牛肉和家禽中的锌元素含量较高，豆类、坚果和全谷物中的锌元素含量较低。

最后，还有几项研究发现，富含硒元素的食物可显著改善情绪。[45] 而巴西坚果恰好富含这种营养素。

同样，如果需要了解哪些食物含有这些矿物质，请参阅附录 B。

调味料、香料和香草

烤鱼或炒蔬菜的时候，应该用什么来调味才能富有营养？哪些香料及调味品有助于对抗抑郁症？用下面的这些调味料烹煮前面提到的抗抑郁食物，改善情绪的效果会加倍。

通常，香料的一个显著好处是它们具有抗氧化性。换句话说，它们帮助大脑抵抗有害的自由基，防止氧化应激反应，进而保护大脑组织不受损害。ORAC（氧自由基吸收能力）是一种衡量香料抗氧化能力的指标。附录 C 是一张 ORAC 表，显示了哪些香料具有良好的抗氧化功效。建议在烹饪中尽可能优先考虑使用这些香料。

藏红花：2013 年，有一项对先前发表的五项随机对照试验的荟萃分析，研究了藏红花对重度抑郁症患者的影响。[46] 在所有这些试验中，研究人员发现，与服用安慰剂的对照组相比，食用藏红花可显著减轻抑郁症状。2017 年，有一项研究发现，15 毫克藏红花在减轻抑郁症状方面与 20 毫克百忧解一样有效！19 世纪的英国草药学家克里斯托弗·卡顿显然早就了解了藏红花的神秘力量，他曾说过："藏红花具有振奋精神的力量，功效显著，对使人的心情变好有帮助。"[47]

尽管藏红花确切的作用机理尚不清楚，但动物实验发现，吃了藏红花的动物体内的神经递质谷氨酸和多巴胺的含量会升高，而这两种物质确实能够使人的心情变好。[48]

一克藏红花比一克黄金的价格还高，它的香气极其馥郁，所以烹饪的时候只需撒一点就行了，可不能大把地放！你可以把藏红花花瓣添加到蔬菜和米饭中（参见旧金山海鲜炖菜，第 280 页），做成藏红花烩饭或印度烩饭。你也可以弄点藏红花的保健品或提取物来吃，但与对待其他保健品一样，请在服用前咨询医生。

姜黄：2017 年的一项荟萃分析评估了 6 项临床试验，这些试验测试了姜黄中的活性成分，揭示了姜黄素治疗抑郁症的效果。[49]研究发现，在减轻抑郁症状方面姜黄素试验组明显比安慰剂组更有效。那么姜黄素是怎样产生如此有效的作用的呢？简而言之，姜黄素可以调节大脑的化学物质，使脑细胞不受毒素损伤，从而避免抑郁。

姜黄素的有效剂量为每天 500~1 000 毫克。虽然食品标签上会写着 1 茶匙姜黄含有大约 200 毫克姜黄素，但这并不完全准确。姜黄中姜黄素的含量大约只占姜黄重量的 2%，因此重量为 6.8 克的 1 汤匙（或 3 茶匙）姜黄中实际上含有的姜黄素大约为 0.136 克，即 136 毫克。做菜的时候，一次放超过 1 茶匙的姜黄会显得太多了，而每天用一两茶匙姜黄做几道菜是一个不错的选择：在汤和炖菜中加入一点姜黄，甚至做奶昔的时候也可以加一点。你也可以用姜黄泡一杯热茶，或者把姜黄加到沙拉酱中。请注意，胡椒碱是黑胡椒中的一种成分，可将姜黄素的吸收和生物利用度提高 2 000%。[50]因此，使用姜黄时，请务必加入一些现磨胡椒粉。

牛至：香芹酚是牛至中的一种活性成分，大鼠实验发现其具有抗抑郁的活性。[51] 其他研究人员也发现，香芹酚能起到保护动物神经和抗抑郁的作用。但是迄今为止，还没有相关的人类实验。我倒是相信这种物质可能有助于保护脑组织。牛至常用于制作许多美食，是我最喜欢的希腊调味料的主要成分。它可以用于腌制橄榄和羊奶酪，用烤箱烤蔬菜时加上它也会使味道鲜美。

我将在第三章讨论焦虑症时，详细讨论薰衣草、西番莲和洋甘菊的功效，要知道这些香草也都有助于缓解抑郁症。[52] 这些植物最常见的做法是制成茶饮。

我知道，面对超市里令人眼花缭乱的货品，准确地记起食物中哪些营养素含量最高，是不大可能的事情。

有一种更简单的方法来帮助我们在对抗抑郁症时吃对食物，即遵循广泛的饮食习惯，任其自然地引导我们选择对大脑有益的食物，远离影响情绪的食物。好在这样的饮食模式确实是有的!

地中海饮食模式

地中海饮食模式并不是特意针对心理健康而设计的，但其中包含上面提到的所有抗抑郁食物，因此这样的饮食模式会以健康的比例让你获取实现最佳脑功能以及调节情绪所需的均衡营养。当然，它在很多方面对身体都是有益的。

这种饮食模式于 1957 年被生理学家安塞尔·凯斯和弗朗西斯科·格兰德·科维安首次介绍给大家。这两位科学家在评估了地中海饮食模式对健康的影响之后，依据科学研究结果对其进行了改进。在最初的地中海饮食模式中，每日摄入的食物应包括：

- 3~9 份蔬菜
- 1/2~2 份水果
- 1~13 份谷物（面包和其他谷物，最好是全麦）
- 最多 8 份橄榄油 [53]

这些分量看起来跨度较大（尤其是谷类食物——现代营养标准并不建议每天摄入 13 份碳水化合物），相当于每天 2 200 卡路里的摄入量，包含 37% 的脂肪（其中 18% 为单不饱和脂肪酸，9% 为饱和脂肪酸）和 33 克纤维。与严格坚持传统地中海饮食模式要求的比例相比，我更喜欢让我的患者遵循地中海饮食模式的理念，二者对预防抑郁症能起到同样的作用。[54] 有时，我将这种饮食方式称为"地中海生活方式"，因为我的患者经常觉得"饮食模式"这个词听起来就很消极，仿佛它是在说这也不能吃，那也不能吃。而实际上，地中海饮食模式不排斥任何美食，你可以尽管把爱吃的食物纳入你的食谱，并美滋滋地享受它们。而且，当你不觉得自己被迫放弃了某些食物时，就可以避免在控制饮食时常会发生的尴尬事——反弹，即最后反倒吃了好多不该吃的食物。地中海饮食模式是一种以植物为基础的饮食模式，包括许多地中海地区种植的时令水果和蔬菜，以及其他较少加工的食物（比如豆类、坚果、全谷物）。控制甜食的摄入，只允许摄入高质量的脂肪。橄榄油是脂肪的主要来源。地中海饮食模式中的乳制品摄入量保持在中低水平，蛋白质的主要来源是海鲜。红肉和鸡蛋的摄入量较少，且频率较低。用餐时可饮用少量或适量的葡萄酒，用香草和香料代替盐来增加食物的风味。事实上，地中海饮食模式的口味

饮食大脑

变化丰富。我总是尽力根据患者的文化背景和饮食习惯进行调整。比如，根据患者的喜好，我可能会建议习惯吃鹰嘴豆的南亚人在鹰嘴豆泥中添加墨西哥牛至和法吉塔香料。

值得注意的是，关于地中海地区的饮食模式是否能适合其他地区，存在一些争议，因为不同地区食物的制备和来源是不同的。[55] 但我相信这不是问题，因为饮食结构比怎么烹制或口味之类的问题重要得多。毕竟，地中海饮食模式之所以有抗抑郁的作用，在很大程度上是由于包含大量水果和蔬菜以及橄榄油等，前者含有高水平的抗氧化剂，可以减少氧化应激反应，进而可能减少神经元损伤，后者富含抗氧化剂和其他有益大脑健康的化合物。[56] 如今，营养丰富的水果和蔬菜以及优质橄榄油在超市和网上都容易买到。当然，鱼、坚果和全谷物也可以在许多超市或农贸市场里找到。

地中海饮食模式的功效

我接诊过一位叫约瑟芬的患者，她是一位 51 岁的已婚妇女，受超重和糖尿病控制不佳困扰，患有抑郁症。我要以她为例给大家讲讲地中海饮食模式有多厉害。我们第一次见面那天，才上午九点，约瑟芬看起来就已经精疲力竭了！她的眼中透着忧郁又倦怠的神色。她告诉我自己感觉疲惫不堪，好像总是吃得不对劲。尽管她非常努力，还是没办法减掉体重，血糖也控制不好。当我问起什么让她觉得压力最大时，她直截了当地回答，老是捉摸不透怎么吃才对。控制不了饮食让她很难过，搞得她不得不考虑吃些抗抑郁药。

我让她把自己每天吃了些什么记录下来，发现她确实有很多饮食不当的地方。她早餐通常会吃点麦片，喝些低脂牛奶，可是上班时还是会感到不开心，而且老是感到饿。饿了，她就去弄上一片花生酱吐司吃。实际上她一整天都饥肠辘辘，从来感觉不到饱，也提不起精神。我最重要的发现是，她去上班时根本不准备任何吃的，既不带午餐也不带零食，饿了就去自动售货机或者办公室的小厨房觅食。

约瑟芬每次来找我看病的时候，我俩都会聊聊地中海饮食模式。我教约瑟芬怎么做一顿健康的午餐沙拉：把营养丰富的各式新鲜蔬菜（西蓝花、青豆和红辣椒）切碎，再配上烤三文鱼、鹰嘴豆、杏仁或油梨，来获取健康的蛋白质和脂肪。她还往里面加了奇亚籽，以获取更多纤维和蛋白质，并制作了一种简单的自制香醋（配料有新鲜柠檬汁、橄榄油、盐和胡椒）。我现在还记得，她曾兴高采烈地跟我说："我以前根本不知道吃会让人这么满足。吃完午饭，我会感觉精力充沛、很充实，下午再也不会跑去吃花生酱和饼干了。"

她开始用杏仁奶、肉桂、浆果和全谷物燕麦提前做好早餐，一次做五份早餐，装在密封罐里，放在冰箱里冷藏。每天早上，她都会带上一份燕麦粥在火车上吃。这不仅节省了时间，还让她觉得自己吃得很健康。逐渐地，她早晨不再感觉不开心和疲倦了，情绪慢慢恢复得越来越好。

到了第三次就诊时，她已经瘦了 2.5 千克。给她治疗糖尿病的医生多年来第一次发现她的血糖指标下降了，并且她每天都吃得很开心，也很享受餐食。她发现，因为一整天都有美味且健康的食物吃，所以晚上就不想吃巧克力或冰激凌了。实际上，她晚上还会吃上一小块特黑巧克力和几颗草莓，感觉美滋滋的。总的来说，约瑟芬觉得自己脱胎换骨了。她的丈夫和同事都注意到了她的改变。她甚至有足够的精力重新开始锻炼，用从冥想课程中学到的方式来正念。她能做到

饮食大脑

这些都是因为摆脱了忧郁和沉闷的情绪。她告诉我，她觉得自己仿佛从肩上卸下了抑郁的重担。

科学研究的结果

大量研究证实，地中海饮食模式具有预防糖尿病、心脏病，以及延长寿命的益处。相关文献证实了我的临床发现，即地中海饮食模式可以预防抑郁症或缓解抑郁症状。最著名的研究或许是一个叫SMILES 的研究项目（SMILES 是"支持在低落情绪状态下改变生活方式"的英文缩写）。我的同行——澳大利亚迪肯大学食品与情绪中心主任费利斯·杰卡博士带领一个团队进行了为期 12 周的实验，探讨有计划地干预饮食习惯是否能有效地辅助治疗中度至重度抑郁症。那么他们采用的饮食模式是什么呢？你猜对了，就是地中海饮食模式。他们称之为改良版地中海食谱。具体来说，他们的方法侧重于"通过以下 12 种主要食物的摄取来提高饮食质量"，推荐分量如下：

全谷物	每天 5~8 份
蔬菜	每天 6 份
水果	每天 3 份
豆类	每周 3~4 次
低脂和不加糖的乳制品	每天 2~3 份
生的无盐坚果	每天 1 份
鱼	每周至少 2 条
瘦红肉	每周 3~4 次
鸡肉	每周 2~3 次
鸡蛋	每周最多 6 个

橄榄油	每天 3 汤匙
"其他" 食品	葡萄酒（首选红色）：每天最多喝 2 杯，作为配餐 甜食、精制谷物、油炸食品、快餐、加工肉类和含糖饮料：每周不超过 3 次

在 12 周实验结束时，研究人员发现，饮食干预组中近 1/3 的人的抑郁症状有所改善，而对照组中只有 8% 的人情况有所改善。饮食干预计划是有效果的！在 2019 年的一项相关研究中，受试者共有 15 980 名成人。在研究开始时或者在研究开始前两年内，他们并没有任何抑郁症状。[57] 研究人员测量了受试者最初参与研究时各类食物的摄入量。然后，在接下来的一段时间里，记录了他们是遵循地中海饮食模式，还是遵循其他用于比较的饮食模式。研究持续了大约 10 年时间。10 年后，有 666 人患上了抑郁症。而那些严格遵循地中海饮食模式的人，患抑郁症的可能性要小得多。

请注意，大多数关于饮食模式的研究都基于观察，这意味着研究人员得出的结论只是推论。阿尔穆德纳·桑切斯－比列加斯及其同事所做的一项实验更明确地表明，地中海饮食模式对抑郁症是有效的。[58]

其他对抗抑郁情绪的饮食策略

研究表明，还有一些"传统"的饮食模式对预防抑郁症也是有效的，如挪威饮食模式，它也被称为北欧饮食模式。[59] 与地中海饮食模式一样，北欧饮食模式优先考虑素食、海产品或水产品，以及乡村食物，然后才是肉类及其他动物制品。这种饮食模式与地中海饮食模式的最大区别在于推荐的食用油是菜籽油而不是橄榄油。2013 年有一篇综述文章，回顾了先前发表的 25 项饮食模式对抑郁症的影响的相关研究。尽管证据有限，但是研究人员还是发现，挪威饮食模式和地中海饮食模式都可降低患抑郁症的风险。[60]

还有一些证据表明，传统的日本饮食模式亦可降低患抑郁症的风险。日本饮食模式包含的食品种类与挪威饮食模式和地中海饮食模式类似，多了些腌制和发酵食品，而正如我们前面提到的，这些食物都富含益生菌。

一顿大餐可解决问题

我的患者泰德向我保证，在找我看完病之后，会遵循地中海饮食模式，制订个性化饮食计划。他买一份健康的沙拉作为工作午餐，额外加些绿叶蔬菜，再配上烤三文鱼或烤火鸡胸肉。下午加餐的小食换成了抹了杏仁黄油的新鲜切片苹果、黑巧克力核桃、加了芹菜和圣女果的鹰嘴豆泥或一些葡萄和小柑橘。自带午餐让他不会为正上着班的时候饿了没有吃的而抓狂。他再也不会因为饿了就胡乱吃，这让他感觉良好。他甚至学会了在外出旅行时也选择吃些健康的食物，远离机场售卖的比萨和热狗。

晚上回到家，他会享用晚餐——烤三文鱼配核桃羽衣甘蓝香蒜酱（见第 237 页）和营养丰富的美味蔬菜沙拉。由于白天吃得很丰盛，他在晚饭后便再也不想吃冰激凌和饼干之类的了。尽管他拿不准自己到底是不是瘦了，但确实发现自己的裤子不再紧绷了。同事告诉他，他看起来更精神了，还问他是不是去了健身房。

更重要的是，他逐渐感受到了饮食对情绪的积极作用。他觉得自己更欢快、更有活力了，没有服用百忧解就成功地缓解了自己的抑郁症状。3 年后，他达到了目标体重，不再感到沮丧。

泰德的例子堪称完美，告诉我们营养精神病学的原则完全可以付诸实践，指导人们制订营养计划和生活方式计划，以一种天然的饮食方式来预防和缓解抑郁症。当然，抑郁只是心理健康的一方面，常与它的伙伴——焦虑共存。在下一章中，我们将探讨如何通过健康美味的饮食来克服焦虑。

抑郁症备忘录

地中海饮食模式是一个很好的指导方针，可以为我们提供一套完整的饮食模式，对抗抑郁症并保持大脑健康。

要多吃的食物：
- 益生菌：含有活性菌的酸奶、豆豉、味噌和纳豆、酸菜、开菲尔、泡菜、康普茶、脱脂乳和特定种类的奶酪。
- 益生元：豆类、燕麦、香蕉、浆果、大蒜、洋葱、蒲公英嫩叶、芦笋、洋姜和韭菜。
- 低 GI 碳水化合物：糙米、藜麦、钢切燕麦片和奇亚籽。
- 适量中 GI 食物：蜂蜜、橙汁和全麦面包。
- 健康脂肪：单不饱和脂肪酸，如橄榄油、坚果、坚果黄油和油梨。
- ω-3 脂肪酸：鱼类，尤其是多脂鱼，如三文鱼、鲭鱼、金枪鱼、鲱鱼和沙丁鱼。

- 叶酸、维生素 B_{12}、B_1、B_6，维生素 A 和维生素 C。
- 矿物质和微量营养素：铁、镁、钾、锌和硒。
- 香料：藏红花和姜黄。
- 香草：牛至、薰衣草、西番莲和洋甘菊。

要避免摄入的食物：

- 糖：烘焙食品、糖果、苏打水或任何用糖或高果糖玉米糖浆增甜的食物。
- 高 GI 碳水化合物：白面包、白米饭、土豆、意大利面和其他任何由精制面粉制成的食物。
- 人工甜味剂：阿斯巴甜尤其有害，糖精、三氯蔗糖和甜菊糖也要慎用。
- 油炸食品：炸薯条、炸鸡、油炸海鲜或其他任何油炸食品。
- 坏脂肪：完全避免摄入反式脂肪，包括人造黄油、起酥油和氢化油等；含有 ω-6 脂肪酸的油脂要适量食用，比如菜籽油、玉米油、葵花子油和红花子油。
- 硝酸盐：用于培根、意大利腊肠、香肠和其他腌制肉类的添加剂。

第三章

焦虑症：发酵食品、膳食纤维和关于色氨酸的真相

波士顿的秋日，秋高气爽，完美得令人心生愉悦。地上满是火红的落叶，与零星散落着的苹果、南瓜，共同装点着这座城市。明媚的阳光从窗户洒了进来。就在这样一个美丽的秋日，我接待了一位患者——39岁的玛丽索尔。她有两个孩子，一个叫约苏埃，另一个叫费尔南多。那天天气不错，可玛丽索尔一落座就眼泪汪汪，焦虑排山倒海般将她淹没。

她一开口就诉苦道："我实在是受够了。每天一起床就觉得胃里翻江倒海似的。总是忍不住胡思乱想——约苏埃会不会在上学路上被公共汽车撞了？费尔南多会不会留级？孩子们的学校会发生校园枪击案吗？这些想法一个劲儿地往外冒，根本停不下来。即使他们都在家里，我也会紧张到止不住地咬指甲。最糟糕的是，我老是肚子疼，还便秘。感恩节就快到了，到时候会有20个人要来家里一起聚餐。我很清楚自己必须调整好状态，可就是做不到。"

接着她又说，自己晚上睡不着，总感觉心怦怦直跳。听她描述后，我一下子就意识到，这正是广泛性焦虑症的症状。这种病会让患

者觉得生活中正常的烦扰都是不可承受之重。

玛丽索尔的状况并不少见。焦虑症有多种表现形式：广泛性焦虑症、惊恐障碍、广场恐惧症、社交焦虑症以及其他许多特定的状况。尽管这些症状的触发因素不同，病程有别，但它们都会使大脑陷入不健康的模式。恐慌随之来袭，患者被强烈的畏惧感控制，丧失了感悟幸福生活的能力。

在美国，焦虑症是最常见的一类精神疾病，多达 1/3 的美国人一生中都罹患焦虑症。[1] 然而，由于很多焦虑症患者并没有找医生看过或者接受过治疗，这一比例很可能更高。在这个压力重重的现代世界里，人们倾向于把焦虑看作生活中不可避免的一部分。并且在某种程度上，想完全摆脱焦虑的困扰确实是不可能的。但这并不意味着我们必定会受到焦虑的冲击，无法成为最好的自己，过上最充实的生活。

治疗焦虑症的方法很多，但药物治疗和心理治疗只对 50%~60% 的人起作用，而且只有 25% 的患者能够完全摆脱焦虑症状。应对焦虑症，关键的一点是，确保饮食结构中有大量能让我们感到平静的食物，摒弃让我们感到紧张的食物。

玛丽索尔已经完成了好几个疗程的药物治疗，但都不是很有效。倒也还有一些药物可以尝试，但恐怕仍然不能彻底解决问题。我们还得从饮食方面给她调理。

焦虑的肠道

即使你没有患上焦虑症，仅凭直觉，也会知道焦虑情绪与肠道之间存在关联关系。回想一下，当你感到紧张时，胃有什么感觉。也许你会回想起自己上学的时候，在某次大考前，紧张到要去上厕所。还有，在将要进行工作上的演示汇报时，你或许会感到恶心或干呕。这种联系在语言表达上甚至也能找到痕迹，我们会用"胃里蝴蝶乱舞"来表达轻微的紧张情绪，用"胃里仿佛凹了个窝"来表示恐惧。这些形象的比喻可不仅仅是巧合。也许我们根本没有意识到，确实是肠道和大脑之间复杂的双向关系启发人们想到这些比喻。

2018 年，吉利亚尔·拉赫及其同事解释了焦虑症和肠道问题之间在生理学上的相关性。[2] 他们的研究围绕肠肽展开。肠肽是一种人体用作信号分子的氨基酸短链，能够在肠道和大脑之间传递信息。在肠道中，被称为胃肠道内分泌细胞的特化细胞会产生 20 多种包括肽类物质在内的信号分子。[3] 肠道细菌决定了会产生哪种特定类型的信号分子。通过操控大鼠的肠道细菌，然后监测大鼠肠道和大脑中的各类肽的相应变化，拉赫及其团队追踪到了肠道微生物组的变化对焦虑症状产生了什么样的影响，证明了两者之间有着深刻的联系。尽管研究人员还没弄清楚，怎样将这项发现应用于开发基于微生物组的治疗方法，用以帮助对抗人类的焦虑症，但毫无疑问，这项发现一定能为进一步的研究提供思路。

大脑中特别容易受肠道微生物组变化影响的部分是杏仁核。杏仁核是存在于大脑深处的一种结构，也是当人们感到焦虑时，脑回路中会出错的关键部分。[4] 事实上，微生物组和杏仁核的发育密切相关，因此一些研究人员认为应该定向研究微生物组是怎样使激活的杏仁核保持稳定状态的，从而缓解焦虑情绪。

研究表明，无菌大鼠体内的杏仁核比具有正常微生物组的大鼠体内的杏仁核体积更大（无菌大鼠体内不含有任何微生物，因此也没有肠道微生物组)。[5] 而且无菌大鼠体内的杏仁核处于过度活跃、工作时间过长的不健康状态。[6] 就杏仁核而言,更大的体积、更活跃的状态绝对不是什么好事;体现在人类身上,过度活跃的杏仁核会使人难以控制自己的情绪,仿佛大脑中有一个长鸣的警报,让人不得安宁。[7] 如果肠道细菌的缺乏可以如此深刻地影响杏仁核的形式和功能,那么这足以证明微生物组对大脑健康起着重要的作用。

2004 年,须藤信之及其同事发现,无菌大鼠会对压力产生一种强烈的下丘脑 - 垂体 - 肾上腺轴反应。[8] 令人难以置信的是,仅将一种特殊的细菌引入大鼠的微生物组中,就可以逆转这种情况。仅仅改变肠道中众多细菌中的一种,就可以改善有机体对压力的反应,这一点让我觉得不可思议。

如果你觉得用对大鼠大脑的研究来解释人类充满压力的生活状态多少有点不靠谱,那么请放心,最近的人类研究也有类似发现。2018 年,一项研究将广泛性焦虑症患者体内的微生物组与健康者对照组体内的微生物组进行了比较。[9] 结果显示,广泛性焦虑症患者体内的细菌与健康者相比大不相同。患有广泛性焦虑症的人体内的细菌既稀少又缺乏多样性。具体来说,他们体内产生短链脂肪酸的细菌——比如我们刚刚讨论的作为健康肠道标志的肽类——不仅稀少,且存在"坏"细菌过度生长的现象。这个例子显然可以说明,肠道健康确实会影响大脑健康。

这项研究的一个有趣之处是,只通过非饮食方法治疗焦虑症并不会引起患者肠道细菌的相应变化。换句话说,虽然肠道对大脑的行为影响巨大,但反过来大脑的行为对肠道不一定会产生同样的影响——用抗焦虑药物或心理疗法治疗精神疾病并不会使患者肠道菌群紊乱的状况自行改善。为了从根源上解决问题，我们还是要以调理肠道菌群为目标。

最后要说的一点是，微生物组紊乱不会削弱肠壁功能。肠壁是防止细菌代谢物和分子进入血液的一道屏障。[10] 肠壁功能削弱就有可能引起肠漏症，即细菌通过肠内壁进入血液循环（甚至进入大脑）。虽然肠道里肯定会有化合物进进出出，但总的来说，微生物组中的细菌还是被限制在肠道里比较好。如果任由细菌四处游走，细菌就会对人体各个部位都造成伤害，包括大脑。例如，有证据表明，细菌细胞壁上有一种叫作脂多糖的成分，这种成分会导致大鼠出现类焦虑行为。[11]

肠道紊乱

鉴于肠道和大脑之间一直会有相互作用，焦虑症和肠道紊乱之间存在很强的相关性也就不足为奇了。高达 60% 的焦虑症患者患有肠易激综合征。[12] 肠易激综合征是一种慢性疾病，会在没有任何明显的实际原因的情况下引发腹痛并改变人的排便习惯。前述例子中，玛丽索尔的便秘就是肠易激综合征的征兆，但该疾病还有可能表现为胀气、腹胀、腹泻或上述所有症状。更糟糕的是，随着焦虑加剧，肠易激综合征也会加重。[13] 这意味着当一个人面对某种压力源时，可能会突然诱发某种症状。比如，对玛丽索尔来说，办一场感恩节餐会就足以诱发她的症状了。

肠易激综合征患者的大脑也会发生变化。[14] 研究表明，通常肠易激综合征患者的大脑中，有一部分区域的功能与大多数人相比较弱，而这部分区域是负责处理日常事务、感受情绪和控制疼痛的。在患有惊恐障碍或广泛性焦虑症等各类焦虑症的患者身上可以发现同样的脑部功能异常。这种相关性意味着肠易激综合征和焦虑症对肠道和大脑产生的影响相类似。

对肠道存在潜在结构性损伤的肠道疾病，例如溃疡性结肠炎和克罗恩病皆属于炎性肠病，在这类疾病的患者中，焦虑情绪非常普遍。高达 40% 的肠道疾病患者深受焦虑的困扰。

加重焦虑的食物

既然已经了解了肠道和大脑之间的关系会导致肠道紧张，那不妨来看看有没有什么办法能让我们通过改善饮食来缓解焦虑症状。首先，来说说那些应当戒掉的食物。

西方饮食模式

这名字听起来像是在描述那种牛仔生起篝火做出来的饭，但西方饮食模式实际上是指标准的美国饮食模式。尽管大部分美国人和生活在世界上其他地方的人一样拥有健康意识，但所谓美国饮食模式根本就是典型的快餐食品——主要成分是坏脂肪（饱和脂肪酸、反式脂肪和不健康的多不饱和脂肪酸，比如常用于油炸的植物油）和高 GI碳水化合物。也就是说，西方饮食模式包含大量油炸食品、加糖饮料（尤其是那些添加了大量高果糖玉米糖浆的饮料）和红肉。毫无疑问这种饮食模式会危害人的身体健康。在本书中，我们还将了解到这种饮食模式会给心理健康带来哪些负面影响，其中包括对焦虑的负面影响。

许多动物研究表明，高脂肪和高碳水化合物的饮食模式会加重焦虑情绪。例如，2016 年，神经学家索菲·迪泰伊及其同事证明，高脂肪饮食的大鼠更容易患糖尿病和焦虑症。[15] 2017 年，有研究证实，饱和脂肪酸和果糖含量较高的饮食模式会增加大鼠的类焦虑行为。[16] 而低热量饮食可以在改善脑血流的同时减轻焦虑，这一点也已在大鼠身上得到证实。[17]

在人类身上也有类似的发现，有研究表明高碳水化合物的饮食模式会导致肥胖症和焦虑症。[18] 联系高脂肪、高碳水化合物饮食与焦虑的脑化学反应十分复杂，有可能是不健康的饮食模式导致大脑中某些区域的血清素减少，从而增加了患焦虑症的可能性。[19] 我不想过于简化焦虑症的致病过程，因为还有其他遗传因素和化学因素在此过程中发挥着重要的作用。[20] 不过，血清素水平确实在其中扮演着重要的角色，这一点非常明确。也许这里最有价值的结论是，高脂肪和高碳水化合物的饮食模式会改变人的脑化学反应模式，有可能引发焦虑症。

我们摒弃西方饮食模式，还有一个重要原因，即这种饮食模式是使体重增加并最终导致肥胖症的罪魁祸首。越焦虑，越容易肥胖。有研究发现，肥胖人群患情绪障碍和焦虑症的概率比正常人高 25%。[21] 焦虑带来的慢性压力也会增加内脏脂肪（指囤积于腹腔和器官周围的脂肪），并增加患 2 型糖尿病和其他代谢并发症的风险。[22]

肥胖还会导致肠道细菌变化，从而增强焦虑。动物研究结果显示，肥胖本身并不一定与焦虑有关，例如肥胖大鼠并不会格外焦虑。然而，当把习惯高脂肪饮食的人体内的微生物组注射给体重正常的大鼠时，即使大鼠并不肥胖，它们也会变得焦虑。[23] 这有力地证明了，肥胖导致的肠道细菌变化是会导致焦虑的。这再次让我们了解到，日常饮食在调理肠道微生物组以及保持肠和脑平衡方面至关重要。

毫无疑问，对患有焦虑症的人来说，通过减少脂肪和碳水化合物的摄入量来减肥是个好主意。但同样重要的是不要走极端，过度节食是不好的。我接诊过这样的患者，他们吃得很少——每天不超过800卡路里——但焦虑感只增不减。对惊恐障碍或广泛性焦虑症患者来说，如果因为忘记吃饭而导致血糖骤降，则会引发更严重的焦虑。

怎么吃才能保持健康的体重呢？在第二章中，我们讨论过地中海饮食模式，我建议大家遵循与之相同的饮食原则。在这儿讨论高脂肪和高碳水化合物的饮食模式，并不是说必须戒断所有脂肪或碳水化合物。就像我们介绍过的那样，确保大量优质单不饱和脂肪酸和多不饱和脂肪酸（尤其是ω-3脂肪酸）的摄入很重要；低 GI 碳水化合物也很有益。最重要的是通过控制分量来保证合理的热量摄入，并严格控制不良脂肪酸（如反式脂肪和饱和脂肪酸）和高 GI 碳水化合物（如精制面粉和糖）的摄入量。

我接诊过一位叫海伦的患者。她的经历佐证了西方饮食模式确实能够引发焦虑。海伦是位孕妇，她一贯是个冷静的人，却在孕期常常遭遇恐慌来袭的感觉。突然间，她就会心脏狂跳，呼吸急促，大汗淋漓，还会头晕目眩，站都站不稳。不难理解，恐慌发作时的这些症状让她感到害怕，即便冷静下来后，她仍会觉得心有余悸。

我询问了海伦的饮食状况，并了解到她在怀孕之前早餐常吃麦片，午餐常吃沙拉，晚餐常吃鱼肉、鸡肉或是一些搭配着蔬菜的红肉。有时她也会忍不住吃些汉堡、意大利面或是甜品之类的。总的来说，她的饮食结构听起来营养均衡，相对来说也比较健康。但怀孕以后，她却迷上了一种韩式甜辣酱——苦椒酱，以及一种叫 kalbi 的韩式烤牛小排。

吃过苦椒酱的人肯定能理解为什么有人爱吃它。苦椒酱是一种有着复合型味道的韩式番茄酱——兼具辣味、甜味、咸味，几乎可以和任何一种食物搭配。但遗憾的是，这种酱可不是什么健康食品。虽然苦椒酱食谱多种多样，但海伦吃的这种含有米粉、小麦粉、玉米糖浆和一大堆糖，这些成分都不宜大量食用。想想看，她还经常把这种酱和脂肪含量高达 71% 的韩式烤牛小排搭配着吃。这样吃使她的饮食质量严重下降。

糟糕的饮食是海伦恐慌发作的根本原因，这也使她腹中胎儿的心理健康面临着很大风险。动物研究表明，母亲的饮食中脂肪含量过高，孩子的生理机能也会被改变。例如，2012 年，达里娅·佩莱格 – 莱布斯坦及其同事报告称，怀孕的大鼠进行高脂肪饮食时，生下来的大鼠也会表现得更为焦虑。[24] 人类流行病学研究表明，母亲的肥胖与孩子的焦虑和其他精神上的痛苦之间存在联系。究其原因，母亲在怀孕期间超重引发的炎症会影响胎儿的大脑发育。

对于海伦来说，她的体重迅速增加，甚至超过孕期的正常体重。这意味着她的饮食结构需要进行调整。我们让她不要再吃苦椒酱和韩式烤牛小排了，恢复之前以蔬菜和健康脂肪为主的饮食模式。饮食结构调整之后，她的恐慌情绪减轻了，宝宝生下来也很健康。

咖啡因

在繁忙的世界中，很多人就靠咖啡因续命，但有一点很重要，那就是我们必须意识到摄入过量咖啡因会导致焦虑突发或加剧。咖啡因会过度刺激大脑中负责处理威胁信号的区域。在 2011 年的一项

饮食大脑

心理学实验研究中，14 位健康男性志愿者分别服用了 250 毫克咖啡因或安慰剂胶囊，[25] 然后研究人员让受试者面对一副做出威胁表情的面孔或者一副没有表情的面孔，再测试受试者大脑中不同区域的血流量。他们发现咖啡因激活了中脑导水管周围的灰质，这片大脑区域通常在人们感受到巨大威胁时被激活。[26] 更糟糕的是，咖啡因还会让大脑的一处区域停滞，而这片区域通常情况下是可以帮助人们调节焦虑感的。

如果你感到焦虑，倒也不需要完全戒掉咖啡因，但可以考虑减少咖啡因的摄入量。只要你能确保自己能像小朋友断奶那样慢慢戒掉就好——我的一些患者会突然停止喝咖啡，却因咖啡戒断陷入严重的恐慌和焦虑，最后只好来找我寻求帮助。

想一想你每天摄入多少咖啡因才不会产生不适的感觉？大多数研究表明，每日摄入少于 100 毫克的咖啡因不会让人产生焦虑感。[27] 如果每日摄入 100~400 毫克的咖啡因，那就不好说了。曾有 9 项研究显示，这个范围的摄入量不会引起焦虑，但还有 12 项研究显示这个范围的摄入量会使焦虑感显著增加。大多数研究显示，若每日的咖啡因摄入量高于 400 毫克，焦虑感就会显著增加。

所以，你应当尽量将咖啡因摄入量保持在每日 400 毫克以下。就日常生活而言，一杯超大杯的星巴克咖啡就会突破每日摄入量的限额（因为其中含有 475 毫克咖啡因），所以点咖啡时最好是点大杯或中杯，不要点超大杯。另外，一个奈斯派索咖啡胶囊可制作 30 克咖啡，其中仅含有 50~80 毫克咖啡因，如果你是一个咖啡爱好者，却不想每天摄入过量咖啡因，这是一个不错的选择。[28] 如果你想减少咖啡因摄入量但又着迷于咖啡的味道，你随时可以改为购买无咖啡因咖啡，但要知道，即使是无咖啡因咖啡也含有少量咖啡因。

酒精

我接诊时经常会遇到背负着很大压力的人。他们怀着"努力工作，尽情娱乐"的心态，经常会在周末大量饮酒，以此缓解压力。虽然饮酒可能会让人暂时放松，但通常第二天早上就会为前一天的纵欲买单。当他们醒来时，内疚和紧张感会笼罩着他们，这恰恰是轻度至中度酒精戒断综合征的症状。此外，焦虑的人如果经常喝酒，睡眠质量会更差。[29] 酒精——以及酗酒——是美国主要的可预防的死亡原因之一，因此不夸张地说，用酒精来换取放松的确代价很大。[30]

而这种恶性循环对社交焦虑症患者来说更是难以摆脱的。那些在社交场合感到焦虑的人，会更容易借着酒劲儿"壮胆"，来进行自我麻醉。他们可能觉得酒能帮助他们社交，但酒精会导致更深层次的问题——社交焦虑使染上酒瘾的风险增加 4 倍以上。[31]

一般来说，每周饮酒超过 14 杯或每月至少有一天饮酒超过 4 杯的男性，属于酗酒者，而女性酗酒者的标准是每周饮酒超过 7 杯或一天内饮酒 3 杯。[32] 但不同的人（以及他们的大脑）对酗酒的反应不同。我接诊饮酒的焦虑症患者时，总会让他们分析一下，他们在什么情况下会以不健康的方式饮酒——比如，他们没准儿是把饮酒当作解决一直在逃避的问题的一种手段。我会建议他们考虑少喝点儿酒。当然，有酗酒迹象的患者，要认识到戒酒可能引发重度焦虑，这一点非常重要。他们有必要在精神病学家或医生的帮助下制订计划来安全地应对戒酒引发的各种症状。

麸质

雷克斯今年 45 岁，是一名电工。生活中，他是一个乐天派。但几周前，他开始出现惊恐发作的症状，尤其是外出时。在公共场合，他会因为情绪低落，突然间就心悸和呼吸急促，感觉自己快要晕过去了。于是，他找到我。在排除了由医学原因引起的焦虑（比如甲状腺激素过多和原发性心脏病）后，我一开始只是给他开了些抗焦虑药物。然而，这种药物只是轻微地改善了他的症状。

记得那次，刚过完美国独立日，雷克斯就跑来找我。我问他节日过得怎么样，他告诉我，尽管有家人和朋友相伴，但他仍然莫名地感到焦虑。我问他吃了些什么，他说有香肠、烤豆和番茄酱热狗，还喝了点儿伏特加。听到这儿，我意识到一个问题，这些食物都含有麸质。于是，我将他转介给胃肠病专家。几周后，他被诊断出患有乳糜泻。他对诊断结果感到惊讶，因为他没有任何常见的肠道症状。然而，乳糜泻可能是无症状的，哪怕没有明显的迹象也会造成身体损伤。从此，他不再吃含麸质的食物，之后就开始感觉好多了。5 个月后，他的焦虑感也消失了。

尽管对雷克斯来说，选择无麸质的饮食模式无疑是对的，但总的来说，关于乳糜泻患者中焦虑情况的研究有点前后矛盾。2011 年，唐纳德·史密斯主持完成了一项荟萃分析，研究了乳糜泻患者是否比没有患乳糜泻的人更容易患上焦虑症。[33] 研究人员发现，与健康成人相比，乳糜泻成人患者的焦虑既不常见也不严重。然而，另一项研究却发现，在进行无麸质饮食一年后，乳糜泻患者的焦虑程度有所降低。[34] 还有一项研究表明，相较于男性，无麸质饮食对减轻女性乳糜泻患者的焦虑感并没有什么帮助。[35]

并非所有对麸质敏感的人都患有乳糜泻，即便在乳糜泻患者中，麸质对大脑的影响也非常复杂。[36] 但是，对于患有焦虑症的人，我建议最好去检查一下，看看有没有患上乳糜泻，或者进行一段时间的无麸质饮食以自我检测，看看这种无麸质的饮食模式是否能减轻自己的症状。我的一些患者尝试了无麸质饮食模式，很快就在焦虑情绪上产生了明显差异，这使他们只好又接受了更多其他测试。

人造甜味剂

在第二章中，我们了解到，当摄入没有营养价值的人造甜味剂时，这些甜味剂会使"坏"的肠道细菌剧增，从而对情绪和焦虑产生负面影响。在研究中，像阿斯巴甜这样的甜味剂与焦虑直接相关，应该避免摄入，至少是适度摄入。[37]

缓解焦虑的食物

有些食物会放大焦虑，有些食物可以帮助缓解焦虑。所以，我们一定要多吃些能够缓解焦虑的食物。

膳食纤维

2018 年，安德鲁·泰勒和汉娜·霍尔舍发现，富含膳食纤维的饮食模式可以降低抑郁、焦虑和压力的风险。[38] 膳食纤维是一类广泛存在于食品中的成分，人类天然的肠道酶无法消化膳食纤维。虽然我们的肠道本身不能分解膳食纤维，但各种各样的肠道细菌可以做到。那些能够被细菌分解的膳食纤维，叫作"可发酵"型膳食纤维。"可发酵"型膳食纤维会促进"好"的肠道细菌生长。例如，当膳食纤维被分解成某些较小的糖分子时，双歧杆菌和乳杆菌等"好"的肠道细菌就会增加。这些细菌激活了可以缓解焦虑的大脑通路和神经信号，提振了人们的情绪。[39]

膳食纤维还可以通过多种机制降低体重，帮助缓解焦虑。由于富含膳食纤维的食物需要更长的时间来咀嚼，就会让人吃东西的速度变慢，这意味着身体有更多的时间来判断是不是已经吃饱了。膳食纤维可以让人有饱腹感，又不含有大量热量，人吃一点点就觉得饱了。膳食纤维在胃和小肠里消化的时间也更长些，会让人长时间感觉不到饿。[40]

膳食纤维还可以消炎，包括大脑的炎症。有大量证据表明，焦虑症患者的大脑（和身体）炎症水平会升高。[41] 2016 年，瓦西莉基·米卓普鲁及其同事发现，焦虑症患者的某些炎症标志物的水平会升高。[42] 已有证据表明，大脑炎症会影响与焦虑相关的区域（例如杏仁核），而膳食纤维有助于缓解大脑和身体的炎症反应。[43]

这五种食物富含膳食纤维：豆类、糙米、浆果、麸皮和带皮的烤土豆。如果早餐吃麸皮和水果，午餐吃糙米和豆类，就把上面这几种食物吃全了。这几种食物中，烤土豆要少吃，因为土豆的碳水化合物含量很高，而且我们老是用高脂肪的调味品给土豆调味。如前所述，高碳水化合物和高脂肪饮食都不利于缓解焦虑。

其他高纤维食物包括梨、苹果、香蕉、西蓝花、抱子甘蓝、胡萝卜、朝鲜蓟、杏仁、核桃、苋菜、燕麦、荞麦和珍珠大麦。

ω-3 脂肪酸

在第二章中，我们讨论了 ω-3 脂肪酸对抗抑郁症的有效性，其实它在对抗焦虑症方面也很重要。

2011 年，贾尼丝·凯寇尔特 - 格拉泽及其同事以 69 名医学生作为研究对象，研究了 ω-3 脂肪酸对这些学生的影响。研究人员测量了这些学生在压力较小的状态下和考试前的焦虑水平。[44] 研究发现，ω-3 脂肪酸摄入较多的受试者比对照组的焦虑水平低 20%。更重要的是，ω-3 脂肪酸摄入较多的受试者体内的炎症标志物比对照组低 14%（以测量白细胞介素 -6 的炎症标志物为准）。

2018 年的一项研究发现，具体而言，人们摄入的 ω-3 脂肪酸 EPA 越多，其焦虑程度就越轻。该研究还发现，ω-6 脂肪酸与 ω-3 脂肪酸摄入比例过高会导致严重焦虑。同样在 2018 年，研究人员对 19 项临床试验进行了荟萃分析，这些临床试验包括来自 11 个国家的 2 240 名受试者。结果表明，ω-3 脂肪酸的摄入与焦虑症状的减轻具有相关性。[45]

总之，人们认为 ω-3 脂肪酸能减少焦虑，是通过影响大脑的抗炎和神经化学机制来实现的。[46] ω-3 脂肪酸产生有益作用的潜在机制，可能是通过大脑的多巴胺途径实现的。当大脑发炎时，炎症标志物白细胞介素 -1 会使伏隔核中的多巴胺水平升高。伏隔核是一组与人类焦虑相关的脑细胞。研究表明，ω-3 脂肪酸可以抑制在动物和人类身上发生的这种反应。[47]

从一位叫安伯的患者身上，我第一次了解到 ω-3 脂肪酸的显著效果。她是一位 23 岁的姑娘，患有社交焦虑症，总想逃避各种员工会议、演讲和社交活动。药物治疗收效甚微。对她来说，只是在日常饮食中添加了更多富含 ω-3 脂肪酸的鱼和海鲜，把植物油换成了菜籽油，减少 ω-6 脂肪酸的含量以平衡比例（在第二章中我们讨论过这一点），就取得了明显的效果。调理了不到 3 个月，她的焦虑症状得到了显著改善。

陈年食品、发酵食品与含有培养基的食物

像含有活性菌的原味酸奶和泡菜那样的发酵食品是活细菌的重要来源，可以保障肠道健康，并缓解焦虑情绪。[48] 发酵食品兴许在好些方面都能对大脑起到积极作用。有好几项研究发现，发酵食品改善了人的认知功能。[49] 最近，有学者对 45 项相关研究进行了回顾，发现发酵食品可以保护动物的大脑，改善记忆力并减缓认知能力衰退。[50]虽然其机制尚不清楚，但很有可能是以下三种潜在的影响机制在起作用：首先，肠道细菌的化学副产品和生物活性肽可以保护神经系统；其次，不断变化的肠道细菌可能会通过下丘脑 – 垂体 – 肾上腺轴抑制应激反应；最后，可能是这类食物使神经递质和"脑组织构建剂"的水平升高了，如脑源性神经营养因子、γ- 氨基丁酸和血清素。

2015 年，马修·希利米尔及其同事就发酵食品的消费、社交焦虑和神经质特征等问题向 710 人发起了问卷调查。[51] 人们经常把"神经质"这个词挂在嘴边，一会儿指这个，一会儿指那个。然而，在医学文献中，有研究发现，神经质的人通常比普通人更加易怒、焦虑、自我、情绪不稳定，而且有抑郁倾向。[52] 人们通常认为神经质是从父母那里遗传来的本质特征。希利米尔的研究发现，经常食用发酵食品的神经症患者不大会表现出社交焦虑的症状。结合之前的研究，结果显示，遗传风险较高的人可以通过多吃含有益生菌的发酵食品来

预防出现社交焦虑症状。

富含益生菌的酸奶可作为饮食结构中的重要组成部分，但要注意的是经过热处理的酸奶可不会有同样的效果。比如，经过热处理的酸奶葡萄干并不能帮助我们缓解焦虑。此外，还要注意多喝那些没有添加糖的酸奶。标明"全酸奶制成"的谷物棒可能只含有少量的酸奶粉，同样无助于缓解焦虑。

还记得我那个酷爱吃苦椒酱和韩式烤牛小排的患者海伦吧。我当时跟她说她可以继续吃韩国泡菜。泡菜是用乳酸菌发酵白菜制成的。像开菲尔和酸菜一样，泡菜是一种能抵御社交焦虑症的发酵食品。

其他的发酵食品还包括康普茶、味噌、豆豉和苹果醋。胡萝卜、花椰菜、青豆、萝卜和西蓝花等蔬菜也可以做发酵处理。本书第十一章列出了腌秋葵和味噌红薯的食谱，以供参考。

色氨酸

你也许不知道哪种氨基酸能救命，但我觉得你一定听说过色氨酸（TRP）。每年，当我们热火朝天地聊感恩节晚餐吃些什么的时候，肯定会有人提起吃了火鸡会让人瞌睡这茬。

然而，对于医学研究人员来说，色氨酸可不只是一个提到节日就必定提起的话题。人在焦虑的时候，大脑中的血清素水平较低，由于色氨酸是血清素的前体，科学家推测，高色氨酸饮食有助于提高血清素水平。动物研究发现，色氨酸能够到达决定焦虑程度的大脑区域。[53] 对于人类来说，补充纯化的色氨酸会增加大脑血清素。[54]

2014 年，格伦达·林塞思及其同事进行了一项研究。他们要求受试者坚持高色氨酸饮食 4 天以上，以此测试色氨酸对其焦虑程度有何影响。[55] 研究人员给 25 名健康者制定了两套每日饮食方案，两套方案的实施时间间隔 2 周。第一套方案含有 5 毫克每千克的色氨酸（美国目前推荐的每日允许量），为期 4 天。第二套方案含有 2 倍剂量的色氨酸，持续 4 天。果然，研究发现，色氨酸摄入量越多，受试者的抑郁、烦躁和焦虑情绪越轻。

你也许会想，那要是每天都吃一顿感恩节大餐，是不是就不会焦虑了呢？且慢，有个问题你得注意，那就是，虽然纯化的色氨酸会使大脑血清素水平升高，但含有色氨酸的食物并不会。[56] 这是因为色氨酸实际上是蛋白质含量最少的氨基酸，大脑中负责营养运输的系统是优先考虑传输其他氨基酸的。因此，在摄入含有蛋白质的膳食后，色氨酸常常会被挤到一边去，根本到不了大脑。

那要是这样，我们怎么解释林塞思的研究发现呢？大量证据表明，同时吃碳水化合物和蛋白质可增加大脑可用的色氨酸摄入量。[57] 当我们吃碳水化合物（比如感恩节的土豆泥）时，身体会产生胰岛素。这种胰岛素将其他氨基酸转移到人的肌肉里，但对色氨酸不起作用。因此，色氨酸就可以进入大脑了。

这虽然听起来合乎逻辑，但有些专家还是质疑其合理性。所以，如果想增加色氨酸的摄入量，应该尽可能服用色氨酸膳食补充剂。有研究表明，受试者只要服用 15 天纯化的色氨酸，就会变得更愉快、更舒坦。[58]

感恩节晚餐可以帮助我们摄入色氨酸的说法可能颇有争议，那么让你想不到的是，还有其他一些食物能作为色氨酸的来源。例如鹰嘴豆，有些人将鹰嘴豆称为"百忧解的鼻祖"。为了确保色氨酸的吸收，鹰嘴豆可以制成鹰嘴豆泥，夹在全麦口袋面包里吃，这样就既有碳水化合物也有蛋白质了。也可以尝试我的食谱——油梨鹰嘴豆泥（见第239页），作为早餐或者小吃。

维生素 D

研究发现，患有抑郁症和焦虑症的成人，其血液中的维生素 D 水平较低。2019 年，西瓦什·范什连及其同事针对 51 位患有糖尿病和维生素 D 缺乏症的女性做了一项研究。受试者被要求每 2 周服用 1 次维生素 D 片，用以测试这样做对她们的身体状况有怎样的影响。[59] 16 周后，与服用安慰剂的人相比，服用维生素 D 片的人的焦虑程度明显降低。在另一项研究中，维生素 D 作为微量营养素干预的一部分，分发给 8 000 多名抑郁症和焦虑症患者服用。结果发现，维持较高的维生素 D 水平可以防止焦虑。

现在，越来越多的人认为，维生素 D 是一种神经类固醇的必要成分，可以穿过血脑屏障进入脑细胞。[60] 在大脑中，维生素 D 可以减少炎症及细胞的毒性破坏，并控制神经生长因子的释放，对海马神经元和皮质神经元的存活都至关重要。当感受到压力时，海马体在向下丘脑 – 垂体 – 肾上腺轴提供反馈方面起着至关重要的作用，同时与扁桃体有着错综复杂的联系。[61] 当我们应对焦虑和压力时，大脑皮质也参与其中。鉴于大脑所有这些区域的异常情况都可能导致焦虑，维生素 D 在保护大脑组织方面发挥着重要作用。

大约 80% 的维生素 D 是由我们在阳光直射下暴露的皮肤吸收的；谨记，因为玻璃会吸收所有 B 波段的紫外线，所以透过窗户照射进室内的阳光不会产生同样的效果。现如今随着室内生活方式盛行，我们的皮肤常常处于黑暗之中。因此，维生素 D 缺乏症正在世界范围内流行。[62]

除了晒太阳，强化乳和一些食物（如蛋黄、三文鱼、晒干的蘑菇和鱼肝油等），都是维生素 D 的丰富来源。这意味着，如果严格执行素食主义，或患有牛奶过敏症，就可能更易缺乏维生素 D，因此需要注意通过饮食或阳光照射来摄取足够的维生素 D。

其他维生素

对大脑健康来说，维生素 D 不是唯一重要的维生素。事实上，如果没有各种各样的维生素，细胞就无法生存或呼吸。这些维生素是许多化学反应的内在组成部分，而化学反应则是维持精力充沛的生活和良好心情所必需的。维生素对于神经递质的形成与合成，以及脑脂质的代谢来说至关重要。这些物质保护大脑免受毒素侵害，增强免疫力，调节那些或多或少会让我们感到焦虑的化学物质。[63]

我接诊过一位叫亚当的患者，年龄 35 岁。当时他正在与重度焦虑和暴饮暴食做斗争。虽然他平日里饮食正常，但到了周末，常常会醉醺醺地回家，无节制地狂吃爆米花、饼干和冰激凌等。随着时间的推移，他出现了慢性疲劳、失眠、噩梦、抑郁、焦虑恶化和反复头痛的症状，并伴有频繁的恶心、呕吐、腹泻和腹痛。在给他做了全面的医学检查后，我们还是找不到亚当患病的原因。不过，他的焦虑症，加上暴饮暴食和酗酒史，让我怀疑他可能缺乏维生素 B_1。我建议他按时服用维生素 B_1，同时进行辅助治疗。后来的 6 个月里，虽然他还是偶尔酗酒，但病情得到了极大好转。

已有研究证明，高达 250 毫克的维生素 B_1 对治疗焦虑症是有效的。[64] 在动物实验中，因为维生素 B_1 对海马体有保护作用，所以类似压力的反应减少了。[65]

其他 B 族维生素也具有独特的抗焦虑功能。对于上了年纪和有经前应激反应的女士来说，维生素 B_6 可以有效地缓解压力。[66] 还有许多研究表明，复合维生素 B 可以减轻焦虑，这或许是因为它减少了大脑中的氧化应激反应。[67]

不只是 B 族维生素能够对焦虑产生积极影响。2012 年，研究人员测量了广泛性焦虑症患者的血液中抗氧化维生素 A、维生素 C 和维生素 E 的含量，[68] 发现这三种维生素在血液中的含量都很低。但补充了 6 周的维生素后，患者的焦虑症状有所缓解。还有一些研究证明，服用复合维生素 28 天后，压力和焦虑都会减轻。曾有一项研究表明，参与研究的 300 人在补充了 30 天维生素后，压力得到了缓解。[69] 2013 年的一项荟萃分析证实了复合维生素有缓解压力的作用。[70]

就目前的研究结果来看，在日常生活中补充复合维生素，也许有助于对抗焦虑。

镁元素

对人类来说，镁元素的缺乏与焦虑水平的升高息息相关。考试时，人们会感到焦虑，尿液中镁元素的排放量也会比平日更多。当人体内镁元素含量低时，就会加剧焦虑。[71]

2017 年，尼尔·伯纳德·博伊尔及其同事研究了补充镁元素对缓解焦虑有什么影响。[72] 他们发现，补充镁元素对于易焦虑人群是有好处的。这或许是由于镁元素可以缓解压力反应，减少脑中有害应激化学物质的含量。[73]

在西方人群的膳食中，镁元素摄入量很低。例如，68% 的美国人和 72% 的法国成人的饮食结构中均缺乏镁元素的摄入。富含镁元素的食物有杏仁、菠菜、腰果和花生，还有煮熟的黑豆、毛豆和花生酱，而油梨等食物中的镁含量也相对较高。

多数研究表明，在补充镁元素超过 6~12 周后，焦虑程度会减轻。[74] 此外，镁元素还能帮助肌肉细胞在收缩后放松。当体内镁元素含量低时，肌肉可能会过度收缩，导致身体出现肌肉痉挛、抽搐或紧绷的症状。

营养与香草补充剂

有些营养与香草补充剂也可以帮助我们缓解焦虑。2010 年，沙欣·拉坎和卡伦·F. 维埃拉解释说，强有力的证据表明，含有西番莲或卡瓦等香草提取物和 L− 赖氨酸或 L− 精氨酸等氨基酸组合的香草补充剂可减轻焦虑。[75] 西番莲会增加神经递质 γ− 氨基丁酸，从而减轻焦虑。与传统抗焦虑药物相比，西番莲的优势之一是不会引起太持久的镇静状态——这也是药物治疗的常见副作用。研究表明，西番莲还可以专门用于缓解术后焦虑。

已经有证据表明，每天服用 45 滴西番莲液体提取物或 90 毫克的特定片剂就会有效果。但是，对那些服用血液稀释剂药物（香豆素或波立维）或单胺氧化酶抑制剂（通常称为 MAOIs，例如苯乙肼和反苯环丙胺）之类抗抑郁药的人，应避免食用西番莲。

其他能缓解焦虑的食物和营养素，包括硒元素（存在于巴西坚果中）、富含钾元素的食物（如南瓜子）、黄酮类化合物（如黑巧克力）和茶氨酸（如绿茶）。[76] 含有大量赖氨酸的食物（如瘦牛肉和羊肉、豆豉、面筋、扁豆、黑豆和藜麦）也能起作用。另一方面，要避免食用麦麸，因为它含有植酸，会阻碍锌元素的吸收，从而导致焦虑。

至于能缓解焦虑的香料，姜黄的作用是最突出的。姜黄中的活性成分——姜黄素可缓解焦虑，改变相应的脑化学物质，从而保护海马体。姜黄素对减轻焦虑的积极作用已由动物研究和三项人体实验证实。[77]

洋甘菊是一种源自菊科的草本植物，花朵呈雏菊状。几个世纪以来，人们一直把洋甘菊当作几个健康问题的自然疗法。多项研究也表明，洋甘菊有缓解焦虑的功效。[78]虽然洋甘菊的萃取物可以做成胶囊服用，但我还是推荐传统方式，即将洋甘菊作为茶饮。通常，每天只要喝1~3 杯，就能对身体起到有益的作用。不过，正在服用血液稀释剂或即将进行手术的人需谨慎。孕妇在饮用洋甘菊茶前也应先咨询医生。

还有几项研究发现，口服薰衣草油制剂可以缓解焦虑。[79]你可将薰衣草油作为补充剂服用，还可以喝薰衣草茶，甚至在芳香疗法中使用薰衣草。要是你服用补充剂，我建议先咨询一下医生。

最后，在感到焦虑时，补水是必不可少的。虽然现有的证据还不足以说服每一位患者遵循这条医嘱，但我确实遇到一些患者，在不自知的脱水状态下感到无比焦虑，甚至惊慌失措。因此，为了身体健康，也为了防止焦虑，有必要多喝水。

安抚焦虑的肠道

我的患者玛丽索尔努力地跟着我调整她的饮食结构，专注于吃那些有助于缓解焦虑的食物，同时剔除了那些会加剧焦虑的食物。此外，我们还一起钻研了一些对全家人都有益的营养食谱。通过缓解焦

饮食大脑

虑和改善睡眠，她有精力去统筹饮食和家庭活动了。玛丽索尔非常爱她的孩子。她不再每时每刻想那些无孔不入的烦恼，这让她能真正享受孩子的陪伴，不再被焦虑吞噬。6个月后，她吃得好、睡得好，过着平静的生活，醒来时再也不焦虑了。

即使你不像玛丽索尔那样患有严重的焦虑症，也可以遵循本章中的饮食指导，我相信这样的饮食将会帮助你保持心灵的平静，以及摆脱日常生活中的焦虑。

焦虑症备忘录

要多吃的食物：

- 高纤维食品：豆类、糙米、浆果、麸皮、梨、苹果、香蕉、西蓝花、抱子甘蓝、胡萝卜、朝鲜蓟、杏仁、核桃、苋菜、燕麦、荞麦和珍珠大麦。
- 陈年食品、发酵食品与含有培养基的食物：酸奶、康普茶、味噌、豆豉、苹果醋和泡菜。
- 色氨酸：火鸡、其他肉类和鹰嘴豆，特别注意要与碳水化合物同食。
- 维生素 D、维生素 B_1、维生素 B_6、维生素 A、维生素 C 和维生素 E。
- 矿物质：镁元素、钾元素和硒元素。
- 香料：姜黄。
- 香草：薰衣草、西番莲和洋甘菊。

要避免的食物：

- 西方饮食模式中的各种食物：含有大量坏脂肪的食物（红肉、油炸食品）和高 GI 碳水化合物食物（白面包、白米饭、土豆、意大利面和其他任何由精制面粉制成的食物）。

- 咖啡因：将咖啡因摄入量控制在每天 400 毫克以下。

- 酒精：男性每周饮酒少于 14 杯，每天饮酒不超过 2 杯；女性每周饮酒少于 7 杯，每天饮酒不超过 1 杯。逐渐减少饮酒量有助于缓解焦虑。

- 麸质：如果你患有乳糜泻或非腹腔麸质敏感性，就请避免食用所有小麦制品，如面包、比萨、意大利面和酒精饮料。

- 人工甜味剂：阿斯巴甜尤其有害，糖精、三氯蔗糖和甜菊糖也要慎用。

第四章

创伤后应激障碍：谷氨酸盐、蓝莓和 "老朋友" 细菌

我的患者利蒂希娅是一名律师，专注于保护那些遭受家庭暴力的年轻女性的权利。即使在一切顺利的情况下，她的这份工作也一点都不轻松。压力既来自法律职业本身的高压环境，也来自在异常困难、脆弱的时刻帮助委托人时产生的情感压力。然而，那可怕的一天和一声枪响几乎要了她的命。当时，她正要去一位委托人的家里拜访，但根本没进得了门。这位委托人的丈夫打开门，一看到她就怒气冲天，直接掏出枪，朝她的腿开了一枪。

幸运的是，她的伤口逐渐愈合，最终康复了，但情感上仍然带着那天留下的"可怕伤疤"。利蒂希娅再也不敢独自去委托人的家里拜访，这让她的工作很受影响。去自己的办公室时，她甚至会担心有委托人的丈夫潜伏在那里，等着攻击她。尽管她也知道这不太可能，但还是忍不住地害怕。起初，医生给她开了些药吃，再加上每周一次心理治疗，还能有一点效果。但利蒂希娅显然还是摆脱不掉这一后遗症，关于那天的记忆如梦魇般笼罩着她的生活。

利蒂希娅的经历是典型的创伤后应激障碍的表现。虽然没有万无

一失的方法可以快速治愈这个病症，但良好的饮食计划确实能在很多方面使创伤后应激障碍的症状得到缓解。特别是结合心理治疗和药物治疗时，效果更加明显。当然，糟糕的饮食计划也会在各方面加剧病情并使病情恢复变得艰难。在本章中，我们将探讨创伤对身体和大脑产生了什么样的影响，以及创伤后应激障碍患者怎样通过饮食来控制自己的症状并坚定地走上康复之路。

"受伤"的肠道

我们大多数人在生活中都会遇到些让人难过的事情。失去亲人、遭受自然灾害、被性侵或与爱人痛苦地分手，这些都可能让人付出惨痛的代价。无论创伤是源于单个事件还是在潜移默化中形成，感受到它的人都有患创伤后应激障碍的风险。[1] 值得庆幸的是，大多数经历创伤性事件的人后续并没有患创伤后应激障碍。[2] 但还是有一些经常遭受创伤的人不得不长期在这样的状态之下挣扎。尽管症状最终可能会消失，但大多人可能需要十多年的时间才能做到。[3] 还有就是，创伤后应激障碍的症状通常不会立即显现出来，有时甚至在创伤性事件发生数年后，才会突然被触发。

像我们在利蒂希娅身上看到的那样，创伤后应激障碍会引发多种症状。例如，有些人可能会反复记起那些事件或噩梦。还有些人就算已经完全摆脱了创伤性事件，还是会一遍遍地回顾，仿佛创伤依然是现实。他们可能会对惊吓产生夸张的反应。也就是说，在突然听到噪声时会有过度的反应，表现得非常震惊和恐惧。已有证据表明，这些症状与杏仁核被过度激活，以及额叶皮质和海马体缺乏活动有关——

这些区域皆是大脑在应对恐惧、疗愈创伤和保存记忆时起着重要作用的地方。本质上讲，记忆和恐惧感的脑回路以互害的方式相互交流，使大脑一遍遍地循环体验创伤性事件。[4]

因为人本能地会帮助身体判断怎么做才能最好地应对压力，所以创伤情境会通过下丘脑－垂体－肾上腺轴自然地触发大脑的战斗或逃跑系统。由于创伤后应激障碍引发创伤性时刻一次又一次地重现，使得下丘脑－垂体－肾上腺轴不断被打断。我们知道，下丘脑－垂体－肾上腺轴是连接肠道和大脑的途径之一，这意味着肠道不能幸免于创伤的影响。[5]实际上，在本书讨论的所有精神疾患中，创伤后应激障碍呈现的大脑和身体之间的关联是最深刻的一种。反复的创伤循环加剧了人体娇嫩组织的磨损。[6]因此，创伤后应激障碍能够引起一系列的身体问题，从胃溃疡到胆囊疾病以及肠道紊乱。例如，2018年，一项对 8 项研究成果的荟萃分析发现，患有创伤后应激障碍的人比没有患此病的人患肠易激综合征的概率更高。[7]这些身体症状曾因患者情绪失控而被认为是想象出来的身体不适，以至于被忽视。然而，研究表明，在这个问题上，情绪和身体症状之间真实地存在相关性。我的患者也证明了这一点。

和其他类型的精神疾病一样，逆转创伤影响的一个主要因素是确保肠道细菌的繁盛和健康。鼠李糖乳杆菌和长双歧杆菌是两种特定类型的正常肠道细菌，当给受创伤的大鼠喂食其中一种时，大鼠都会逐渐平静下来。[8]这种肠道细菌的改变也会改变大鼠的大脑化学反应，特别是改善脑源性神经营养因子和 N-甲基-D-天冬氨酸受体的表达，使控制大脑生长和适应性的受体重新开始正常工作。

肠道细菌可以对创伤引起的有害影响起到缓冲作用。如果肠道细菌健康而繁盛，就可以帮助人体做出适当的反应。如果没有这些肠道细菌，那么传递到身体其他部位的压力就会失控。

创伤后应激障碍和"老朋友"细菌

2018 年，西安·黑明斯及其同事发现，无论是否患上创伤后应激障碍，遭受创伤的人的肠道细菌类型都有相似特征。[9] 然而，一个微妙的区别是，在创伤后应激障碍患者的体内，放线菌门、黏胶球形菌门和疣微菌门较少，而这三种细菌一直以来都被认为是人类的"老朋友"。

"老朋友"假说认为，在过去的社会中，人类的生活方式促进了某些有益菌的生长，这些细菌保护我们免受过敏和哮喘等炎症性疾病的侵害。[10] 随着城市化进程的发展，由于人类不再与土壤、动物和室外环境相互作用，这些友好的细菌在人体内显著减少，导致各种炎症性疾病日益流行（这一基本思想被称为"卫生假说"）。[11] 这些疾病中最令人不安的一类大概就是心理健康障碍了，从孤独症和精神分裂症等发展障碍，到焦虑症和创伤后应激障碍等与压力相关的障碍。

在没有"老朋友"细菌帮助的情况下，炎症可能会失控，损害人的大脑并使人更容易受到创伤后应激障碍的影响。此外，创伤后应激障碍可能会导致更严重的脑部炎症，这只会加深创伤的循环破坏作用。[12] 例如，因车祸而患上创伤后应激障碍的儿童和青少年，即使在车祸发生 6 个月后，其体内的白细胞介素 –6 和皮质醇仍处于较高水平，而这两者都是身体过度炎症反应的指标。换句话说，当我们在精神上感到痛苦时，大脑就不得不表现得亢奋。但是过度亢奋会导致炎症，这会进一步伤害我们的大脑。

这种状态下，尽管放线菌门、黏胶球形菌门和疣微菌门这三个"老朋友"不像以前那样多，但它们仍然是控制大脑亢奋进程的重要组成部分。一旦缺少了这些细菌，大脑就只好靠自己从痛苦的情绪中恢复，而这样大脑的负担就太重了。

除了抑制大脑中的炎症，这些"老朋友"还充当着肠壁的守门员。[13] 但是当压力将它们击倒时，肠、脑间的屏障不再有效，就会引起一系列化学变化（例如，在第三章中提到的"肠漏"症状）。抑郁症、焦虑症和创伤后应激障碍是三种可能的后果，具体会发展成什么样要看个体脆弱性的差异。

这种脆弱性在很大程度上取决于我们吃什么以及不吃什么。在本章的后半段，我们将探讨哪些食物会使创伤后应激障碍恶化并加重我们对创伤的反应，以及哪些食物有助于增强人的肠道和大脑功能，抵御创伤的影响。

加重创伤的食物

让我们以利蒂希娅为例来了解一下，患创伤后应激障碍后，不能吃什么。我第一次见利蒂希娅时，就有一种强烈的直觉——她一定吃得不太对劲。我询问了她的饮食习惯，注意到她刚刚被诊断出糖尿病。和许多其他忙碌的职场妈妈一样，她几乎没有时间为自己做饭，经常在外边吃，首选是福来鸡（美国一家连锁快餐店）。每周至少有3次，她的晚餐都是一份福来鸡的快餐：一个优质三明治、一大份薯条和600毫升无糖苏打水。

尽管福来鸡的优质三明治的热量仅为500千卡，但其中41%是脂肪，34% 是碳水化合物。这份晚餐里只有 1/4 是蛋白质。大份薯条又增加了 460 千卡的热量，其中 90% 以上是脂肪和碳水化合物。这一顿饭大约共有 1 000 千卡的热量——几乎是推荐量的 2 倍。尤其对糖尿病患者来说，这个量超得太多了。

利蒂希娅知道这样的晚餐并不健康，但她很难摆脱这种方便且一下就会令人感到满足的饮食习惯。我猜测她所遭受的创伤后应激障碍也是导致其饮食不良的原因，而利蒂希娅也许并没有意识到这一点。当不需要应付创伤时，我们就有足够的脑容量来花时间做些健康的选择。但是一个被恐惧和痛苦记忆激怒的大脑，则有着完全不同的需求。它想要的只是休息一下。快餐和苏打水可以带来自我安慰，让人感到舒适，这种自动的反应会让人无法自拔。

由于利蒂希娅没法儿做到完全不吃福来鸡，所以我建议她改吃烤鸡肉三明治。这种三明治的热量是 300 千卡，其中只有 17% 是脂肪。我还建议她吃薯条时不要超过五根，尝尝就好，然后完全戒掉。尽管 600 毫升无糖苏打水听起来没有什么坏处，但实际上这么多苏打水里含有超过 100 毫克的咖啡因。在第三章中，我们了解到，咖啡因会使焦虑加重，所以我建议她，要么把无糖苏打水的量减到 360 毫升，要么尝试用气泡水来代替，然后进一步慢慢戒掉苏打水，这样就会避免戒断咖啡因带来的副作用，否则这种副作用可能会加重她的焦虑。

利蒂希娅听从了我的建议，完全接受了她需要改变饮食习惯的想法。她开始买只用盐和胡椒调味的烤鸡，用这种烤鸡搭配出适合全家人的各种膳食。例如，她会在健康美味的绿色杏仁蔬菜沙拉上放半只烤鸡，配上蒸西蓝花或切片鸡胸肉，再加上孩子们喜欢的小柑橘片。

如果有剩下的鸡肉，她会把它包在生菜里当午餐。购买用健康的方式烹制的熟食鸡肉是第一步，最终过渡到在家做饭，消除不健康的脂肪，食用优质碳水化合物（比如生蔬菜或蒸蔬菜中的碳水化合物）。

几个月后，利蒂希娅注意到自己的焦虑症状显著减轻。又过了几个月，她感觉更平静了，不再因出汗和恐惧在夜间惊醒。因此，早晨起床时会有休息好了的感觉。她一边遵循新的饮食习惯，一边继续定期接受心理医生的谈话治疗，大约 6 个月后，就已经能够以最高的效率投入自己的重要工作中，不再因自己所经历的创伤而什么也做不了了。

高脂肪饮食

利蒂希娅喜欢吃福来鸡算是一种快餐式饮食习惯，会让人想起在第三章中讨论的西方饮食模式。这种饮食模式有两个特征——高脂肪、高 GI 碳水化合物。西方饮食模式对创伤后应激障碍患者的健康极具破坏性。首先要指出的就是脂肪过剩的影响（如前所述，我们这里所说的脂肪是那些不健康脂肪，如饱和脂肪酸、反式脂肪和油炸食品中的脂肪，而不是 ω-3 脂肪酸或橄榄油中的脂肪这种健康脂肪）。

当动物的饮食习惯呈现典型的西方饮食模式（高脂肪）时，它们更容易患上创伤后应激障碍。2016 年，为了证明这一点，普里亚·卡延 – 马西赫及其同事首先通过让大鼠闻猫的气味来模拟"创伤"，[14] 然后给一组大鼠喂食高脂肪食物，而给对照组喂食低脂肪食物。一周后，食用高脂肪食物的大鼠看上去比对照组的大鼠焦虑得多，并且高脂肪组大鼠的海马体明显变小。已有研究发现，患有创伤后应激障碍的大鼠，其大脑中的海马体已经萎缩。因此这项研究证明，高脂肪饮食会使创伤后应激障碍症状进一步复杂化。[15] 萎缩的状态下的海马体，在管理应激激素以及大脑应对恐惧等方面，就起不了那么有效的作用了。其他相关动物研究也证实了高脂肪饮食与创伤后应激障碍之间的类似关联。[16]

在人类研究中，创伤后应激障碍会使人暴饮暴食并过度肥胖，从而影响新陈代谢。[17] 例如，美国参加越南战争的男性退伍军人中高达 84% 的人超重或肥胖，这一比例远高于一般人群。[18] 在与退伍军人及其家人的接触中，我见证了这一点。2017 年，我有幸加入了一个医院项目，直接参与诊疗退伍军人。我为他们设计了一个烹饪课程计划，其中包括基于简单健康食谱的现场烹饪课，目的是鼓励他们在家做饭（我为这些烹饪课程开发了一些食谱，供教学用，例如烤三文鱼配核桃羽衣甘蓝香蒜酱、巧克力草莓和烤箱版味噌红薯等。参见第十一章内容）。

约翰·维奥兰蒂是一位专门研究警察压力的研究员（他本人曾在纽约州当过 23 年的警员）。2006 年，他和同事进行了一项关于警察代谢综合征发病率的研究。[19] 代谢综合征是一组代谢紊乱症候群，会同时增加人们患心脏病、脑卒中和 2 型糖尿病的概率，还会导致血压升高、高血糖、腰部脂肪过多、胆固醇或甘油三酯水平异常以及肥胖。研究结果发现，患有严重创伤后应激障碍的警官的代谢综合征发生率几乎是患有轻度创伤后应激障碍的警官的 3 倍。在 2007 年的一项类似研究中，维克多·菲韦格及其同事也发现，患有创伤后应激障碍的男性退伍军人的体重指数（BMI）高于未患此病的男性退伍军人，且体重通常已达到肥胖标准。[20]

2016 年，埃丽卡·沃尔夫及其同事为了弄清楚创伤后应激障碍对大脑有什么样的影响，研究了这种病与代谢综合征之间的联系。[21] 沃尔夫的团队对 346 名曾经在伊拉克或阿富汗作战的美国退伍军人的大脑结构进行了检查。研究人员仔细检查了这些退伍军人的大脑外层，即皮质的厚度，想搞清楚大脑皮质是否与创伤后应激障碍症状和 / 或代谢综合征相关。他们深入研究了相关数据，发现患有代谢综合征的人的大脑皮质更薄，而且创伤后应激障碍会使其患病的风险增加。

因此，患有创伤后应激障碍的人，有患代谢综合征和大脑过早老化的风险。高脂肪饮食可能会在短期内缓解创伤后应激障碍的症状，但会使患者的健康状况恶化。在与退伍军人的接触中，我发觉这些患者常常感到生无可恋，仿佛战争后的创伤削弱了他们的生存意志。他们被重现的往事和焦虑折磨，一些人任由身体状态每况愈下，另一些人则因为诸如体重增加这样的精神类药物副作用苦苦挣扎。一方面，我不想建议他们戒掉那些能给他们带来安慰的食物。为什么要剥夺他们赖以寻求安慰的来源呢？另一方面，高脂肪饮食相当于自我破坏，会以多种形式损害人的大脑。

对创伤后应激障碍患者而言，改善饮食习惯的最佳方法是将爱吃高脂肪食物视为一种味觉成瘾。为了减少焦虑并保护大脑，他们必须戒掉这些食物。治疗患有创伤后应激障碍的患者时，我会告诉他们，吃下去的脂肪就好像大脑中的污泥，将他们大脑中宝贵的灰质所形成的精细褶皱和裂缝都粘在了一起。这样形象的比喻足以帮助他们戒掉脂肪了。

糖与高 GI 碳水化合物

糖与高 GI 碳水化合物同样会损害遭受过创伤的大脑。2010 年，贝蒂娜·诺沃特尼及其同事做了一项研究——关于急性心理应激对葡萄糖代谢的影响。这项研究的研究对象是 15 名超重的波黑战争难民，这些人都患有创伤后应激障碍。[22] 研究发现，进餐后，急性应激反应会使皮质醇和血糖增加。这一结果与另一项研究所得出的结果一致，都表明了与未患创伤后应激障碍的女性相比，患有该疾病的女性更易患上 2 型糖尿病。[23] 两项研究都证明了，创伤后应激障碍可能是易患 2 型糖尿病的标志。[24] 事实上，创伤后应激障碍导致的肥胖并不罕见，研究人员逐渐开始觉得这种病是像糖尿病一样的代谢紊乱。可能确实如此，因为像利蒂希娅这样同时患有糖尿病和创伤后应激障碍的患者并不少见。

鉴于创伤后应激障碍患者患上糖尿病的风险较高，我们不建议这类人群饮用苏打水和其他高糖饮料。然而，2011 年，杰奎琳·伊尔特及其同事发现，在其调研的 3 181 名女性样本中，患有创伤后应激障碍的女性中每天饮用超过一份苏打水的大有人在。[25]

高血糖会影响海马体的抗压能力。[26] 因此，人们在应对创伤时吃含糖食物可能会降低大脑的抗压能力。但在本书第二章我们就了解过，甜食并不是让血糖飙升的唯一食物。高 GI 碳水化合物，如土豆、白面包和白米饭，也有类似的效果。低 GI 食物则有助于预防血糖突升。因此，知道哪些食物相较于其他食物会使血糖飙升非常重要。例如，香蕉比含有同量碳水化合物的苹果更能让血糖升高，而煮红薯比煮胡萝卜使血糖升高的幅度更大。

了解每一种食物的 GI 值是迈向健康饮食的第一步，但一餐饭总会搭配各种食物，这些食物混在一起食用时，对血糖的影响也会有所不同。例如，在 2019 年，金智永（音译）及其同事发现，虽然大米是一种高 GI 食物，但当它与鸡蛋、芝麻油和豆芽混合在一起食用时，膳食中的各种成分，会导致大米的 GI 值低于含有同量碳水化合物的非混合膳食。这对以大米等碳水化合物为主食的饮食文化而言是个很重要的发现。

这个发现在我的患者库夏身上得到了验证。他是一位患有创伤后应激障碍的斯里兰卡医生。2004 年，由于印度洋地震，一场致命的海啸席卷斯里兰卡南部海岸，造成近 3 万人死亡。那场灾难过后，库夏搬到了波士顿。因为被好些症状困扰，他跑来找我看病。任何轻微的隆隆声都会让他陷入恐慌。他尽可能地远离海洋，他与家人的生活也很受干扰。作为一名医生，库夏熟悉创伤后应激障碍，但药物治疗和心理治疗对他来说都不太管用。他来就诊时，我询问了他过往的饮食情况，他说自己在尽力遵循地中海饮食模式，却为此感到心烦意乱。我问他为什么不吃传统的斯里兰卡食物，他说由于创伤后应激障碍会引发糖尿病，因此要尽力避免吃米饭。斯里兰卡食物既刺激又辛辣，没有米饭他吃不下去。我很佩服他能下定决心改变饮食习惯，但他的方法显然没有什么效果。

当我告诉他混合膳食能够改变个别食物的 GI 值时，他显得非常开心。我把其中的道理讲给他听：通过添加富含膳食纤维的食物或者醋、豆类或乳制品，可以降低大米等食物的 GI 值。[27] 事实上，曾有一项研究发现，上述方式可以将大米的 GI 值降低 20%~40%。[28]

这下他放心了，回家做了最爱的斯里兰卡饭菜，还开始做糙米饭吃。他有时候会按照我提供的食谱姜黄花椰菜饭（见第 258 页）做点吃的，在膳食中添加更多蔬菜。你想象不到他再次来拜访我时那个高兴的样子。库夏回到了每周都会做几次传统餐食的状态。随着时间的推移，他的焦虑和创伤后应激障碍症状慢慢得到缓解，这让他觉得不可思议。而且，历经三年的随访，他没有出现糖尿病或其他代谢综合征的症状，体重也一直保持稳定。

虽然搞清楚每种膳食组合的 GI 值不太容易，但我想告诉大家的是，仅计算单个食物的 GI 值是不靠谱的。当然，即使在混合膳食中，我们也仍然需要注意碳水化合物的摄入量，尽量选择健康的食物。然而，库夏的经历提醒我们，食物确实能够给我们带来安慰，尤其是对于那些遭受过创伤的人。要想让食物对身体产生积极的影响，就需要努力了解食物如何影响人的身体和大脑，弄清楚自己的个体敏感性，适量食用不健康的食物，想方设法地把喜欢的食物融入自己的膳食中。

谷氨酸盐

谷氨酸盐用于提味已有 1 200 多年的历史。[29] 它赋予了食物一种独特的味道，被称为鲜味。虽然鲜味不像甜味、酸味、苦味或咸味那么容易识别，但它是我们的舌头能够感知的第五种基本味道。虽然谷氨酸盐天然存在于许多食物中，但给菜肴提鲜的最常见方法是烹饪时加点儿味精。

多年来，关于味精是否有毒性，一直存在相当大的争议。然而，在现代营养学界，这件事已经没有什么争议了。大量科学研究表明，通常情况下，味精是安全的。有研究表明，味精甚至可以促进肠道内食物的消化和代谢。[30] 对于普通成年人来说，10 克味精不会造成我们体内的谷氨酸盐水平超标。因此，许多专家认为味精的危害都言过其实。[31]

然而，对具有敏感体质的人来说，味精可能会引起脑中毒之类的问题。创伤后应激障碍患者特别容易受过量摄入谷氨酸盐的影响，导致脑部炎症加剧和脑细胞受损。[32]谷氨酸盐是一种兴奋性神经递质，也就是说它会在神经细胞中产生电脉冲。如果电脉冲过多，神经细胞之间的连接可能会中断。这种破坏在海马体和内侧前额叶皮质中尤为突出，而这些区域有调节压力反应的功能。

2019 年，伊丽莎白·布兰德利及其同事揭示了低谷氨酸盐饮食模式对创伤后应激障碍患者会有怎样的影响。[33]他们以患有创伤后应激障碍的海湾战争退伍军人为研究对象，让 50% 的人采取低谷氨酸盐饮食模式，而另外 50% 正常饮食。初步分析表明，低谷氨酸盐饮食模式可有效减轻患者的焦虑以及创伤后应激障碍症状。

含有味精和其他谷氨酸盐的食物包括鱼露、蚝油、番茄酱、味噌、帕马森奶酪、咸味小吃、薯条、即食餐、蘑菇和菠菜。谷氨酸是一种具有类似作用的谷氨酸盐的前体，也存在于海藻、奶酪、酱油、发酵豆类、番茄以及肉类和海鲜等高蛋白食物中（请注意，许多高谷氨酸盐食物还含有氨基酸酪胺，它会干扰抗抑郁药 MAOI 的作用。相关详细信息，请参阅第九章）。

倒不是说所有这些食物都会使创伤后应激障碍症状加重，但创伤后应激障碍患者最好试着戒掉上述食物，看看病情是否能够有所好转。即使你是没有受到创伤影响的人，没有必要完全戒掉谷氨酸盐，但也请遵循适度原则：不要太多，也不要太少，刚好够用就好。

让人感到舒缓的食物

值得庆幸的是，针对创伤的饮食疗法方案并不全是列出一些我们不能吃的食物。让我们看看有哪些食物可能有助于受创伤的大脑恢复正常功能。

蓝莓

2016 年，菲利普·埃比尼泽及其同事研究了蓝莓对因创伤后应激障碍而导致前额叶皮质和海马体发炎以及自由基损伤的大鼠有什么影响。[34] 实验给一组大鼠喂富含蓝莓的饮食，而对照组正常饮食，不吃蓝莓。研究发现，富含蓝莓的饮食会提高大脑中的血清素水平，并减少自由基和减轻炎症。

科学家仔细观察了针对这一组大鼠的一系列研究结果后发现，蓝莓的抗炎作用可能比我们想象的更显著，因此蓝莓对人类心理健康具有重要意义。对创伤后应激障碍大鼠的研究发现，其 SKA2 基因表达极低。在自杀的人群中同样的基因表达也较低。虽然我们无从得知大鼠为什么要自杀，但这种相似性似乎并非巧合。值得注意的是，与正常饮食的大鼠相比，当研究人员让大鼠每天吃富含蓝莓的食物时，其血液和大脑中的 SKA2 水平会升高。

换句话说，蓝莓可能会对基因表达下调起到一些作用。要确定这一点，需要更多的人类研究证据。但多吃点蓝莓也不会有什么坏处。蓝莓本就是美味又健康的食物。建议每天吃 1/2 ~1 杯蓝莓即可。只要不添加糖、果汁或防腐剂，冷冻蓝莓和新鲜蓝莓一样好。

饮食大脑

ω-3 脂肪酸

我们已经了解 ω-3 脂肪酸在好些方面对心理健康有益处,对创伤后应激障碍当然也是有用的。多项研究显示了 ω-3 脂肪酸在对抗创伤后应激障碍方面的功效。2019 年,莱阿丽·艾库兰及其同事发现,ω-3 脂肪酸可以保护患有创伤后应激障碍的大鼠的大脑,尤其是海马体。[35] 东日本大地震后,在救援人员中所做的随机控制实验表明,ω-3 脂肪酸对创伤后应激障碍症状的减轻很有帮助。[36] 2013 年,松冈丰及其同事针对 300 名因车祸而患有创伤后应激障碍的人做了研究,希望能够发现其血液中的 ω-3 脂肪酸水平与创伤后应激障碍症状之间是否相关。[37] 研究再次发现,ω-3 脂肪酸水平越高,创伤后应激障碍的程度越低。

我在我的患者莱斯莉身上看到了 ω-3 脂肪酸对抗创伤后应激障碍的卓越表现。第一次见到莱斯莉时,我不知道她患有创伤后应激障碍,只是觉得从未见过像她这样焦虑的患者。她在一家繁忙的酒店厨房担任副厨师长。如果你曾经在这样的厨房工作,你就会知道那环境有多嘈杂。锅碗瓢盆丁零当啷,员工之间互相喊话的声音不绝于耳。一会儿是盘子被扔在桌子上,一会儿杯子掉下来碎了。这样的工作环境让莱斯莉神经衰弱。日常的噪声就已经令人难以忍受了,还有些突如其来的声响把她的魂儿都要吓飞了。

我们聊了之后,我意识到她这种状况可不仅仅是由于工作压力引起的。这姑娘在 8~13 岁时遭受过父亲的性虐待。谈及此,她痛哭流涕。后来莱斯莉上了大学,得以逃脱父亲的魔爪。她自此以后再也没见过他。除了莱斯莉的心理医生,谁也不知道她的这段经历。为了缓解焦虑,莱斯莉开始暴饮暴食,而且吃得很不健康,导致体重噌噌地往上涨。她每周都会有几次陷入回忆和噩梦之中，难以安睡。这样的结果就是，她第二天几乎没办法正常上班。虽然药物和心理咨询有些效果，但她还是痛苦地挣扎着。

莱斯莉的经历令人心碎。但遗憾的是，儿童期的性虐待比大多数人意识到的要普遍。[38] 在全球范围内，8%~31% 的女孩和 3%~17% 的男孩受到过性虐待，受害者往往最终会罹患创伤后应激障碍。

我问了一下莱斯莉的饮食习惯，她把自己描述为"肉土豆女孩"。因为非常讨厌鱼腥味儿，她很少吃鱼。这就有点难办了，因为我认为她需要摄入 ω-3 脂肪酸，而正如我们之前提到的，鱼是其最丰富的来源。

我推荐她食用植物油，如亚麻籽油、菜籽油和大豆油。我告诉她，可以多吃些毛豆、核桃、奇亚籽和樱桃萝卜之类的食物。尽管从这些食物来源中我们无法获取一些特定种类的 ω-3 脂肪酸，例如 EPA 或 DHA，但是这些食物中有一种叫 α- 亚麻酸的 ω-3 脂肪酸。这种脂肪酸非常重要。我鼓励她改吃草饲牛肉，因为这种牛肉的 ω-3 脂肪酸含量较高（尽管牛肉不算 ω-3 脂肪酸的主要来源，但有总比没有强）。我还建议她多吃富含 ω-3 脂肪酸的其他食物，如鸡蛋、牛奶和酸奶。

要想提升 ω-3 脂肪酸的摄入量，要记住的一般经验法则是：

- 吃鱼，尤其是来源可靠的养殖多脂鱼。
- 如果喜欢吃牛肉，请吃草饲牛肉。
- 如果是素食主义者，请食用有机菜籽油并尽量选择富含 ω-3 脂肪酸的食物。

维生素 E

在第二章中，我向大家介绍道，自由基会导致氧化应激反应，从而对大脑造成损害。正常的生理过程、压力或炎症都可能产生自由基。当接触 X 射线、臭氧、香烟烟雾、空气污染物或工业化学品时，身体也可能产生自由基。想一想，每次让自己处于压力之中，自由基都会像强大的环境污染物一样损害体内的细胞。慢性创伤后应激障碍意味着人的大脑不断受到压力，因此自由基泛滥。[39]

体内的维生素 E 是人体抵御自由基的防御系统的一部分。2019年，卡米拉·帕斯奎尼·得·苏扎及其同事发现，摄入维生素 E 显著降低了患有创伤后应激障碍的大鼠的焦虑水平，这可能是通过清除自由基实现的。[40] 我们还在人体实验中得到了令人鼓舞的结果。许多针对脑外伤患者的研究表明，维生素 E 有助于预防进一步的脑损伤。[41] 这就让我们有强有力的理由向创伤后应激障碍患者推荐摄入维生素 E。

每天只需一勺小麦胚芽油即可满足人体对维生素 E 的需求。维生素 E 的其他来源包括葵花子、干烤杏仁、榛子、花生酱、菠菜、西蓝花和生番茄。

香料和天然补品

银杏是来自同名树种的天然物质。其重要作用之一是防止自由基对细胞造成损害。[42] 因此，它同维生素 E 一样可以保护大脑。

贾迈勒·夏姆斯及其同事报告了一项为期 12 周的实验研究结果。实验在伊朗巴姆市展开，这里发生过一场 6.3 级地震。这个实验针对的是此次震后罹患创伤后应激障碍的人群。研究人员比较了银杏叶提取物与安慰剂对实验对象的影响。[43] 他们发现 200 毫克银杏叶提取物在减轻焦虑、抑郁和创伤后应激障碍症状方面比安慰剂更有效。由于银杏叶的活性化学成分在普通食物中是没法儿获取的，因此如有必要，须遵医嘱将其作为补充剂服用。银杏叶提取物可以在药房和保健品商店买到。

将我们的"老朋友"姜黄加入饮食中以获得有益的活性成分姜黄素，也能帮助我们保护大脑功能。当大鼠食用姜黄素时，关于恐惧的记忆就很难形成，也不会激活这方面的记忆。[44] 虽然针对患有创伤后应激障碍的患者还没有相关研究，但是鉴于前面提到的姜黄素的那些优点，不妨一试。

如前所述，胡椒会激活姜黄素，所以不要忘记在姜黄菜肴中加入少许黑胡椒。

一餐餐走出创伤

在临床诊疗中，为了患者的心理健康而帮助他们改善饮食习惯是一件挺有成就感的事情。帮助像利蒂希娅、库夏和莱斯莉这样的患者尤其让人振奋，他们如今已经从令人绝望的个体创伤中走了出来。看到他们面对困难时表现出的坚韧确实令人备受鼓舞。我很荣幸，能够在他们疗愈自己的大脑和灵魂的过程中发挥些作用。但愿本章能帮助大家理解食物在治疗过程中起到的关键作用，并且在自己遭受创伤的时候，运用同样的原则来让自己缓过劲儿来。

人类大脑在从痛苦经历中自愈方面，表现非常出色，但不要忘记给它提供重建自我所需的工具——健康的饮食和来自健康肠道的辅助。

创伤后应激障碍备忘录

要多吃的食物:

● 蓝莓: 每天 1/2~1 杯。

● ω-3 脂肪酸: 鱼类,尤其是多脂鱼,如三文鱼、鲭鱼、金枪鱼、鲱鱼和沙丁鱼。

● 维生素 E。

● 香料: 姜黄。

● 补充剂: 银杏。

需避免的食物:

● 西方饮食模式中的各种食物: 含有大量坏脂肪的食物(红肉、油炸食品)和高 GI 碳水化合物食物(白面包、白米饭、土豆、意大利面和其他任何由精制面粉制成的食物)。

● 糖: 烘焙食品、糖果、苏打水或任何用糖或高果糖玉米糖浆增甜的食物。

● 味精、其他谷氨酸盐和谷氨酸: 鱼露、蚝油、番茄酱、味噌、帕马森奶酪、咸味小吃、薯条、即食餐、蘑菇、菠菜、海藻、奶酪、酱油、发酵豆类、番茄,以及肉类和海鲜等高蛋白食物。在前面的章节中我们已经了解过,其中有一些食物会带来积极的影响。因此,制订个性化的营养计划才是靠谱的做法。

第五章

注意缺陷多动障碍：麸质、牛奶酪蛋白和多酚

桑杰30岁了，是一名程序员。他因为深受忧虑和恐慌的困扰，来向我寻求帮助。他上班的时候老是出岔子，许多工作任务都无法按时完成。别人问他工作怎么样的时候，他就会惶恐不安，不敢说自己有多煎熬。因为这个，他经常干脆不去上班。然而，这样做自然让他的处境愈加艰难。他所在部门的领导觉得他的问题就是太懒，并对他的工作能力表示怀疑。他当时正面临着被裁掉的窘境。

药物在一定程度上缓解了他的焦虑，但每当有新的工作任务时，他仍会习惯性地拖延。我和桑杰聊了聊他在工作和生活上遇到的问题，怀疑他可能患有注意缺陷多动障碍（俗称多动症，以下使用"多动症"）。事实上，如果仔细地回溯他的过去，我们就会发现他似乎从高中开始就表现出各种症状，可是他的老师和同学把他的行为看作固执、叛逆的表现，甚至还有人觉得他就是脑子不够用。

我给他开了中枢神经兴奋剂（利他林），叮嘱他要改变饮食习惯。这么做最终让他保住了工作，甚至可以说救了他的命。他果断地戒了酒，精神上也不再那么消沉和焦虑，再一次觉得能掌控自己的生活

了。他开始吃天然食品，远离垃圾食品、熟食快餐，还有汽水等。工作上，他也越来越专注，成为团队的骨干。最重要的是，没人再觉得他不靠谱，他总算舒了一口气。

桑杰的经历并不少见。生活在这个时代让人很难集中精力，我们的注意力总是被各种层出不穷的新鲜事物所吸引。手机不断响起消息提示音，社交媒体上热点不断，大量信息充斥在工作和生活中，使我们难以保持专注。可以用手机收发邮件意味着时刻都能处理工作上的事情。即使是对一个精神状态正常的人来说，这样的节奏也会令人感到沮丧。而一名多动症患者，一边受病症煎熬，一边又不得不处理这些日常琐事，更会感到难以承受和孤立无援。

多动症的主要症状包括注意力不集中、多动和易冲动，但除此之外，患者还会表现出其他症状。[1] 比如，对一些患者来说，学习格外艰难；还有一些患者会表现出情绪波动、焦虑和对立行为。[2] 多动症在日常生活中越来越常见——每 25 人中就有 1 人患有多动症。这种病多发于童年时期（然而成年后也有可能患病），且病程常会持续数年——65% 儿童期多动症患者的症状会持续至成年。[3] 比如在桑杰身上，我们能够看到多动症对人的影响有多大，患者会无法正常地工作、生活和社交。[4]

尽管可以用药物或心理治疗来干预多动症，但想完全康复极为困难。[5] 因此，饮食疗法与其他治疗手段结合才会有用。在本章中，我们将聚焦多动症，讨论肠、脑之间的相互作用对多动症有怎样的影响，并列举对治疗多动症有益或有害的食物。

多动症与我们本书中探讨的其他疾病最为不同的一点是，它多发于儿童期。虽然我也遇到过很多像桑杰这样的成年多动症患者，但多动症通常发生在儿童时期，并给患儿的生活带来许多困扰。还有另外两种与多动症密切相关的疾病会让患儿困扰——感觉处理障碍和孤独症谱系障碍。我在诊治成人患者方面临床经验极为丰富，这也是我敢于撰写此书的原因之一。本章会引用一些针对儿童的研究，但由于我并不是儿童精神病学家，所以本书不会专门探讨儿童多动症或其他相关病症。无论如何，有一点是确定的，即保持健康的饮食习惯对成人和儿童都有益。

不安分的肠道

患有多动症的人，其大脑中不同区域之间的连接会不时中断，特别是前额叶皮质（大脑中负责思考的部分）和纹状体（大脑中处理奖励行为的部分）之间的连接。而且患者的脑化学反应也会受到影响，尤其是多巴胺（给大脑传导快感的化学物质）和去甲肾上腺素（一种在你战斗或逃跑时会分泌的激素）的水平。[6]

尽管用于减轻多动症症状的药物通常都会促进多巴胺和去甲肾上腺素的分泌，但我们知道，治疗多动症并不仅仅是使这些化学物质的分泌增多那么简单，因为还有其他脑化学物质与之相关，如 γ- 氨基丁酸和血清素。虽然本书中没有完整地描述脑化学物质对多动症有什么样的影响，但有一点很明确，即注意力是由各种因素之间的微妙平衡来调节的。那么，如果多动症是由大脑中的化学物质失衡引起的，肠道在此过程中又发挥着什么样的作用呢？多巴胺和去甲肾上腺素等较大的分子无法穿透血–脑屏障，这意味着它们被封闭在大脑当中。然而，它们是由前体分子像搭积木那样组合起来的，这些合成大分子

饮食大脑

的前体分子又是在哪里产生的呢？想必你已经猜到了，是在肠道中产生的。

肠道细菌对多动症至关重要，它们合成了许多种化学前体。[7] 肠道中不同种类的细菌会产生不同的化学物质，这意味着如果肠道细菌发生变化，脑化学平衡就可能被打破。[8] 正如我们在其他疾病中观察到的那样，肠道细菌多样性的减少会造成很大的麻烦。[9]

2017 年，埃丝特·阿尔茨及其同事研究了多动症患者和健康人群肠道内微生物组的差异。[10] 与对照组相比，多动症患者肠道内用来制造苯丙氨酸的细菌更多，而苯丙氨酸是合成多巴胺和去甲肾上腺素所必需的组成部分。

研究人员随后观察了实验组和对照组受试者大脑对奖励有什么反应。对奖励的期待降低是多动症患者的一个标志——换言之，研究表明，多动症患者并没有受到以某种特定方式做出行为的强烈激励。[11] 可以确定的是，研究人员发现多动症患者在面对奖励时，大脑激活程度较低。还有，他们的大脑对奖励的反应越低，肠道中用于产生苯丙氨酸的细菌就越多。据此，研究人员得出结论，多动症患者体内必须有更多的细菌用于产生苯丙氨酸，来补偿大脑反应时产生的消耗。

这是化学物质和细菌相互作用机制高度简化的观点，它让我们大致了解了一项正在进行的关于多动症的重要研究。其实，研究人员也承认，即使是在这项大型研究中，他们目前得出的唯一确定结论也只是肠道"功能紊乱"与大脑"功能失调"相关。

除了严重的神经系统症状，多动症还会伴有一些身体症状。2018 年，有一项研究发现，与对照组相比，多动症患儿更容易出现便秘和胀气这两种胃肠道症状。[12] 同样，这项研究也将多动症患者的胃肠道功能障碍与肠道内微生物组的变化联系起来。

治疗多动症需要对症药物与健康饮食相结合。接下来我们会列举一些使患者无法集中注意力的食物。

恶化多动症的食物

最近我接诊了一名叫苏西的 20 岁大四学生。这个学生聪明且用功。然而，尽管她勤勉又开朗，她的成绩却在大四这一年开始下滑。她开始有了抑郁的症状，还会经常感到肠胃不适，但是这些都没让她觉得有什么异样。她自小就被确诊为多动症，一直以来都借助利他林使自己保持专注，但随着耐药性的形成，药效似乎正在减弱。

苏西认为主要是宿舍太吵导致她状态不好。但她承认，在她表现优异的时候，宿舍也是这样，她的生活环境并没有什么大的变化。我注意到她的饮食似乎已经转移到那些能带来安慰的食物。她跟我说，早餐她一般是吃牛奶速溶麦片，午餐会吃些面包和意大利面之类的，每顿饭都会吃奶酪块，每周至少 3 次晚餐吃比萨。

就算不是营养学家，也能看出她摄入了大量的乳制品和麸质，而这两种物质都会使多动症的症状恶化。

麸质

在第三章中，我们讨论过焦虑症的情况，与之相同，多动症与麸质不耐受症状或乳糜泻之间也存在着非常明确的联系。2006 年，赫尔穆特·尼德霍费尔和克劳斯·皮特席勒对一组年龄跨度较大的样本人群进行了评估，想看看多动症与乳糜泻之间是否存在关联。[13] 在这项试验的受试者开始无麸质饮食之前以及坚持无麸质饮食 6 个月后，研究人员分别评估了他们的多动症症状。研究发现，患有乳糜泻的人更易得多动症，而在无麸质饮食 6 个月后，其症状有所好转。

苏西的乳糜泻测试结果为阴性，但不一定非得患有乳糜泻才对麸质敏感。这种情况被称为非腹腔麸质敏感性。[14] 虽然非腹腔麸质敏感性与多动症之间的关联并非确凿无疑，但好些研究都指向了两者之间存在联系的结论。第三章中提到的患者雷克斯，患有"无症状的乳糜泻"。有时候，在没有任何相应的消化系统症状的情况下，麸质敏感也可导致神经系统和精神状态方面的症状。[15] 人们通常将麸质敏感与消化问题联系起来，因此在没有胃部不适或肠道症状的情况下，不会觉得麸质是导致多动症恶化的因素。

麸质敏感和大脑功能障碍相关的确切原因尚不完全清楚。2005 年，佩伊维·A. 皮宁及其同事评估了一些患有乳糜泻，并且有行为方面问题的青少年。[16] 他们发现，青少年乳糜泻患者血液中的色氨酸浓度明显较低。

患者开始无麸质饮食 3 个月后，研究人员发现与之前相比，其精神上表现出的症状显著减轻，同时伴有乳糜泻活动性、催乳素水平显著降低以及 L– 酪氨酸、L– 色氨酸和其他已知是大脑化学物质前体的氨基酸（如血清素）的增加。皮宁及其同事得出结论，导致包括多动症在内的行为问题的部分原因可能是，人们在采取麸质饮食的情况下无法获得某些重要的前体氨基酸。在特定人群中，无麸质饮食可以帮助人体提高这些前体水平，从而产生血清素，而血清素是与多动症相关的一种神经递质。我鼓励苏西采取无麸质饮食模式，很快她就看到了效果。苏西摄入的麸质大部分来自面包、比萨和意大利面，但相当一部分也来自加工食品和酒精。由于人们逐渐意识到无麸质饮食模式的重要性，可供选择的无麸质食品也越来越多，对苏西来说，在不放弃爱吃的食物的前提下，戒掉麸质的摄入并不难。摒弃麸质后，苏西的大四学年逐渐得以回到正轨，并且她如期毕业了。

乳制品

苏西的饮食模式也富含乳制品。食用大量乳制品意味着摄入大量酪蛋白，这可能会加重多动症。[17] 酪蛋白是牛奶、奶酪、酸奶和冰激凌等乳制品中的主要蛋白质。甚至在那些乳制品替代品里，主要成分也是酪蛋白，比如非乳制奶精和人造黄油。

酪蛋白并不都一样，其主要形式是 β– 酪蛋白，后者包括 A1 和 A2 两种类型。大多数普通牛奶都含有这两种类型的酪蛋白，但有研究表明，A1β– 酪蛋白可能对肠道有害，而 A2β– 酪蛋白则不然。

2016 年，孙建琴的团队做了一项研究。45 名受试者先饮用了同时含有 A1β– 酪蛋白和 A2β– 酪蛋白的牛奶，然后又饮用了只含有 A2β– 酪蛋白的牛奶。[18] 研究人员发现，当受试者饮用含有 A1β– 酪蛋白的牛奶时，他们的胃肠道炎症反应较大，思维变慢，并且在信息处理测试中犯错更多。仿佛是 A1β– 酪蛋白搅乱了他们的思维，这对多动症患者而言是无法承受的。该研究甚至表明，乳糖不耐受症可能是由于对 A1β– 酪蛋白过敏而不是对乳糖过敏。含有 A1β– 酪蛋白的牛奶是否会产生偶尔出现的消化问题之外的其他任何有害影响？尽管这方面的许多研究还没有定论，但有一点很明确，那就是多动症患者应该谨慎摄入这种酪蛋白。[19]

幸运的是，市场上的确有只含 A2β– 酪蛋白的牛奶售卖。源自北欧的奶牛所产的牛奶通常含有较多 A1β- 酪蛋白。这类奶牛品种包括荷斯坦牛、弗里斯奶牛、爱尔夏牛和英国短角牛。富含 A2β- 酪蛋白的牛奶主要产自源于海峡群岛和法国南部的奶牛品种，包括根西岛、泽西岛、夏洛来和利木赞的奶牛。[20] 当然，挑选牛奶的时候还要弄清是哪种奶牛产的奶有点不现实！不过，在很多店铺或者网店买牛奶时，都可以找到只含 A2β- 酪蛋白的牛奶。

能买到只含 A2β- 酪蛋白的牛奶固然好，但由于我们日常消耗的大部分乳制品都是奶酪、酸奶、黄油和预制食品等，因此要想戒断 A1β- 酪蛋白仍然需要在饮食习惯方面做出较大改变。值得注意的是，绵羊奶和山羊奶通常是 A2β- 酪蛋白牛奶，所以选羊奶制成的奶酪和酸奶也不错。还可以尝试坚果奶和坚果酸奶来避免摄入 A1β- 酪蛋白。

糖

大家可能听说过，糖会使人（尤其是孩子）亢奋，于是觉得，糖会导致或引发多动症。确实，糖能通过多种途径引发多动症。例如，糖会刺激肾上腺素（一种能使心跳加快和血糖水平升高的激素）的分泌，由此引起过度亢奋。[21] 而且，因为糖会降低大脑中多巴胺的敏感性，因此它可以放大冲动的奖励寻求行为，这种现象在多动症中很常见。[22] 虽然许多父母和老师坚持认为应该限制孩子吃糖，想借此改善他们的行为，但近来有研究表明，糖会引起多动症其实是一种误解。

2019 年，比安卡·黛尔 - 庞特及其同事针对 6~11 岁儿童做了一项调查，研究了糖的高摄入量与多动症的相关性。[23] 研究人员通过访谈和饮食监测，计算出参与测试的所有儿童的实际蔗糖消耗量。经过培训的访谈员收集了儿童是否符合多动症的判断标准的数据。

他们发现，与没有患多动症的男孩相比，患多动症的 6 岁男孩摄入的蔗糖更多。但在其他年龄段的儿童中，无论男女，都没有出现这种现象。对于 6~11 岁的男孩或女孩来说，蔗糖吃得多或者少都不会对多动症的发病率有什么影响。总的来说，研究人员得出的结论是，吃糖多不会引发多动症。如果说有什么关联，那就是患有多动症的儿童可能恰好吃了比较多的糖而已。

尽管还有研究表明，糖的摄入量（尤其是爱喝含糖饮料）[24] 确实与多动症相关，但近来大多数研究都证明，糖并不会引发多动症。

虽然糖并不像人们普遍认为的那样与多动症密切相关，但无论如何，糖对人的心理或身体健康都没有什么好处，所以我总是劝告大家，不管是多大年纪的多动症患者，都要控制含糖食物的摄入量。

食用色素、添加剂和消除饮食模式

关于饮食对多动症影响的最早研究可以追溯到 40 年前。当时小儿过敏症专科医师本杰明·法因戈尔德提出假设，认为人工食品添加剂（色素和调味剂）和富含水杨酸盐的食物都可能使儿童注意力更不集中，更焦躁不安。

水杨酸盐是天然存在于一些水果、蔬菜、咖啡、茶、坚果、香料和蜂蜜中的化学物质，这一物质的合成物可用于制作阿司匹林、止泻药，以及其他一些产品。1976 年，法因戈尔德提出了一种剔除了食品添加剂和水杨酸盐的饮食模式，它后来被称为"法因戈尔德饮食模式"。[25] 也有些人将其称为"凯撒饮食模式"。尽管人们并不太理解法因戈尔德饮食模式的效果，但这一模式在早期提出时，流行了一阵子。继法因戈尔德博士的研究后，还有其他的一些研究深入探讨了人工食用色素会对身体带来什么样的影响，最终提出了一种剔除了多种食物和食品添加剂的饮食模式，被称为"消除饮食模式"。这种饮食模式本质上是一种排除式饮食模式，于1926年由食物过敏专家艾伯特·罗首创，并被沿用至今。[26] 在这种饮食模式下，我们一次只需要从饮食结构中移除一种可能会致敏的食物，然后仔细记录身体的变化，如果没有过敏反应，再将其逐一加回饮食结构中。

1983年，一项荟萃分析发现，法因戈尔德饮食模式对多动症的影响实际上微乎其微，这使人们对排除式饮食模式能否缓解多动症症状产生了怀疑。[27] 然而，2004年，另一项对高质量研究的荟萃分析发现，据父母观察，烹饪中不添加食用色素似乎对多动症儿童能够起到一定作用，但教师或其他看护人员并没有同样的发现。[28]

和关于糖的研究一样，这一分析再次例证了父母对多动症诱因的看法并不总与科研结果一致。虽然父母的想法可能不对，或者带有强烈的偏见，但我认为我们不可以忽视父母是怎么想的。

2012年乔尔·尼格及其同事做了一项荟萃分析。之后，2017年利迪·佩尔瑟做了另一项荟萃分析。两项研究均表明，排除食用色素添加剂的限制性饮食模式对一些患有多动症的儿童有好处，他们发现有10%~30%的多动症患者可能会有良性反应。[29]

虽然这些排除式饮食模式并不一定能根除多动症，但在相对不那么极端的饮食模式对缓解症状不起作用时，这些方法还是值得一试的。

集中注意力的食物

初步研究发现，有一些食物可以缓解多动症的症状。在探讨特定的营养素之前，值得注意的是，有研究表明，全面干预饮食计划确实能有效地预防多动症——换句话说，选择各种各样的食物来保持健康饮食很重要。[30] 例如，曾有一些研究发现，在第二章中讨论过的地中海饮食模式对预防多动症效果不错。2017 年，亚力杭德拉·里奥斯 – 埃尔南德斯及其同事对 120 名儿童和青少年进行了研究，发现那些不遵从地中海饮食模式的孩子更容易患多动症。[31] 其他一些研究也证实，不遵从地中海饮食模式与多动症之间存在关联。[32]

除了地中海饮食模式，还有几种特定的食物和营养素也可以帮助我们对抗多动症。

早餐

我认为早餐对所有患者而言都很重要。吃好早餐能让他们每天早上都有充足的能量重启大脑（和身体）。但对于多动症患者来说，兴奋剂会影响食欲，会让他们早上不觉得饿。[33] 我的患者常常会发现，养成吃早餐的习惯让他们受益匪浅。

2017 年，戴维·O. 肯尼迪及其同事做了一项研究，揭示了对多动症患者有益的营养早餐应该包含些什么。[34] 他们为 95 位受试者定制了营养丰富的早餐棒（含有 α– 亚麻酸、L– 酪氨酸、L– 茶氨酸、维生素、矿物质和 21.5 毫克咖啡因）和控制早餐棒，让他们连续食用了 56 天。研究人员测试了受试者在吃早餐棒之前，以及吃之后 40 分钟和 160 分钟的认知功能。结果发现，在所有测试中，食用定制营养棒的人更加警觉和专注，可以更快速地处理信息。

目前，测试用的早餐棒中有哪些特定营养物质对人体有益尚不清楚。当然，上面研究中定制的那种早餐棒，我们也买不到。由于市售的早餐棒总是会含有糖和精制碳水化合物，因此，在没有天然食物能做早餐的时候，比较好的办法是做一杯奶昔。第 251 页的巧克力蛋白奶昔食谱能提供与上面那种定制早餐棒相似的营养素，让我们在早晨充满活力，告别多动症的烦扰。

咖啡因

上一节提到的早餐营养棒里有一种主要成分——咖啡因。动物实验发现，咖啡因对提高注意力和记忆力有益。2011 年有一项研究发现，茶有可能对治疗成人多动症有效 [35]。据推测，茶所含的咖啡因可以提神醒脑，消除疲劳感，帮助人们提高注意力和认知能力。而另一方面，咖啡因可能导致过度兴奋，因此切忌过量饮用。[36]

第三章讨论焦虑症时提到，要注意咖啡因的摄入量。再次强调，我们的建议是成人每天摄入的咖啡因不应超过 400 毫克。即使咖啡因可能对孩子是有益的，我也不建议让孩子摄入咖啡因，因为孩子太小，很难确定对他们来说多大剂量是安全的。

多酚类

2018 年，安内利斯·韦莱特及其同事发现，膳食多酚等天然抗氧化剂可用于对抗多动症，有助于减轻大脑的氧化应激反应。[37]

研究发现，多动症患者的脑组织遭遇氧化应激的风险较高。[38] 氧化应激会导致脑细胞受损并改变神经递质（如多巴胺）水平和电信号的传输，也会使多动症恶化。由于多动症患者先天缺乏抵抗氧化应激的能力，因此对他们而言，通过食物获得尽可能多的抗氧化剂以减轻症状并防止脑细胞损伤显得尤为重要。

多酚是一种重要的抗氧化剂。多酚在人体免疫的化学反应中举足轻重。多酚可充当低剂量毒素，训练身体在所谓兴奋作用的过程中产生免疫反应。多酚还可以发挥其他有益于大脑的生物效应。例如，多酚会影响神经元的存活和再生。

多酚的主要来源是浆果、樱桃、茄子、洋葱、羽衣甘蓝、咖啡和绿茶。

膳食微量营养素

有关动物和人类的实验发现，缺乏锌元素可能导致多动症。[39] 事实上，缺乏锌元素与儿童多动症有关，部分原因是缺乏锌元素会减弱奖赏路径的活动，而这种活动是有赖于多巴胺的。[40]

还有些研究发现，患有多动症的儿童，其体内铁元素和镁元素的含量低于对照组，而这两种元素都会参与多巴胺的合成。[41]

2017 年，金真英（音译）及其同事以 318 名健康儿童为研究对象，想搞清楚饮食结构是否会影响认知。他们采用了 SDMT（符号数字模态测试）的方法——一种信息处理速度测试——来查看哪些膳食元素是有益的。[42] 他们发现，摄入维生素 C、钾元素、维生素 B_1 和坚果都可以提升 SDMT 表现。此外，人们吃的蘑菇越多，推理能力就越强，而面条和快餐则会降低 SDMT 评分。

关注饮食

无论是正在培养阅读、推理能力和社交技能的幼童，还是像苏西那样为考试和写论文努力的大学生，或者是像桑杰那样想要在快节奏、高压力的工作中取得成功而努力进取的成人，专注力无疑是获得成功的不二法宝。虽然利他林和阿德拉等治疗多动症的药物对于真正需要的人来说是天赐良药，但这些药也是有副作用的。这些药极有可能会让人上瘾并且很容易被滥用。[43]

如果你有轻微多动症，我建议你按照我们谈到的方式改变饮食模式，看看是否能通过打通大脑和肠道之间的自然通路变得神清气爽。即使必须服药，你也要知道，这些膳食原则会与其他治疗方法共同发挥作用，从而令你精神抖擞。

多动症备忘录

地中海饮食模式是一种全面的饮食模式，在减轻多动症症状与抑郁症症状方面效果一样好。

要多吃的食物：

- 早餐：让多动症患者正确地开启新的一天很重要，所以建议早餐做一份第 251 页的奶昔。
- 咖啡因：虽然咖啡因对多动症有益，但请将摄入量控制在每天400 毫克以下。
- 多酚类：浆果、樱桃、茄子、洋葱、羽衣甘蓝、咖啡和绿茶。
- 维生素 C 和维生素 B_1。

- 矿物质：锌元素、铁元素、钾元素和镁元素。

要避免的食物：

- 麸质：如果你患有乳糜泻或非腹腔麸质敏感性，就请避免食用所有小麦制品，如面包、比萨、意大利面和酒精饮料。

- 乳制品，特别是 A1β- 酪蛋白牛奶：推荐饮用和食用由 A2β- 酪蛋白牛奶、坚果奶、山羊奶或绵羊奶制成的乳制品。

- 糖：虽然把糖看作多动症的诱因有点不太公平，但最好限制糖的摄入量；建议远离烘焙食品、糖果、苏打水或任何用糖或高果糖玉米糖浆增甜的食物。

- 食用色素和添加剂：如果采用一些不太极端的饮食模式对多动症症状不起作用，那么可以通过遵循法因戈尔德饮食模式和消除饮食模式等方式来戒掉食用色素和添加剂。

第六章

痴呆和脑雾：微型菜苗、迷迭香和健脑饮食法

　　20 多年前，我初识布赖恩教授。那会儿，他已经 60 岁了，因为焦虑来找我看病。对于一名年轻的精神科医生来说，为一个有可能成为诺贝尔生理学或医学奖得主的人治疗精神方面的疾病，我既兴奋又有点胆怯。那段时间我们每周都会见面，由此建立了良好的关系，我逐渐期待他来治疗。

　　那是在 3 月，他正为报税的事情焦虑不安。我第一次注意到他似乎有点记忆力衰退。他的症状很不明显，并不是一来就表现得健忘。但逐渐地，一周又一周，我发现他一点点地表现得有些木讷，还伴有轻微颤抖，我说不清这些症状是因为他咖啡喝得有点多还是怎么回事。他还表现得爱忘词儿，但是症状很轻微，所以要是我没注意到其他不对劲的地方，很可能就会忽略这些症状。起初，我觉得这些症状来自他承受的压力，但最终考虑到同时出现在他身上的三个特征——呆滞的神情、颤抖的身体和语言表达问题，我不禁怀疑他是不是神经出了什么问题。

　　我建议他进行一次全面的神经系统检查，包括详细的记忆力和注

意力测试。结果发现，他正处于帕金森病的早期阶段。众所周知，帕金森病会引起身体颤抖，还会伴随痴呆。我发现他出现了记忆力衰退的症状。鉴于此，我担心会有更坏的情况发生。这个消息于他、于我、于整个世界而言，都仿佛晴天霹雳。

帕金森病无法治愈，这意味着我们只能头痛医头，脚痛医脚。我拼命搜索营养学相关文献，寻找对治疗兴许有帮助的饮食建议和生活方式建议。但当时，营养精神病学领域还处于起步阶段——实际上，那个时候连"营养精神病学"这个术语都还没有出现——我压根儿找不到什么有用的文献。治疗陷入了困境。

大约10年后，布赖恩教授因帕金森病的并发症离世。让人难过的是，他在患病的10年中，有8年都几乎处于记忆完全丧失的状态。刚开始记忆力衰退还不太快，但逐渐地，他丧失了长时记忆，也失去了形成新的短时记忆的能力。

如果我当时有现在的知识储备，就会竭尽全力为他制定营养治疗方案。虽然如今依然没有什么营养疗法能够治愈痴呆，但有许多研究表明，食物可能在预防或减缓认知衰退上以各种方式发挥着重要作用。在本章中，我将给大家解释怎么吃才能帮助我们保持记忆力，以及食物如何把大脑从脑雾状态中解救出来，使我们的日常生活不陷入混沌的状态。

痴呆有多种形式。例如，血管阻塞使脑供血不足，会引发血管性痴呆；额颞叶痴呆则是一种常见的局部脑异常，会导致记忆丧失。对于阿尔茨海默病这样的其他类型痴呆，我们还知之甚少。尽管在阿尔茨海默病患者的大脑中，能看到明显的异常现象——最显著的是神经细胞中被称为淀粉样斑的蛋白质沉积，破坏了神经细胞的功能——

但对这种疾病的机制我们仍然一知半解，也没有好的治疗方案来应对。

这些疾病都源于大脑不同部位的病变，而食物能对这些疾病产生深刻影响。与前面几章讨论的所有疾病一样，要了解病因，首先要了解肠和脑的联系。

"有记忆"的肠道

像焦虑症与肠道之间有关联一样，我们不难发现肠道和记忆之间也存在某种联系。打个比方，如果看见曾经背叛你的老搭档，你可能会立刻感到恶心；你曾经在某个地方享用令人难忘的美食，当你驱车路过时，没准儿会馋到流口水，或者觉得饥肠辘辘。既然肠道"有记忆"，那它与大脑的记忆系统能够协同工作也就不足为奇了。这种联系的关键在于肠道调节着许多化学物质，而正是这些化学物质确保大脑和身体的正常运转。

例如，压力激素皮质醇会削弱我们的长时记忆能力。前面提到，人的肠道细菌会通过调节下丘脑－垂体－肾上腺轴来影响血液中的皮质醇水平。[1] 这意味着肠道菌群失调会导致皮质醇水平飙升，反过来又会削弱人的记忆力。

记忆力还受到其他神经化学物质水平的影响，例如去甲肾上腺素、血清素和多巴胺。[2] 比如，我们已经知道去甲肾上腺素可以增强记忆力，尤其是在情绪高涨时。[3] 研究已表明，血清素与多巴胺失衡会引起脑组织变化，造成学习和记忆障碍。重申一遍，所有这些神经化学物质都依赖肠道细菌来产生必要的前体细胞，以保证化学物质的水平处于健康状态。

交感神经在受到刺激时可以增强记忆力，因为它与杏仁核和海马体这样的大脑结构连接。这部分大脑结构正是形成记忆的核心部分。[4] 肠道细菌会改变交感神经的激活水平，反过来影响人的记忆力。[5]

肠道与记忆之间存在密切联系的一个明显证据是，患有多种记忆相关疾病的人，其肠道细菌的成分会发生变化。例如，与对照组中的健康人群相比，像布赖恩教授这样的帕金森病患者，体内特定的肠道细菌——普雷沃菌科的数量显著减少了 77.6%。[6] 而阿尔茨海默病患者体内的微生物组中，厚壁菌门会减少，拟杆菌门会增加，双歧杆菌也有所减少。

反过来，肠道细菌的变化有时也会改变这些疾病的病程。玫瑰痤疮是一种皮肤病，患者更容易脸红或面部潮红。玫瑰痤疮患者的痴呆风险也会稍微高一些，尤其是患阿尔茨海默病的风险。[7] 肠道细菌的改变会对玫瑰痤疮患者产生巨大影响。2009 年，安德烈亚·帕罗迪及其同事证实，玫瑰痤疮患者体内常见小肠细菌过度生长，当这一症状得以根除时，患者皮肤上的症状就会消失。[8] 这种基于微生物组的治疗可持续长达 9 个月，而随着玫瑰痤疮症状的缓解，患者所面临的痴呆风险也可能会降低。

研究人员还认为，肠道细菌会影响代谢过程并引发大脑炎症，[9] 而这不仅会影响记忆，还可能影响大脑血流量。此外，肠道细菌的变化还会增加淀粉样蛋白沉积，从而引发阿尔茨海默病。[10] 改变饮食习惯或食用益生菌来调节肠道微生物组，为预防阿尔茨海默病提供了新的思路以及可行的治疗方案。

以上所有证据都表明，我们可以通过避免食用对肠道细菌有害的食物并食用对其有益的食物来降低患痴呆的风险。

削弱记忆力的食物

为了弄清楚哪些食物对记忆力有好处，哪些食物会损害记忆力，就要先弄清楚大脑中都有哪些不同的记忆系统。例如，程序性记忆系统帮助我们习得弹钢琴、打字或打高尔夫球等技能；关联记忆系统帮助我们记住事实和事件，例如记住新朋友的名字或有关世界的一些基本常识；工作记忆系统事关短时记忆，这些短时记忆包括记忆电话号码或去新地方的路线。

搞清楚了这些不同的记忆系统，让我们再来看看哪些食物和饮食习惯会影响它们。

西方饮食模式

让我们再来看看西方饮食模式会带来哪些破坏。[11] 高脂肪和高 GI 食物可以改变学习和记忆所需的大脑通路，尤其是会影响海马体和前额叶皮质中的神经元。[12]

海马体是大脑中参与形成关联记忆最多的部分。有趣的是，当我们进行记忆训练时，海马体的大小真的会发生变化。例如，伦敦出租车司机的海马体更大，这是因为，为了快速穿梭于伦敦的大街小巷，他们必须记住密集且复杂的路线。[13] 然而，当高脂防、高糖饮食损害海马体时，海马体往往会缩小，这就妨碍了记忆力。此外，海马体还负责调节我们的食欲。若海马体受到损伤，我们就会比较难以控制饮食，进而可能暴饮暴食，陷入难以打破的恶性循环。[14]

高脂肪和高 GI 饮食影响海马体的方式多种多样。首先，西方饮食模式会阻碍关键生长因子的表达，如脑源性神经营养因子和其他能够增强海马体健康功能的激素。[15]

其次，不良饮食会影响身体组织中的胰岛素信号传导和胰岛素敏感性。目前尚不清楚胰岛素在海马体中的确切作用，但研究表明它确实可能会对记忆产生影响。最近的一项研究表明，雄性大鼠摄入高饱和脂肪时，海马体中的胰岛素信号传导会受到干扰，从而影响海马体的功能和相应的关联记忆能力。[16]

最后，雄性大鼠摄入大量含高饱和脂肪和精制糖的食物时，会增强其氧化应激反应，从而损害脑细胞，降低海马体中细胞间的通信效率。[17]

2019 年，有一项研究发现，不良饮食引起的肥胖除了会影响海马体和关联记忆能力，还会导致认知控制和前额叶皮质的功能发生变化，对工作记忆（短时记忆）产生影响。[18]

除了对大脑产生的这些直接影响，西方饮食模式还会损害血 – 脑屏障，而血 – 脑屏障是可以防止有毒物质进入大脑的。[19]

饱和脂肪酸等膳食成分也有可能加剧大脑炎症反应，而在衰老过程中，炎症则会影响人的认知能力，增加患阿尔茨海默病的风险。[20]炎症破坏了许多有助于记忆形成的化学途径，例如那些依赖多巴胺和谷氨酸盐的化学途径。[21]神经本身也会变得迟钝，信息传递得更慢。

还有一些研究表明，高脂肪饮食对不同年龄段的人群会产生不同的影响。克洛伊·布瓦塔尔及其同事证实，虽然青少年时期的大鼠进行高脂肪饮食时，会表现出记忆力下降和大脑发育迟缓的现象，但据观察，同样进行高脂肪饮食的成年大鼠没有这些问题。[22] 然而，人类研究发现，高脂肪饮食对成人的记忆力同样有害。[23] 需要注意的是，儿童和青少年的大脑正处于发育中，十分敏感，这意味着尤其要关注他们的饮食结构。

值得庆幸的是，高脂肪饮食造成的损害似乎是可逆的。2016 年，布瓦塔尔及其团队发现，通过将青春期大鼠的高脂肪、高糖饮食模式调整为更标准、更均衡的饮食模式，就可以逆转它们的大脑之前受到的损害。2019 年，保罗·洛普林兹及其同事发现，有 17 项研究表明，啮齿动物可以通过持续运动来减少高脂肪饮食造成的记忆障碍。[24] 因此，减少坏脂肪、有害碳水化合物和糖的摄入，坚持天然健康的饮食习惯，保持定期锻炼的习惯可能有助于逆转脑损伤并增强大脑的记忆力。

麸质

有几种类型的痴呆与乳糜泻和非乳糜泻麸质敏感有关。[25] 乳糜泻患者会突然出现间歇性的记忆力衰退及口齿不清的症状。[26] 患者可能会出现严重痴呆，伴有意识模糊和认知功能异常。

尽管有一些研究表明，不吃含麸质的食物能够修复肠道内壁，对恢复记忆力很有好处，但也有证据表明，一旦患痴呆，即使之后戒掉含麸质的食物，身体遭受的损伤也无法逆转。[27] 因此，如果你打算戒掉麸质，宜早不宜迟。你可以先尝试戒断含麸质的食物，并且看看头脑是否变得更清晰、更敏锐了。我在帮助患者制订个性化的营养计划时，要考虑的一个重要因素就是他们的临床反应。

以膳食来保护记忆力

几个世纪前，人们就发现有些食物可以增强记忆力。《哈姆雷特》中的奥菲莉亚就说过，"那边有'迷迭香'，是保守记忆的"。让我们来探讨一下，现代科学是怎么解释膳食帮助我们保持记忆力以及对抗痴呆的原理的。其实少吃一点就能做到。

限制热量

在某种意义上，所有食物都会让人记忆力减退。这不是因为任何特定的营养素，而是因为摄入的总热量越多，对记忆力的负面影响就越大。2009 年，维罗妮卡·维特及其同事证明，健康的老年人减少摄入 35% 的热量，3 个月后他们的记忆力就会有所改善。[28] 虽然限制热量有助于改善记忆力的确切机制尚不清楚，但这项研究发现，记忆力改善与胰岛素减少和炎症标志物 C 反应蛋白有相关性。还有几项研究发现，较低的胰岛素水平和较低的炎症反应与较强的认知能力相关。

限制热量也有助于阿尔茨海默病患者的康复。在大鼠实验中，减少热量摄入会减少大脑淀粉样蛋白，另有一些研究发现单个脑细胞也因此得到了保护。[29]

限制热量摄入不仅仅对老年人有好处。2019 年，埃米莉·勒克莱尔及其同事进行了一项临床试验，在该试验中，一组健康的中年人在两年内将热量的摄入量减少了 25%，而对照组则是想怎么吃怎么吃，研究人员比较了这两组人的短时记忆能力。[30] 在一年及两年后，与对照组相比，限制热量摄入的人的短时记忆能力有显著提高。

研究结束时，研究人员发现，蛋白质摄入量低与记忆力的改善有很强的相关性，远远超过了其他常量营养素对记忆力改善的影响。换句话说，吃太多蛋白质与记忆力衰退相关。

如果你打算大幅减少热量的摄入，那么一定要在医生的建议下制订健康的计划。有一些研究发现，节食减肥实际上会损伤记忆力，这可能是因为节食者过分关注自己的饮食和体重，这会占用记忆所需的大脑空间。[31] 但如果在医生的指导下，制订一个能减少约 25% 热量摄入的科学的饮食计划，可能会有助于记忆力的提高。

大豆

人们普遍认为豆制品对记忆力和认知能力有好处，但事实并非如此简单。首先，要弄清楚我们这里提到的豆制品是什么。豆制品种类繁多，对大脑的影响各不相同。尽管所有"大豆"制品都来自豆子，但酱油、普通豆腐、发酵大豆制品、味噌、豆豉和大豆分离物各不相同，具有不同的口味和不同的营养成分。

异黄酮是一种植物雌激素，是源于植物的化合物，可模拟人体激素——雌激素的活动（更多关于雌激素的内容，请参见第十章）。[32] 异黄酮主要源于膳食中的大豆和豆制品，也常见于各种菜豆、鹰嘴豆、豌豆、花生、核桃和葵花子中。2015 年的一项荟萃分析，包括了 10 项安慰剂对照随机临床试验，一共涉及 1 024 位受试者，其分析结果显示，大豆异黄酮对绝经妇女的认知功能和视觉记忆是有益的。[33]

并非所有的研究都认为异黄酮是有益的。有一个与之相悖的理论认为，人们代谢大豆的方式是不同的。[34] 只有大约 25% 的非亚洲人和 50% 的亚洲人的肠道包含可以完全代谢异黄酮的细菌，这意味着异黄酮对大部分人来说既没好处也没坏处。[35]

新鲜的大豆还未去皮时通常被称为毛豆，含有维生素 B_1，食用毛豆也许可以帮助阿尔茨海默病患者恢复部分认知功能。大豆还含有其他一些可以提高记忆力的微量营养素，例如，大脑中有一种含量丰富的脂质，叫作磷脂酰丝氨酸。与安慰剂做对照试验发现，食用大豆中提取的磷脂酰丝氨酸能增强人的认知功能。

虽然各种豆制品对人的影响因人群和个体不同而不同，但确有证据建议我们适量食用豆制品。新鲜毛豆无疑是健康的零食，能够提供促进大脑发育的维生素 B_1。当然，如有任何疑虑，请咨询医生。

酒精

2018 年，卡琳娜·菲舍尔及其同事检测了一大批各种各样的食物，探索是否存在某些普遍适用的食物组合可以预防阿尔茨海默病和记忆力下降。[36] 他们研究了红葡萄酒、白葡萄酒、咖啡、绿茶、橄榄油、鲜鱼、水果和蔬菜、红肉和香肠等食物对记忆力的影响，发现只有红葡萄酒会产生积极影响——至少对男性是这样。对于女性来说，无论喝红葡萄酒还是喝白葡萄酒，都会增加记忆力下降的风险。

然而，2019 年，于尔根·雷姆及其同事回顾了 2000—2017 年的 28 项研究。这些研究都是关于酒精与痴呆之间的关系。[37] 雷姆发现，总的来说，中老年人少量或适度饮酒会降低认知障碍和痴呆的风险。然而，大量饮酒则会提高各种类型的认知障碍和痴呆风险。

阿尔卡纳·辛格 – 马努及其同事在 23 年的时间里跟踪调查了9 087 人，想搞清楚喝酒与痴呆之间的关系。2018 年，他们在《英国医学杂志》发表的一篇报道称，与适度饮酒的人相比，完全戒酒或每周饮酒超过 14 杯的人患痴呆的风险更高。[38]

在推荐的饮酒量这个问题上，各国的标准差异很大。按照美国疾病控制与预防中心的标准，少量饮酒是指每周饮酒少于 3 杯。中度饮酒是指男性每周饮酒超过 3 杯但少于 14 杯，女性每周饮酒少于 7 杯。大量饮酒是指男性每周饮酒超过 14 杯，女性每周饮酒超过 7 杯。然而，鉴于上面提到的研究结果，为了最大限度地保护记忆力，我建议饮酒量应该保持在轻度和中度之间。我对患者的建议是，女性每周喝大约 3 杯酒，男性每周喝大约 5 杯酒。

当然，酒精确实会给身体健康带来许多负面影响。因此，无论是按疾病控制与预防中心建议的标准饮酒，还是按我给的建议来，都需要先咨询一下全科医生，看看还有些什么风险，这样才不会有损身体健康。

咖啡

布基·范·格尔德及其同事以 676 名老年男性为研究对象做了一项长达 10 年的研究，想要搞清楚咖啡是否可以防止人的认知能力下降。2017 年，他们报告了研究成果，认为喝咖啡的男性比不喝咖啡的男性认知能力下降的程度要小。[39] 每天喝 3 杯咖啡效果最好，过多或者过少都看不到太明显的效果。

2009 年，马里奥·埃斯凯利宁及其同事发表了一篇研究报告。他们持续跟踪了一组人超过 21 年，想了解咖啡是否有助于增强人的认知能力。[40] 他们发现，与那些不喝咖啡或每天最多喝 2 杯咖啡的人相比，喝咖啡的中年人在其晚年患痴呆和阿尔茨海默病的风险较低。

每天喝 3~5 杯咖啡的人患痴呆的风险最低。

咖啡对大脑的保护体现在很多方面。[41] 咖啡因会增加血清素和乙酰胆碱，从而刺激大脑并帮助稳定血 – 脑屏障。咖啡中的多酚可以防止自由基造成的组织损伤以及脑血管阻塞。胡芦巴碱是一种在咖啡豆中含量很高的物质，也可以激活抗氧化剂，从而保护脑血管。

然而，咖啡中所含的成分并非都是有益的。未经过滤的咖啡含有一种叫作二萜的天然油，会提高低密度脂蛋白胆固醇水平，可能导致大脑动脉壁增厚和硬化（尽管它们确实具有一些有用的抗炎特性）。[42] 丙烯酰胺是烘炒咖啡豆时形成的一种化学物质，可以抑制神经传导，破坏多巴胺神经元，增加氧化应激反应。此外，咖啡还含有不定量的丙烯酰胺，通常深焙咖啡豆和新鲜咖啡豆中丙烯酰胺的含量最低。

由于咖啡含有诸多的化学物质，所以目前研究人员还不确定咖啡是否能够切实有效地预防痴呆，因此也没有正式地建议通过饮用咖啡来预防该疾病。[43] 不过，适度饮用咖啡（每天 2~4 杯）的好处多于坏处，好的效果会在日后慢慢显现出来。不过，请谨记将每天的咖啡因摄入量保持在 400 毫克以下。

橄榄油

许多动物实验和实验室研究发现，特级初榨橄榄油可以起到保护认知能力的作用。橄榄油至少含有 30 种酚类化合物，如橄榄苦苷、橄榄油刺激醛、羟基酪醇和酪醇，这些都是强抗氧化剂和大脑保护剂。

特级初榨橄榄油还能够促进蔬菜释放多酚和类胡萝卜素。2019

年，若泽·费尔南多·里纳尔迪·德·阿尔瓦伦加及其同事采用西班牙番茄酱的制作方法测试了特级初榨橄榄油的功效。[44] 这种做法听起来有点奇异，但几乎每种文化里都有类似的版本，只不过配料各异。简单地说，就是用特级初榨橄榄油炒底料（通常是洋葱和大蒜，有时还有甜椒、番茄或辣椒）。因为风味浓郁，西班牙番茄酱被用于制作许多不同菜肴的开胃菜。研究人员发现，用特级初榨橄榄油做西班牙番茄酱，柚皮素、阿魏酸和槲皮素等保护大脑的多酚就融入特级初榨橄榄油中了。

尽管并不是所有研究都认为橄榄油对保护人的认知能力有好处，但它是健康脂肪的重要来源，这一点毋庸置疑。所以我建议食用它，尤其是制作西班牙番茄酱时使用它，作为健脑饮食法的一部分。本章末尾，我们将具体讨论。

香料

60 岁的玛丽娜总是失忆，于是向我寻求帮助。一系列神经心理学和大脑成像检查都显示，她记忆力良好，大脑健康。然而，在进行详细的心理测试后，我发现她患抑郁症很久了。而之前，她一直认为自己不过是因为上了年纪而感到郁郁寡欢。

抑郁症患者有时也会表现出痴呆的症状，我们把这种情况称为"假性痴呆"。[45] 与"真正的"痴呆不同，这种记忆力问题会随着抑郁症好转而消失。玛丽娜虽然康复了，但快要丧失记忆的感觉让她感到震惊，于是她跑来问我怎么预防痴呆。当然，我很乐意和她谈谈从营养学角度该怎么做。

玛丽娜一直在采用一种类似于地中海饮食法的饮食模式，对我们这里讨论的健脑饮食法不感兴趣。我建议她做饭的时候尝试一些已经被证实会提高记忆力的香料。

已有研究证实，姜黄、胡椒、肉桂、藏红花、迷迭香、生姜还有许多其他香料是可以增强记忆力的。虽然还需要更多证据来证明其中大多数香料的好处，但许多对照研究和大量实例表明，香料值得一试。毕竟，香料几乎没有副作用，既不增加热量摄入又能使菜肴更加美味。玛丽娜挺乐意在饮食中加入新的香料，仅仅 6 个月后，她告诉我，她感觉自己思维敏锐，神清气爽。大家也可以试试用以下香料来提高记忆力。

姜黄：我要再次强调，姜黄及其活性成分——姜黄素是最有效的。姜黄素具有抗氧化性、抗炎性和神经营养活性。事实上，最近有一项综述分析，回顾了 32 项相关的动物实验和实验室研究。结果发现，姜黄素可以逆转阿尔茨海默病造成的部分脑损伤。[46] 2019 年，一项综述研究也证明了这一点，姜黄素可以帮助提高注意力、整体认知能力和记忆力。[47]

目前，还不清楚多大剂量的姜黄素会起作用，主要是因为当我们食用姜黄素时，血液能吸收的量微乎其微。然而，如前所述，黑胡椒能够促进姜黄素的吸收（事实上，黑胡椒本身就能提高认知能力，下文将会详细阐述）。[48] 烹饪会使姜黄素更易于被身体吸收。混搭香料还可以创造一些有趣的菜肴，比如用姜黄粉和黑胡椒炒制而成的香辣虾（见第 267 页）。

做印度咖喱也会用到姜黄，强化咖喱的保护功效。2006 年，有一项关于食用咖喱与老年人认知功能的关系的研究。研究发现，"经常"（每月至少一次）甚至哪怕"偶尔"（半年内至少一次）食用咖喱

　　　　　　　　　　　　　　　　　　　　　　　　　饮食大脑

的老年人与那些"几乎不吃"（半年都不吃一次）咖喱的人相比，认知功能更出色。[49] 科学家还报告称，阿尔茨海默病在印度 70~79 岁人群中的发病率是在美国同一年龄段人群中的 1/4。[50]

大量食用姜黄素不太现实，但每天食用 4 茶匙以下还是可以做到的。除了用姜黄做调料，你还可以在喝汤或奶昔时加一两茶匙姜黄。用姜黄粉制成的黄金奶（见第 271 页）也是一种人间至味。

黑胡椒和肉桂：研究表明，低温会降低人们的认知能力，然而当冬天来临，我们又不得不长时间待在寒冷的户外时，黑胡椒和肉桂这两种香料可以帮我们抵御寒冷导致的思维能力下降。[51]

香料除了有抑制炎症的作用，还是抗氧化剂；香料可以帮助人体更好地利用乙酰胆碱来提高记忆力；此外，香料还能帮助人体清除淀粉样蛋白沉积物，如前所述，淀粉样蛋白沉积物正是阿尔茨海默病的一个重要致病因素。

藏红花：2010 年，沙欣·阿洪扎德及其同事测试了藏红花是否会影响认知能力。[52] 他们给两组轻度至中度的阿尔茨海默病患者分别服用 15 毫克藏红花胶囊或安慰剂，每天 2 次。16 周后，结果显示，藏红花对认知功能的改善效果明显好于安慰剂。

迷迭香：我最喜欢做的事情之一，就是采摘新鲜的迷迭香，然后用食指和拇指沿着迷迭香的茎向下滑动，捋掉叶子。那香气不仅令人陶醉，还能刺激感官，瞬间我便感到头脑敏锐、内心宁静。

事实证明，喜爱这种香味的不止我一个。有研究表明，迷迭香的香气会改变脑电波，缓解人的焦虑，让人拥有更加清晰的思路并能够更好地计算数学题。[53]

2012 年，马克·莫斯和洛兰·奥利弗研究了迷迭香对认知功能的影响。[54] 他们让 20 人坐在充满迷迭香精油香味的小隔间里，并给他们做了一系列思维能力测试，包括算术和模式识别。香浓的味道使受试者注意力更集中，执行力更强（也就是说，迷迭香能让人拥有更好的记忆力，更为灵活的处理信息的能力，以及更好的信息组织能力）。在早期的一项研究中，莫斯就已经发现了迷迭香能够提高人的短时记忆能力。[55]

迷迭香和咖啡一样，都含有二萜。虽然之前我们讨论过二萜的一些缺点，但其实这种物质还具有抗炎性，可以保护细胞免于氧化性死亡。迷迭香还可以促进乙酰胆碱的分泌，有助于改善记忆力。

尽管还需要更多研究来充分证实迷迭香的功效，但目前我们完全可以认为迷迭香有助于提高记忆力、注意力和幸福感。因此，大家可以试着用迷迭香给烤蔬菜、烤土豆或烤鸡调味，甚至可以用它给一些坚果调味（食物表面刷少许橄榄油，洒上迷迭香就可以了）。

生姜：已有研究发现，生姜可以增强中年健康女性的短时记忆能力。[56] 动物实验发现，生姜可以提高动物大脑皮质和海马体中肾上腺素、去甲肾上腺素、多巴胺和血清素的含量，因此生姜可能是通过作用于大脑中的这些化学物质，来增强大脑关键部位的记忆力。

生姜改善记忆力的功效在患有阿尔茨海默病的大鼠身上也得到了证明。研究人员目前正在研究它作用于人体的效果。[57]

鼠尾草：由于鼠尾草的药理成分十分丰富，因此食用鼠尾草也会影响人的认知能力。鼠尾草能减轻大脑炎症，减少淀粉样蛋白沉积，减少氧化细胞损伤，增加乙酰胆碱，帮助神经元生长。[58]

研究表明，鼠尾草可以增强健康成人的记忆力、注意力、词汇提取能力并提升记忆速度。[59] 鼠尾草还可以使人更机敏、更满足，内心更加平和，并提高人的认知能力。[60]

可以用新鲜或干燥的鼠尾草做调料，还可以用鼠尾草精油实施芳香疗法，发挥鼠尾草的疗效。

健脑饮食法

要搞清楚为了改善记忆力，哪些食物应该吃，哪些不应该吃，是一件让人头疼的事情。不过，值得庆幸的是，科研人员已经研发了一种饮食方法，它结合了所有原则，能够最大限度地提供认知保护。这种方法就是健脑饮食法。[61] 已有证据表明，这种饮食法能够有效改善认知能力下降的问题，预防阿尔茨海默病。

健脑饮食法是两种饮食模式的结合，即地中海饮食模式和DASH 饮食模式。第二章已经对地中海饮食模式做了详尽的介绍。但在此，我还是要重申它的一些重要特征，即饱和脂肪酸含量低，包含较高水平的健康油脂，不建议吃红肉等。

"DASH"是"降压饮食方法"的英文缩写。通常情况下，这种饮食模式包含每天 5 份蔬菜、5 份水果、约 7 份碳水化合物、2 份低脂乳制品、2 份或更少的瘦肉制品，每周 2~3 次的坚果和果籽摄入。[62]

早期有研究表明，这两种饮食模式都可以保护患者免遭认知能力下降的威胁。于是，在 2015 年，玛莎·克莱尔·莫里斯及其同事研发了健脑饮食法，它是两种可以长期促进大脑健康的饮食模式的有力结合。[63] 基于之前的研究，他们汇总了一份饮食成分清单，把对认知有益或有害的成分一一列出，并命名了 10 类有益于大脑健康的食物：绿叶蔬菜、其他蔬菜（如辣椒、胡萝卜和西蓝花）、坚果、浆果、豆类、全谷物、海鲜、家禽、橄榄油及葡萄酒。他们还列出了 5 类不健康的食物：红肉、黄油及人造黄油、奶酪、糕点及糖果、油炸食品或快餐。

基于健脑饮食法，研究人员给每一种食物赋分，确保能够量化受试者在多大程度上遵循了健脑饮食法。例如，受试者每周食用少于 2 份绿叶蔬菜将得 0 分，食用 2~6 份绿叶蔬菜得 0.5 分，超过 6 份者得 1 分。对于不健康的食物，评分标准刚好相反：受试者每周吃 7 顿以上红肉将得 0 分，每周吃 4~6 顿红肉得 0.5 分，每周少于 4 顿则会得满分。

受试者接受了"认知障碍"测试。这个测试有 5 个维度：情景记忆（对个人经历的长期回忆）、短时记忆（对仍在执行的信息的短期回忆）、语义记忆（对世上真理和知识的记忆）、视觉空间能力（观察和理解周围环境的大小和空间的能力）和感知速度（发现事物的速度）。

多年来，莫里斯的团队跟踪调研了受试者的健脑饮食评分和认知能力评分（对每位受试者的跟踪调查时间平均为 4.7 年）。之后，研究人员对认知能力评分与健脑饮食评分之间的相关性进行了研究。结果很明显：健脑饮食评分越高，认知能力下降得越慢。在健脑饮食上评分排名前 1/3 的受试者，其认知年龄比后 1/3 的受试者要小 7.5 岁。这种相关性既体现在整体认知方面，也体现在每一个认知领域中，尤其在情景记忆、语义记忆和感知速度领域呈现较强的相关性。研究也发现，健脑饮食法与阿尔茨海默病发病率的降低有关。

自从莫里斯首创该项研究以来，已经有大量研究证实了她的发现，并揭示了健脑饮食法（在饮食中增加具有保护大脑功效的食材）

对各种单一疾病的影响。2019 年，黛安娜·霍斯金及其澳大利亚同事还发现，健脑饮食法很有可能使阿尔兹海默病的发病期推迟长达 12 年。[64] 2018 年，普亚·阿加瓦尔及其同事发现，健脑饮食法能够降低老年帕金森病发病率并缓解病情。[65]

简而言之，专家现在可以肯定的是，健脑饮食法是有利于保护记忆力的，因此我们不妨改变一下日常饮食，向健脑饮食法靠近。倒不一定需要每周都严格考评自己是否达到了健脑饮食法的标准，只要注意把以下 10 种有益食物纳入食谱就可以了。

健脑饮食法中的有益食物及其最佳摄入量[66]	
绿叶蔬菜（羽衣甘蓝、散叶甘蓝、菠菜、生菜 / 拌沙拉）	每周 6 份或更多
其他蔬菜（青 / 红辣椒、南瓜、胡萝卜、西蓝花、芹菜、土豆、豌豆或棉豆、番茄、番茄酱、四季豆、甜菜、玉米、西葫芦 / 夏南瓜 / 茄子）	每天 1 份或多份
浆果（草莓、蓝莓、覆盆子、黑莓）	每周 2 份或更多
坚果	每周 5 份或更多
橄榄油	将橄榄油作为主要食用油
全谷物	每天 3 份或更多
鱼（非油炸的，尤其是富含 ω-3 脂肪酸的三文鱼等）	每周 1 餐或更多
豆类（菜豆、扁豆、大豆）	每周 3 餐以上
家禽（鸡或火鸡）	每周 2 餐以上
葡萄酒	每天 1 杯（注意：每天喝 1 杯葡萄酒就会多少提高些健脑饮食评分）

我想强调绿叶蔬菜的重要性。绿叶蔬菜包含的叶酸、维生素 E、类胡萝卜素和黄酮类化合物，可有效预防痴呆和认知能力下降。每次跟患者说绿叶蔬菜功效显著时，他们总是将信将疑。而且绿叶蔬菜不光是指打蔫的生菜。超市或农贸市场里各式各样的绿叶蔬菜都可以买来试试。

比如微型菜苗，即刚长出来就被采摘的菜苗。微型菜苗可以替代常规绿叶蔬菜，十分美味，而且营养丰富。微型菜苗所含的营养成分和已经生长成熟的同种蔬菜相比高了 40 倍，包括维生素 C、维生素 E 和维生素 K 等。很多品种的蔬菜都有微型菜苗，甚至是一些你想不到的叶菜。例如，常见的微型菜苗包括芝麻菜、细香葱、芫荽、红甘蓝、羽衣甘蓝和罗勒，还有西蓝花、萝卜和向日葵。微型菜苗的另一个优点是自己在家就能种植：准备一个浅托盘，铺上 2.5 厘米厚的营养土，撒上微型菜苗种子（可在当地的苗圃或网上购买），用喷雾瓶盛装清水给种子喷洒保湿。发芽 7~14 天后，就可以收获食用。你也可以在做沙拉、油梨吐司或炸玉米饼时，用它作为装饰菜。

脑雾

虽然痴呆是一种严重的失忆症，会使人的生活彻底改变，但它并不是唯一一种会导致认知障碍的疾病。要是发现头脑不清晰、注意力无法集中、无法同时处理多项任务，或者丧失了短时记忆和长时记忆，就是患上了脑雾。有时脑雾的出现与较严重的痴呆有关，例如，阿尔茨海默病患者在早期常常会出现脑雾现象。孤独症谱系障碍、慢性疲劳综合征和纤维肌痛（一种慢性疼痛症状）患者也会出现脑雾。

　　　　　　　　　　　　　　　　　　　　饮食大脑

但是，根据我的经验，脑雾现象可以发生在任何人身上，不管有没有潜在的疾病。

目前还不确定是什么引发了脑雾，有研究人员认为脑雾是由严重的大脑炎症造成的。与本书中提到的其他症状类似，贯穿于本书的这种基础的、以天然食物为主的饮食模式也可以有效地缓解脑雾症状。如前所述，我建议大家遵循与地中海饮食模式或健脑饮食法类似的饮食模式。

除了那些关于饮食的基础知识，我再介绍一些关于如何对抗炎症、恢复敏锐思维和提高决策能力的饮食小妙招。

木犀草素：2015 年，西奥哈里斯·西奥哈里德斯及其同事发现，木犀草素这种黄酮类化合物，具有多种神经保护特性，可减轻脑雾症状。[67] 作为一种抗氧化剂和抗炎剂，这种物质可以防止大脑中的神经细胞遭到毒性的破坏。

含有木犀草素的食物包括杜松子、新鲜薄荷、鼠尾草、百里香、辣椒和甜椒、菊苣、芹菜子、欧芹和朝鲜蓟。牛至也是木犀草素的最佳来源之一，买的话最好是买墨西哥干牛至。每 100 克新鲜牛至大约含有 1 毫克木犀草素，而等量的墨西哥干牛至则含有 1 028 毫克木犀草素。

益生菌并非总是有益的。益生菌风靡一时——我在本书中多次论述过，益生菌对保持良好的肠道菌群有益——因此，你可能会认为益生菌有百利而无一害，这是可以理解的。然而，在 2018 年，萨蒂什·拉奥及其同事发现，经常食用益生菌会导致消化速度变慢，从而引发脑雾。[68] 如果你正在服用益生菌并发现自己的思维变慢，请考虑更换补充剂（因为每个人的肠道状况都不一样，而且不同补充剂的效果因人而异）。比较好的方法是，从饮食（如含有活性菌的酸奶）中获取益生菌。

麸质：2018 年，露西·哈珀及其同事贾斯廷·博尔德报告称，麸质会引发脑雾。[69] 食用麸质后，有些人发现自己思维不清，整日嗜睡。如果你患有脑雾，请戒掉麸质，看看症状是否有所缓解，因为这些症状也可能是由乳糜泻或非腹腔麸质敏感性引起的。

磷脂酰丝氨酸：磷脂酰丝氨酸是健康的神经细胞膜和覆盖物所必需的物质，它可以预防脑雾，对人体起到保护作用。2010 年，加藤豪人发现，连续 6 个月服用从大豆中提取的磷脂酰丝氨酸明显改善了日本老年人的记忆功能。[70]

磷脂酰丝氨酸可制成膳食补充剂，大豆也含有该物质。磷脂酰丝氨酸不是很常见，但可以尝试在膳食中加入白豆、鸡蛋和乳制品等来获取。

胞磷胆碱：虽然想要搞清楚自己为什么会患上脑雾没那么容易，但研究表明，如果脑雾是由体内缺乏乙酰胆碱和多巴胺引起的，可以考虑吃牛肝和蛋黄等食物来补充胞磷胆碱。[71]

记忆力与直觉

记忆力是人之所以成为人的一项基本能力，是人类在一生中学习、记录个人历史和对标个人进步的固有组成部分。如果没有记忆力，我们就不能成功地完成工作，也不会刷牙、开车回家或辨别我们认识的人。所以我们要珍惜记忆力，一旦因为痴呆或脑雾失忆，我们就会变得无比忧伤。

我多希望当年给布赖恩教授治病时就有这么多营养精神病学的知识，那样的话，就可以为他制订一整套饮食疗法保健计划，至少可以让他推迟几年再失忆。我认为，无论多大年纪开始健康饮食都不晚。良好的饮食习惯可以避免老年痴呆，能让我们每天都感到头脑清晰，精力充沛，无往不胜。

提高记忆力备忘录

健脑饮食法是最全面的饮食计划，确保我们拥有健康的记忆力。其中包括绿叶蔬菜、其他五颜六色的蔬菜、浆果、坚果、橄榄油、全谷物、鱼、豆类、家禽、红酒。

要多吃的食物及食用方法：

- 热量限制：与医生一起制订饮食计划，将热量的总摄入量减少约 25%。
- 酒精：不要完全戒酒或过量饮酒；女性每周 3~5 杯，男性5~7 杯。
- 咖啡：咖啡是有益的，但要将每天的摄入量保持在 400 毫克以下。
- 橄榄油：橄榄油具有保护作用，尤其是在用它制作西班牙番茄酱时。
- 香草和香料：姜黄、黑胡椒、肉桂、藏红花、迷迭香、生姜、鼠尾草。
- 应对脑雾：富含木犀草素的食物（杜松子、新鲜薄荷、鼠尾草、百里香、辣椒和甜椒、菊苣、芹菜子、欧芹、朝鲜蓟和墨西哥干牛至）；含磷脂酰丝氨酸的食物（白豆、鸡蛋和乳制品）；富含胞磷胆碱的食物（牛肝、蛋黄）。

要避免的食物：

- 西方饮食模式中的各种食物：含有大量坏脂肪的食物（红肉、油炸食品）和高 GI 碳水化合物食物（白面包、白米饭、土豆、意大利面和其他任何由精制面粉制成的食物）。
- 麸质：如果你患有乳糜泻或非腹腔麸质敏感性，就请避免食用所有小麦制品，如面包、比萨、意大利面和酒精饮料。

第七章
强迫症：N- 乙酰半胱氨酸、甘氨酸和健康食品强迫症的危害

出门了却禁不住想，炉子上的火好像没关，门好像没锁。凡此种种纠缠不休的感觉我们都有过。想想要是总没办法摆脱这些想法，那会是什么样的感觉呢？一刻不停地担心这个，担心那个，不管你多努力，老是觉得事儿没干完。强迫症就是这种感觉，实在是折磨人。

亚当第一次来我的诊室时，看起来是一个自信的小伙子。可一旦他放下戒备，那些强迫行为和重复检查行为就都藏不住了。他的个人惯例包括检查汽车手刹，拧上牙膏的盖子，确保厨房里的垃圾桶盖是关着的。每天他都要花好几个小时在这些事情上。甚至有时候就是因为害怕发动汽车，他才上班迟到。

我们想出了一些小办法来缓解他的症状。他按我的建议拼车上班，因为不想让司机等，他就得在没有完成那些个人惯例的情况下离开家。我们在网上找到了一种自动开盖的垃圾桶，每次用后都会自动关闭，这让他稍微平静。但他开车来看病时，还是会下了车又坐回车里，在那里磨蹭好几个钟头，纠结于是否应该松开手刹，如果松开手刹汽车向后滚动怎么办，如果猛踩了一下油门误撞了人怎么办。这些

想法会不停地在他的脑海中盘旋，根本停不下来。

多年来，强迫症一直被认为是一种焦虑症。[1]直到最近，它才被单独归为一类，连同其他的类似症状被称为强迫症谱系障碍。在我看来，强迫症和焦虑症之间的区别值得商榷，因为许多强迫症患者也患有严重的焦虑症——确切地说，多达30%的强迫症患者在其一生中也曾患上广泛性焦虑症。[2]

强迫症与其他几种心理健康障碍密切相关。抽动障碍（例如抽动秽语综合征）也被认为属于强迫症谱系障碍，躯体变形障碍、拔毛症、皮肤搔挖障碍、病理性赌博、偷窃癖、性强迫症和其他病症也都属于强迫症。患有强迫症的人与患有神经性厌食症或暴食症等饮食失调症的人有共同的性格特征，而且这些症状在患者身上常常叠加出现。

大约15年前，我给亚当看病时，可用的治疗方法仅是一些药物治疗和认知行为疗法。现在有对照试验和许多病例可以帮助医生指导患者进行营养干预。在本章中，我会给大家讲讲强迫症及其相关疾病的营养干预措施，以及受这些症状困扰的人怎么做才能使病情得以好转。

不受控的肠道

与焦虑症等病症一样，治疗强迫症也要考虑肠、脑连接这个因素。改变肠道细菌可以改变病程，而当强迫症症状出现时，肠道细菌就会发生变化。

例如，北达科他大学的普拉尼什·坎塔克及其同事诱导大鼠养成了类似强迫症的行为，然后测试摄入益生菌是否能够改变大鼠的强迫症症状。在第一个实验中，2~4 周的时间里，给大鼠注射益生菌或生理盐水。研究人员观察到，摄入益生菌的大鼠，其类似强迫症的行为的程度明显不像被注入生理盐水的对照组那样极端。[3]

在第二个实验中，加入另一组大鼠进行分析。研究人员给这组大鼠持续 4 周注射氟西汀（俗称"百忧解"）。采用 SSRI 抗抑郁药治疗强迫症属于一线治疗方案。果然，大鼠的强迫症症状减轻了。益生菌组的结果与氟西汀组的结果非常相似。换言之，益生菌与主要的强迫症药物治疗有相同效果。

为了证明肠、脑连接会产生逆向效果，2018 年托尼·荣格及其在麦克马斯特大学的同事给大鼠注射了一种药物来诱发类似强迫症的症状，然后监测大鼠的肠道细菌。[4] 他们的调查证实，随着强迫症的发生，大鼠肠道细菌确实发生了变化。研究人员得出结论，强迫行为耗时费力，由此引起了肠道细菌的变化（反观我的患者亚当，足以想见强迫行为多么浪费时间和精力）。

这些动物研究的结果已经被人体研究证实。例如，有一项关于益生菌对健康人的心理影响的普查显示，服用益生菌 30 天后，受试者的强迫症症状减轻了。

2015 年，心理学家贾丝明·图尔纳及其同事提出了一种观点，即强迫症症状可能是肠和脑之间双向关系的结果。[5] 肠道细菌的改变影响了下丘脑－垂体－肾上腺轴，激发大量激素并诱发免疫反应，从而导致了强迫症。

有大量证据表明，患上强迫症后下丘脑－垂体－肾上腺轴无法正常工作。以强迫症患者由于应激激素皮质醇升高而出现的行为为例，在健康人体内，皮质醇水平的基线较低，当人处于压力之中时，为应对危险，身体会释放激素，皮质醇水平会随之飙升。然而，对于强迫症患者而言，基线皮质醇水平始终处于高位，在危机时刻，无法达到相应的皮质醇峰值。[6] 事实上，当强迫症患者承受压力时，皮质醇水平反而会下降，这与我们的期望恰恰相反。这就好像是下丘脑 – 垂体 – 肾上腺轴因强迫症的持续压力而不堪重负，于是大脑无法像健康人那样对抗外部压力。

那么到底是什么引起了强迫症患者体内的肠道细菌变化呢？2014年，认知心理学家乔恩·里斯给出的解释是，压力和抗生素都可能改变肠道微生物群。[7] 各种各样的压力都有可能引发肠道微生物群的变化，由此导致强迫症。研究发现，强迫症的诱因并不一定是让生活发生重大改变的事件。[8] 对健康的担忧、学业带来的压力或亲人的离世虽然不一定会带来创伤，但都可能引发强迫症。怀孕引起的肠道微生物群变化甚至也会导致类似强迫症的症状。

在儿童中，有一种被称为 PANDAS 的强迫症变体，这是一种与链球菌相关的小儿自身免疫性神经精神疾病。长期以来，这种病一直被认为与链球菌感染和免疫功能障碍有关。然而，现在专家怀疑导致 PANDAS 的不是链球菌本身，而是用于治疗链球菌的抗生素。对抗链球菌的抗生素会破坏肠道微生物群，从而引发强迫症症状。

总而言之，这些发现意味着当肠道细菌发生变化时，会出现强迫症症状，反之亦成立。我们现在知道了，要想拥有健康的肠道细菌，就要保证从膳食中获得恰当的营养，而且要避免食用那些可能会破坏微生物组平衡的食物。

恶化强迫症的食物

强迫症常常也伴随着焦虑症，因此我总是会建议患者恪守基本的膳食原则以对抗焦虑症。除了不要食用在第三章中论述的那些会使焦虑症恶化的食物，还要注意避免食用下面这些会使强迫症加重的食物。

谷氨酸盐

在第四章论述创伤后应激障碍时我提到，谷氨酸盐是一种普遍存在于许多天然食品中的物质，也作为增味剂被添加在菜肴中提鲜。适量的膳食谷氨酸盐对大多数人来说都没问题，但强迫症患者应当谨慎食用。因为谷氨酸是一种与强迫症症状密切相关的神经递质，在大脑中发挥着重要作用。

2018 年，凯瑟琳·霍尔顿和伊丽莎白·科特撰写了一份病例，是关于一名 50 岁男性强迫症患者的。这位患者的强迫症病史有 39 年之久，所有的药物治疗对他都不起作用。[9] 除强迫症以外，他还患有纤维肌痛和肠易激综合征。关于膳食对强迫症的影响最终有了突破性的发现，正是源于这位患者的肠易激综合征。

这位患者参加了一项随机双盲安慰剂对照临床试验。这项试验是为了测试低谷氨酸盐饮食模式对纤维肌痛和肠易激综合征的影响。在坚持低谷氨酸盐饮食模式一个月后，他的纤维肌痛和肠易激综合征明显好转，而且强迫症症状也有了显著减轻。霍尔顿和科特由此得出结论，谷氨酸盐一定与强迫症呈现出的化学活动异常有关。

2017 年，普雷米斯·弗尔切克及其同事提供的大量证据证明，在强迫症患者的脑回路中，谷氨酸盐通路异常是关键的致病因素。[10] 谷氨酸盐是中枢神经系统中主要的兴奋性神经递质，这意味着它的作用是激发神经元的工作。[11] 虽然现在还不是很清楚谷氨酸盐代谢异常会带来怎样的后果，但激发细胞作用的神经系统异常至少是引起强迫症的部分原因，而摄入过量的谷氨酸盐则会加重这方面的损害。

然而，摄入过量的谷氨酸盐并不是唯一的问题。2019 年，李彦及其同事解释道，强迫症最有可能是由兴奋性谷氨酸及其衍生物之一抑制性神经递质 γ- 氨基丁酸的增加引起的。[12] 我们知道，抑制性神经递质与兴奋性神经递质的作用相反，会抑制神经元的功能。谷氨酸和 γ- 氨基丁酸过剩，会使大脑同时收到运转和静止的信号。由于神经元一直收到相悖的指令，所以强迫症患者的大脑也会一直处于混乱状态。难怪他们会深受折磨！γ- 氨基丁酸 – 谷氨酸异常背后的机制比这个简化版的解释要复杂得多，但关键点就是强迫症患者可以通过减少膳食中的谷氨酸盐摄入量来缓解症状。

膳食谷氨酸分为两种类型。结合谷氨酸通常是蛋白质的一部分，因此人体可以很好地消化和吸收。游离谷氨酸不与其他氨基酸结合，这意味着它可以使血液中谷氨酸的含量达到峰值。这种情况是我们应该避免的。

游离谷氨酸存在于腌肉、洛克福羊乳奶酪和帕马森奶酪中，鱼露、酱油、成熟的番茄、西蓝花、葡萄汁、鱼子酱、意大利蒜味腊肠、味噌和骨头汤里也有。在第四章中，我论述过，谷氨酸盐也存在于味精中，味精是多种包装食品、加工食品和调理食品都含有的成分。比如，美国最受欢迎的速食餐厅福来鸡就会用味精给鸡块调味，包装食品、方便食品以及大豆萃取物和酵母提取物中也都含有味精。

强迫症患者或有强迫症状的人应尽可能少吃前面这些食物，看看病情是否能够有所好转（我已经提示大家注意，许多高谷氨酸食物还含有氨基酸酪胺，会干扰 MAOI 这种抗抑郁药发挥作用。详见第九章）。

麸质

2018 年，胃肠病学家路易斯·罗德里戈及其同事进行了一项研究，观察减少麸质摄入量是否可以减轻同时患有强迫症和抽动秽语综合征的儿童的强迫症症状。[13] 事实上，在坚持无麸质饮食 1 年后，患者发现他们在生活中不再有那么强的控制欲了，压力也有所缓解。

无麸质饮食改善强迫症症状的确切原因尚不清楚。在之前的章节中，我解释过乳糜泻患者的大脑更容易发生自身免疫性脑细胞受损以及 γ- 氨基丁酸 – 谷氨酸失衡。[14] 这可能是强迫症的病因所在。

虽然没有确凿的证据证明，无麸质饮食可以治愈强迫症，但上述研究和其他一些病例报告都显示，为了缓解强迫症症状，无麸质饮食模式值得一试。

抑制强迫行为的食物和膳食补充剂

维姬是一家《财富》500 强公司的首席人力资源官，已经 50 岁了。工作上，她雷厉风行，干脆利索。生活中，因为最小的孩子也即将离家上大学，她觉得沮丧又无助。

我俩聊得很开心，大部分时候她都表现得开朗而乐观。可是一提起她的婚姻状况，她整个人就变得焦躁起来。她终于承认她也不知道到底要不要维持这段婚姻。一方面，她和丈夫也没有什么大的问题或争吵。另一方面，她觉得他太呆板、固执了，她想要闯世界，而他只想按部就班地生活。

为了缓解焦虑，也为了应对跃跃欲试的渴望，她找来近藤麻里惠的《怦然心动的人生整理魔法》这本书研读。她对这本书爱不释手，近藤的整理哲学让她的压力有了一个释放的出口。没过多久，她不仅收拾完了衣柜和地下室，还开始按颜色整理鞋子和衣服。

她的丈夫很反感她整理个没完，当她要对他的衣服下手时，他更受不了了。孩子们回家后也会锁上房门，因为担心她又会进房间来整理。渐渐地，她整理的习惯开始渗透生活的方方面面。她会因为整理东西而上班迟到。就算坐在办公室里，她在脑子里想的也全是怎么整理东西。

我意识到她的整理习惯正在发展成强迫症。虽然强迫症通常始于幼年及青年阶段，但成年后依然有出现的可能，确实有一小部分患者是 50 岁以后才患病的。[15] 维姬坚决不想接受药物治疗，但是经过几次心理辅导，她开始明白她的强迫行为正是她想要离婚的焦虑情绪的体现。

因为她不想吃药，我决定让她尝试一下饮食干预。这一次，我想尝试两种已被验证有效的治疗方法，不用服用 SSRI 药物——N– 乙酰半胱氨酸和肌醇，就可以缓解强迫症症状。

通过合理饮食、膳食补充剂和心理治疗相结合，三个月后，维姬就恢复了头脑清晰的状态。她的强迫性想法越来越少，即使有一两次，也不会干扰生活和工作。她强迫性的整理行为也逐渐减少。一年后，她决定尝试与丈夫分居。又过了一年半，他俩和平离婚了。

我一直在观察维姬的状态，发现她每次不注意饮食时，就会再度陷入强迫性的行为状态：她会纠结于自己在婚姻上所做的决定是否正确，有时候还会没完没了地搞卫生。不过，每当她又开始实施营养干预时，这些症状就会消失。

让我们探讨一下 N– 乙酰半胱氨酸和肌醇，以及其他已经被证实可以帮助患者对抗强迫症的饮食干预措施。

N– 乙酰半胱氨酸

N– 乙酰半胱氨酸是一种用于治疗多种非心理健康疾病的膳食补充剂，但也有证据表明它能有效地治疗强迫症。N– 乙酰半胱氨酸可以抑制许多大脑区域的神经细胞之间释放谷氨酸，这些区域包括皮质、杏仁核、海马体和纹状体，都是强迫症会影响的区域。[16] 另外，N– 乙酰半胱氨酸可以减轻强迫症患者大脑中的氧化应激反应和炎症反应。[17]

2017 年，有一项研究发现，儿童及青少年强迫症患者摄入 N–乙酰半胱氨酸，有助于抗抑郁药西酞普兰发挥作用，能够让他们反抗并控制自己的强迫行为。[18] 还有一个病例是一位 58 岁的女性。她通过服用抗抑郁药氟伏沙明，控制了自己的强迫症。这个病例揭示了，给患者补充 N– 乙酰半胱氨酸，能够显著缓解其强迫症症状，只需要一周就会有效果。[19]

也有证据证明 N– 乙酰半胱氨酸能够有效治疗拔毛症，这是一种强迫症谱系障碍，患者会不断地拔自己的头发。2009 年，乔恩·格兰特进行了一项双盲随机安慰剂对照试验，连续 12 周每天让患者摄入 1 200~1 400 毫克的 N– 乙酰半胱氨酸，然后评估了这一治疗措施对患有拔毛症的受试者是否能够产生疗效。[20] 结果显示，与对照组相比，N–乙酰半胱氨酸治疗组患者的拔毛症状明显减轻。

有病例记录表明，N–乙酰半胱氨酸也有助于改善强迫性的咬指甲和撕倒刺行为。虽然还需要进行更多的对照研究，但总体而言，迄今为止的试验结果都表明，与安慰剂相比，使用 N–乙酰半胱氨酸有助于改善病情。[21] 因为没有太多副作用，N–乙酰半胱氨酸被认为是安全的。

天然食物不含有 N–乙酰半胱氨酸，因此这种物质只能通过膳食补充剂获取。不过，N–乙酰半胱氨酸一旦进入人体内，就会转化为氨基酸半胱氨酸。目前，所有关于 N–乙酰半胱氨酸对强迫症的影响的研究都是基于 N–乙酰半胱氨酸补充剂的，而我诊治的患者则是通过食用富含半胱氨酸的食物取得了预期的效果。肉类、谷物和鸡蛋都含有半胱氨酸，里科塔奶酪、茅屋奶酪、酸奶、西蓝花、红椒和洋葱也含有。

肌醇

肌醇是葡萄糖的一种变体，在体内自然产生，也可通过食物摄入。大脑中有大量肌醇，尤其分布在脑细胞膜中，起到控制物质进出细胞的作用。[22] 肌醇是磷酸肌醇的前体，是一种脂质，可促进许多神经化学途径中的细胞反应，包括强迫症涉及的血清素和多巴胺通路。[23]

一些研究人员认为，肌醇对大脑的作用机制类似于 SSRI。[24] 确实，大量研究和试验表明，肌醇对治疗强迫症是有效的。例如，1996年，精神病学家芒代尔·富克斯及其同事以 13 名强迫症患者为研究对象，发现与服用安慰剂相比，每天服用 18 克肌醇，坚持 6 周，可显著缓解强迫症症状。[25]

尽管肌醇本身具有疗效，但还没有足够证据证明，它能用于强迫症标准治疗（如 SSRI）的辅助治疗。此外要注意，肌醇会产生轻微的胃肠道副作用，如腹泻、肠胃胀气和反胃等。不过，与它能带来的好处相比，这些副作用微不足道。[26]

在水果、豆类、谷物和坚果中，肌醇含量丰富。新鲜蔬菜比冷冻或罐装蔬菜含有更多的肌醇。早餐吃的葡萄柚和麸皮富含肌醇，咖啡也是肌醇的重要来源。但是葡萄柚有可能与药物相克，请记得吃之前先咨询医生。午餐和晚餐可以吃点儿白腰豆或青豆。抱子甘蓝和棉豆的肌醇含量也很高，但胡萝卜和玉米的肌醇含量较低。花生酱（不加糖）富含肌醇，全麦面包也是。一般来说，全麦面包的肌醇含量高于精制面包。哈密瓜和柑橘类水果的肌醇含量非常高，可以当作零食多吃点。

甘氨酸

甘氨酸是另一种影响大脑谷氨酸功能的氨基酸，研究表明，因为它与大脑中发现的一种被称为 N– 甲基 –D– 天冬氨酸的谷氨酸受体相互作用，甘氨酸可能对治疗强迫症是有效的。[27] 虽然甘氨酸是一种抑制性神经递质，但它不像 γ– 氨基丁酸那样与谷氨酸冲突。甘氨酸有助于让强迫症患者镇静下来。

2009 年，威廉·格林伯格及其同事让强迫症患者每天服用 60 毫克的甘氨酸或安慰剂，然后，在开始试验后的第 4 周、第 8 周和第 12 周监测这些患者的症状。[28] 他们发现，服用甘氨酸的受试者，其强迫行为显著减少。

同样是在 2009 年，威廉·路易斯·克利夫兰及其同事还发表了一个病例报告，强调了甘氨酸的重要性。[29] 该病例在 17 岁时被诊断出强迫症，伴有躯体变形障碍，他的症状严重到他不得不辍学。19 岁时，患者基本足不出户，除了父母，不与社会有任何接触。SSRI 抗抑郁药、抗精神病药和静脉注射疗法等对他都无效。

　　他在 22 岁时，因为幽门螺杆菌（一种导致胃溃疡的细菌）感染接受了抗感染治疗。之后，他的强迫症病情恶化。医生认为，他的 N-甲基-D-天冬氨酸受体不能正常工作，于是开始让他服用甘氨酸，来刺激 N-甲基-D-天冬氨酸。5 年多来，甘氨酸治疗对缓解他的强迫症和躯体变形障碍症状颇具成效，但只要停止治疗，病情就会出现一定程度的复发。多亏了新的甘氨酸疗法，患者才能够重返学校，恢复社交生活。

　　虽然这只是个例，但结果让人振奋。与对照试验的结果比较，它能够有力地证明甘氨酸对治疗强迫症是有显著效果的。

　　甘氨酸不一定要通过服用膳食补充剂来获取。肉类、鱼类、乳制品和豆类都含有甘氨酸。火鸡比牛肉含有更丰富的甘氨酸，而牛肉又比猪肉或鸡肉的含量丰富。胶原蛋白和明胶是甘氨酸的最佳来源。由于骨汤含有甘氨酸和谷氨酸盐，因此喝骨汤让人觉得有点心虚。我做了个测试，让患者要么常喝骨汤，要么一点都不喝，然后看患者的症状有什么变化。如果骨汤对个别患者有负面影响，我们就只选择素食，比如菠菜、羽衣甘蓝、花椰菜、卷心菜、南瓜以及像香蕉和猕猴桃这样的水果，所有这些都含有甘氨酸。

　　　　　　　　　　　　　　　　　　　　　　　　饮食大脑

水飞蓟

水飞蓟（学名：silybum marianum）与向日葵和雏菊同属菊科，几个世纪以来一直被用作药用植物。西方古老的民间传说认为，其标志性的紫罗兰色花朵和白色叶脉源自圣母马利亚的乳汁。

水飞蓟中对强迫症患者有用的成分是黄酮类化合物水飞蓟素，这是一种天然抗氧化剂。水飞蓟素的主要作用之一是抑制单胺氧化酶，这种酶（还有一些其他功能，在此不赘述）会从大脑中清除血清素。[30]抑制单胺氧化酶会增加血清素，从而缓解强迫症症状（之前提到的 MAOI 抗抑郁药物，其作用大致相同）。

迈赫迪·赛亚及其同事比较了水飞蓟提取物（600 毫克每天）和氟西汀（30 毫克每天）对强迫症患者的影响。他们发现两种治疗方法的效果相似，副作用也相似。[31]虽然还需要更多研究来证实水飞蓟的疗效，但由于副作用小，倒是值得一试。

膳食补充剂是日常获取水飞蓟素的唯一途径。同样，服用水飞蓟膳食补充剂之前请先咨询医生。

维生素 B_{12}

维生素 B_{12}（钴胺素）对于大脑许多化学物质的产生都至关重要，包括血清素。有一项研究发现，20% 的强迫症患者体内维生素 B_{12} 含量较低，其他一些研究也已验证了这一点。[32]虽然还不清楚是体内维生素 B_{12} 含量低导致了强迫症，还是强迫症使得体内维生素 B_{12} 含量低，但有一点可以肯定，即维生素 B_{12} 与强迫症存在某种因果关系。

2012 年，维韦克·夏尔马和德夫杜塔·比斯瓦斯报告了一位患有强迫症的中年男子的病例。患者体内维生素 B_{12} 含量很低，有维生素

B_{12} 缺乏病家族史。[33] 他通过服用甲基钴胺素（B_{12} 的活性辅酶形式）提升了体内维生素 B_{12} 水平，之后发现其强迫症症状得到了缓解。这个病例给强迫症患者带来了福音，患者可以尝试服用维生素 B_{12} 来改善症状。

肉类、鱼类和鸡肉含有大量维生素 B_{12}，因此大多数不挑食的人都能通过饮食获取足够的维生素 B_{12}。如果你是素食者，可以喝牛奶获取维生素 B_{12}。如果你是连牛奶都不喝的纯素食者，还可以找些富含维生素的谷物和其他食物来获取维生素 B_{12}。

有些即食食物也是可以的，例如发酵豆制品——豆豉，它含有大量维生素 B_{12}。另一个富含维生素 B_{12} 的素食是紫菜——一种可食用的海藻。

我曾经接诊过一位 35 岁的素食患者，她名叫艾西瓦娅。因为受好些症状困扰，这些症状干扰到了正常生活，她就找到了我。例如，她会忍不住不停地修剪床单上的流苏，熬夜干这件事，就是为了把它弄得"十全十美"。她不能接受自己皮肤上的任何瑕疵，尽管皮肤上什么也没有。来找我看病时，她总是这样坐也不舒服，那样坐也不舒服，有时还会尴尬地说，她觉得自己太胖了，怎么坐都不舒服。然而，在我看来，她体重正常，椅子也足够大，她想怎么坐都可以。

我仔细地询问了她的情况，意识到她患有强迫症和躯体变形障碍。做了一些基础检查后，我发现她体内维生素 B_{12} 含量偏低，所以我建议先试着改善这个问题。3 个月后，她的那些令人抓狂的行为还在，体内维生素 B_{12} 的水平也没有因为服用补充剂有所提高。我问她吃的是哪种膳食补充剂，她说是叫"小球藻"的片剂，听人说这种片剂含有大量的维生素 B_{12}。然而，她有所不知，"小球藻"片剂有好多种，得仔细查看营养成分标签，才能判断是不是合适的"小球藻"片剂。膳食补充剂里维生素 B_{12} 的含量各不相同，而她吃的这种根本不含维生素 B_{12}。[34]

她转而开始吃"螺旋藻"——一种由蓝绿藻制成的膳食补充剂。然而，研究发现，包括螺旋藻在内的许多膳食补充剂含有假性维生素 B_{12}，这是一种在人体内没有活性的 B_{12} 变体。[35]

折腾了一遭，她的症状还是没有好转。于是，她开始吃素寿司里富含维生素 B_{12} 的干海藻制品——海苔。虽然海苔确实含有谷氨酸盐，但对艾西瓦娅来说，并没有什么副作用（如果有，我会建议她换成裙带菜，这是一种经常用于烹制味噌汤的棕色海藻，其维生素 B_{12} 含量较高，谷氨酸盐含量几乎可以忽略不计）。不到 3 个月，她的病情开始好转。虽然更换维生素 B_{12} 不是治疗强迫症的铁定方案，但在有些情况下，没准儿是救命稻草。

姜黄

2010 年，吉亨德拉·奇马固尔迪和 T.E. 戈帕拉·克里希纳·穆尔蒂两位博士探讨了姜黄素用于治疗强迫症的医学价值。[36] 如前所述，一直以来大家都知道姜黄素会影响血清素、多巴胺和去甲肾上腺素的代谢。因此，研究人员认为，姜黄素可能会给强迫症患者带来深层的神经化学变化。

为了研究这个问题，研究小组诱发了大鼠的类似强迫症的行为，之后给大鼠喂服姜黄素或帕罗西汀（一种 SSRI）。服用 5 毫克每千克和 10 毫克每千克姜黄素的大鼠，血液中的多巴胺水平都得到了提升。结果只有 10 毫克每千克姜黄素制剂能够提升血清素水平。再看服用了帕罗西汀的大鼠。数据显示，其血清素有所增加但多巴胺水平没有变化。由此可见，姜黄素和帕罗西汀对缓解强迫症行为同样有效。

虽然关于姜黄对抗强迫症的疗效的人体研究仍在进行中，但鉴于姜黄总体而言对心理健康有益，所以我建议把它纳入日常饮食中。

特别注意

健康食品强迫症

治疗强迫症的一大挑战是，当心不要让患者因为对新的饮食方式的执着而使症状恶化。要是大脑在轮番对抗压力和强迫行为的过程中精疲力竭，那就永远无法解决问题。尤其是你要确保不会诱发健康食品强迫症。

1997 年，内科医生史蒂文·布拉特曼和他的同事戴维·奈特发明了"健康食品强迫症"这个词，用它来描述执迷于恰当营养的人。这种人过于讲究饮食，沉迷于准备食材以及研究怎么吃。换句话说，患有健康食品强迫症的人是极致的"健康食品瘾君子"。对我来说，警告人们不要掉入"过度关注营养"的陷阱，好像有点前后矛盾，毕竟，我不正在写一本关于健康饮食的书吗？能关注自己的饮食，并尽力确保自己食用有营养且可持续的食物是一种美德，但无疑这可能发展成执念并助长其他一些强迫行为。

我曾有一位叫约苏埃的患者，他得知我的工作和我的诊所后，大老远跑来找我看病。他希望一来就先做个血液检查，然后用复杂的医疗方法来解决他的问题。不过，我第一次给他看病时就发现，他的主要问题显然是过于挑食导致的营养不良。我开始小心翼翼地建议他制订一些健康食谱来应对这个问题，但他有些不屑一顾，认为我的建议听起来"非常普通"。

实话实说，我遇到的绝大多数患者都能听从我的建议。但这一次，我觉得约苏埃并没有。他不愿意承认，治愈他心理疾病的关键是不再挑食，好好地吃各式各样的健康食品。不幸的是，他没再来找我复诊。我估计，因为健康食品强迫症，他既不可能达到健康体重的目标，也改善不了情绪。

关于食物，当然会有一些模棱两可的状态。要知道，围绕食物的讨论会随着时间而变化。我记得几年前在纽约的一家餐馆里，有几位同事对着一头雾水的服务员询问奶牛吃什么饲料，还有蔬菜有没有使用杀虫剂等，当时确实让人难以置信又可笑之至。如今，对草饲牛肉和有机食品的偏好司空见惯，但那个时候，这些偏好还不是主流。

我并不是不让我的患者选择健康的生活和饮食，我只是担心限制性饮食会给他们带来不良影响。健康食品强迫症患者总是执迷于控制体重，所以我认为这是一个警示信号。[37]

为了避免患上健康食品强迫症，请在改变饮食习惯时遵循以下几点建议：

- 刚开始时，一次换一种食物。
- 如果不能适应这种吃法，请再做其他尝试。
- 从不爱吃的食物开始换，这样不影响心情。
- 提前计划好，这样就可以自主自觉地选择吃什么、不吃什么，不至于一到吃饭就纠结个不停。
- 每周测一次体重，不要每天都测。

- 试着在改变饮食习惯的同时减少使用社交媒体。特别要注意，有研究发现，使用 Instagram（照片墙）会使健康食品强迫症恶化。[38]

这些建议对有强迫症倾向的人很有用，对正在尝试改变饮食模式的普通人来说也有益无害。

肌肉上瘾症

肌肉上瘾症是强迫症的一种，通常的表现是患者因为过度追求肌肉的美感而经常强迫自己运动。[39] 为了追求完美的肌肉并减少身体脂肪，患者可能采取激进的饮食模式，并且服用膳食补充剂来达到目的。

给大家讲个关于贾森的故事吧。贾森 30 岁了，因为觉得自己找不到人生的方向，跑来找我看病，想看看我能不能激励他。谈了一小会儿，我就发现让他纠结的核心是他与父亲的关系。一方面，他父亲是他的老板，他乐得不操心。另一方面，父亲对他很严厉。随着年龄的增长，他愈加惶恐，因为自己仿佛永远无法像父亲那样成功。

由于没办法与父亲谈论自己的困惑，他就跑到健身房发泄情绪。尽管体脂率已经低于 9%，而且肌肉线条明显，但他告诉我，为了参加健美比赛，他还得更瘦、更强壮。我跟他说他的状态挺好的，他却觉得我什么也不懂。

接下来的几周里，他不断给自己加码，饮食愈加激进，看上去瘦得都有点不正常了。即使体脂率已经达到了 5%，他还是不想停下来。他的蛋白质摄入量甚至远远超过了给高水平运动员的推荐量。要知道，那些高水平运动员的身体承受了多大的强度和耐力，才需要这

饮食大脑

样的蛋白质摄入量。[40] 他还服用了许多补充剂，包括支链氨基酸、谷氨酰胺和促生长激素的氨基酸（赖氨酸、鸟氨酸和精氨酸）等。最糟糕的是，他开始服用蛋白同化甾类。

不难看出，贾森把自己逼得太紧了，但他又不听劝。在我的极力要求下，他做了一系列检查，结果发现他正濒于肾功能衰竭。幸运的是，身体检查及时敲响了警钟。我建议他回到最初的计划，从健康饮食开始，包括吃些新鲜水果、蔬菜、瘦肉蛋白（鸡胸肉、火鸡和三文鱼是他的最爱）等，摄入源于橄榄油和油梨的健康脂肪。一段时间的耐心尝试之后，他逐渐感受到了一些变化，特别是在心情和身体上感觉更好。我继续与他一起研究有利于改善他病情的营养方案，同时他也开始接受谈话治疗，向一位心理医生倾诉他的童年经历以及在他强大而成功的父亲身边的成长历程。最终，他发现自己极端的饮食习惯和锻炼方式与他对父亲的复杂感情是有关系的。过了一年，他明显开始回归到健康生活状态。

为了应对肌肉上瘾症，必须避免激进地改变饮食习惯，并且在调整蛋白质摄入量或服用补充剂之前咨询医生或营养师。尤其不要随便服用网上售卖的以及没有经过审批的膳食补充剂。对饮食中添加的任何东西都要慎重。最后，一定要时刻注意潜在的心理因素，因为这些才是让患者以不健康的方式追求所谓健康的元凶。

通过饮食对抗强迫症

我希望通过上面的这些故事，读者能多少了解到，强迫症症状可能表现得不明显，但会有多种不同表现。虽然肯定有像亚当那样有典型症状和过激行为的患者，但强迫症的表现并不都是这样。有时候，会像维姬那样，把最初看似健康的兴趣爱好发展成强迫症。也可能像艾西瓦娅，因为经年累月的小习惯和对自己身体的关切而患上强迫症，或许还有像贾森一样，由于过分关注健康的生活方式而导致强迫症。

面对如此多变、隐匿的疾病，如果你觉得自己有类似强迫症的症状，就一定要去看医生。每位患者都需要个性化的治疗方案。而采用本章中论述过的这些营养策略也不失为好主意。

强迫症备忘录

由于强迫症与焦虑密切相关，因此第三章中论述过的饮食建议在这里也适用。

要多吃的食物和膳食补充剂：
- N–乙酰半胱氨酸：虽然 N–乙酰半胱氨酸本身必须作为补充剂服用，但富含半胱氨酸的食物也会起作用。尝试吃些肉类、谷物、鸡蛋、里科塔奶酪、茅屋奶酪、酸奶、西蓝花、红辣椒和洋葱等就可以。
- 肌醇：新鲜蔬菜，尤其是白腰豆或青豆、抱子甘蓝和棉豆、花生酱、全麦面包、哈密瓜和柑橘类水果等。
- 甘氨酸：肉类、鱼类、乳制品、豆类、菠菜、羽衣甘蓝、花椰菜、卷心菜、南瓜、香蕉、猕猴桃等。
- 水飞蓟：以膳食补充剂的形式获取。

- 维生素 B_{12}。
- 香料：姜黄和少许黑胡椒。

要避免的食物：

- 味精、其他谷氨酸盐和谷氨酸：鱼露、蚝油、番茄酱、味噌、帕马森奶酪、咸味小吃、薯条、即食餐、蘑菇、菠菜、海藻、奶酪、酱油、发酵豆类、番茄，以及肉类和海鲜等高蛋白食物。
- 麸质：如果你患有乳糜泻或非腹腔麸质敏感性，就请避免食用所有小麦制品，如面包、比萨、意大利面和酒精饮料。

第八章

失眠和疲劳：辣椒素、
洋甘菊和消炎饮食

　　杜米萨尼40岁了，是一名警察。她觉得自己有抑郁倾向，跑来找我看病。她和丈夫收养了一个来自肯尼亚的新生儿。她丈夫一般上白班，而她得在警局值夜班，经常忙活一整夜。下了夜班，到了她的睡觉时间，她却睡不着。在她拉上窗帘躺下后，工作时排山倒海般涌来的疲惫感，这时不见了踪影。一方面，值夜班的压力让她总是精神紧张。另一方面，小宝宝见到她也会异常高兴，想让她陪着玩儿。看到宝宝的笑脸，她就忘了自己该去睡觉了。结果，她就只能趁宝宝白天打盹的时候眯上一小会儿。这样做的后果就是，她第二天再值夜班时，感觉更糟糕，只能靠咖啡来支撑自己疲惫的身躯。如此反复，陷入恶性循环。

　　这样的生活方式最终让她崩溃。抑郁症随之而来。尽管杜米萨尼吃得还算健康，可她的体重增加了约7千克。了解到她的情况，我立即判断，抗抑郁药物无法解决她的问题。

　　我们决定在药物治疗之前，先让她尝试改变一下生活方式。我们俩一致认为，值夜班破坏了她的肠道菌群平衡，规律的睡眠对她很重要，还有就是可以通过改变饮食习惯来使她更加精力充沛等。

她调整了工作安排，这样就不用每天晚上都值夜班了。她的丈夫也调整了自己的工作安排，有时候还能带着孩子去上班。杜米萨尼努力执行我为她制订的饮食计划，这一计划既让她在工作时保持精力充沛，也让她在疲惫时安然入睡。

她的生活发生了巨大的变化。这所有的变化最终让她十分受用。杜米萨尼和她的丈夫得以更好地照顾家庭。虽然有时候她还是得值夜班，不能保证睡眠时间，但是在这种不尽如人意的情况下，她的情绪还是在 3 个月内有了很大的改善。其实，世界上有近 1/3 的人都有睡眠问题。[1] 无论你是入睡困难，还是睡眠很浅，这些问题都会影响人体各个器官的功能。[2] 你的大脑、心脏、肺、肾脏的功能和正常的新陈代谢都可能因此失调。

当世界上所有舒缓的音乐甚至是镇静剂都无法助你入眠，你还能怎么办？当你醒着时，又何以精力充沛地过好生活？我将会在本章中论述这些问题，并重点介绍当失眠和疲劳使你的生活一团糟时，你该吃些什么食物，又不该吃些什么。

有生物钟的肠道

想要拥有健康的睡眠，保持肠道菌群的微妙平衡是至关重要的。这里讨论的与睡眠有关的肠、脑联系对大家来说应该已经很熟悉了：肠道细菌直接与免疫系统、激素和交感神经相互作用，这是它们与人的大脑进行交流的方式，决定着我们的睡眠模式。[3] 我想再次强调，这种相互作用是双向的，大脑也会对肠道细菌产生影响。

各位也许听说过昼夜节律，即调节睡眠时间和觉醒时间的 24 小时制的体内生物钟。这种睡眠 – 觉醒周期一旦被打乱，就会导致代谢损伤。2014 年，帝国理工学院的一名助理研究员萨拉·戴维斯针对 12 名健康的青年男性做了一项实验。结果发现，当他们睡眠不足时，体内 27 种代谢物——包括对人体最有益的那些，比如血清素和色氨酸——的水平都发生了变化。[4] 当我们正常睡眠时，这些代谢物的水平全天都会遵循特定的节律波动。然而，当我们睡眠不足时，这种节律就会被打乱，代谢物的化学波峰和波谷就会变得不稳定。这催生了另一个新兴的医学领域，即时间营养学，这一领域的专家研究的是人体内的生物钟是如何影响消化和新陈代谢的。[5]

肠道在此过程中又发挥了什么作用呢？其实，不是只有人类拥有自然睡眠周期，所有生物都如此，包括微生物群中的细菌。肠道细菌会随着生理过程的全天波动而进入"睡眠"或"觉醒"的模式。[6] 事实上，肠道细菌的昼夜节律可以改变人体内帮助入睡或觉醒的基因，从而影响人体的昼夜节律。[7]

肠道细菌的内部生物钟和人体内部的生物钟通常是同步的。[8] 然而，当我们体内的生物钟被扰乱时——比如当我们长期熬夜或进行了跨时区旅行，需要倒时差时——肠道细菌的组成和行为就会发生变化。[9] 由此引发的昼夜节律失调会影响我们代谢食物的方式，最终导致肥胖。

许多动物研究表明，肠道细菌和睡眠模式之间的确存在密切联系。例如，有一项研究发现，打破大鼠的睡眠模式会使它们的肠道细菌发生变化。[10] 这会引发大鼠的结肠内壁受损，"泄漏"出加重体内炎症的物质，从而导致胰岛素敏感性改变，激发大鼠的食欲。研究人员发现，当他们将这些睡眠不足的大鼠的粪便移植到无菌大鼠体内时，无菌大鼠也出现了同样的炎症反应和代谢问题。[11] 而给大鼠服用益生菌则逆转了这些变化。

我们可以在杜米萨尼这些经常上夜班的人身上清楚地看到，扰乱正常的睡眠会给人类带来什么样的危险。你没准儿会觉得上夜班并不常见。然而实际上，在美国，大约 2/5 的人都会上夜班（巧合的是，这一比例与美国人的肥胖率大致相同），他们的工作时间并非朝九晚五。[12] 通宵工作的人很难保证充足的睡眠，因此难以维持肠道菌群的平衡。即使这些上夜班的人的饮食情况与上白班的人一样，他们也无法正常地代谢食物，这会导致他们更容易超重或肥胖。[13]

吃出好睡眠

最好的助眠食谱其实就是一份健康的食谱。例如，2014 年，片桐谅子及其同事在研究报告中写道，如果吃的面条和甜食较多，吃的蔬菜和鱼肉较少，那么这类女性的睡眠质量比健康饮食的女性要差。[14] 常喝功能饮料和含糖饮料的人，以及那些不吃早餐和饮食不规律的人的睡眠质量也比较差。

糖不是好东西，但研究发现，吃上一餐高 GI 碳水化合物，会让人入睡较快，但最终会导致睡眠质量下降。[15] 另一项研究表明，高糖饮食以及高饱和脂肪、低纤维饮食，会让人睡得更不踏实，得不到应有的休息。[16] 尤其是高脂肪、高碳水化合物的饮食，会使慢波睡眠这种恢复性睡眠时间变少，也会减少有助于巩固记忆的快速眼动睡眠时间。[17]

其他关于睡眠的研究不是一两句话就能说清楚的。日本的一项研究发现，蛋白质摄入量低（从蛋白质中获取的能量低于16%）与睡眠质量差以及入睡困难具有相关性，而过高的蛋白质摄入量（从蛋白质中获取的能量高于19%）也与无法安眠相关。因此，从蛋白质中获取的能量最好维持在16%~19%。与其鼓励大家注意这一完美比例，倒不如告诉大家理想状态就是摄入适量的蛋白质。恰如贯穿本书的理念：即使是有益的食物，也要适量食用，并且要以最佳的方式食用。

概括来说，我推荐大家遵循健康的天然饮食模式，如地中海饮食模式，并且根据食物对自身睡眠的影响来决定吃或不吃。有一项可靠的研究结果告诉我们，如果饮食结构中的食物种类较少，那么睡眠质量可能会变差。因此我们应当尽可能地尝试各种各样的食物。[18] 先不说这样是不是有助于睡眠，吃得杂一些总归是一个好建议。因为这样做一方面会让吃饭这件事变得新鲜有趣，另一方面也会让我们有更多的机会摄入更全面的营养。

干扰睡眠的食物

有些食物会干扰睡眠，让人休息不好。接下来，我来说说，要想睡个好觉，就得少吃的食物有哪些。

咖啡因

咖啡因会让人夜不能寐已经不是什么新的科学发现了——毕竟，我们喝咖啡，就是为了保持清醒和警觉。但咖啡因是一把双刃剑。一方面，它确实让人更加警觉。另一方面，如果它影响了睡眠质量，就会让人第二天反应迟钝。研究人员将这种现象称为"睡眠三明治效应"，即睡眠时间夹在两天摄取的咖啡因之间，慢慢减少到只剩几个小时。不幸的是，越来越多的人受到这种效应的影响。如今，近 33% 的美国人每晚睡眠不足 6 小时。[19]

咖啡因作用于大脑中的腺苷受体，而腺苷受体与睡眠、觉醒和认知有关。[20] 许多研究都证明，咖啡因会极大地干扰睡眠。2013 年，克里斯托弗·德雷克及其同事给三组受试者分别服用了 400 毫克咖啡因（这大约是 4 杯咖啡的咖啡因含量），一组受试者在即将入睡时服用，另一组在睡前 3 小时服用，还有一组在睡前 6 小时服用。[21] 与安慰剂对照组相比，这三组受试者都出现了睡眠中断的情况。然而，如前所述，咖啡因确实也有好处。所以简单地摒弃咖啡因并不一定是最好的方案。大量研究表明，每天喝 3~4 杯咖啡有助于延长寿命，还可以降低患心脏病、癌症以及神经系统疾病、代谢性疾病和肝脏疾病的概率。[22] 因此，最佳方案是合理地摄入咖啡因，并且搞清楚什么时候摄入咖啡因对身体不好。

我建议大家遵循以下原则：每天喝 3~4 小杯或中杯咖啡，或是含咖啡因的茶，但下午 3 点以后最好就不要喝咖啡了。如果你对咖啡因特别敏感，那么晚上也要避免喝所谓的无咖啡因饮品。以星巴克的无咖啡因咖啡为例，这种饮品每 480 毫升实际上可能含有高达 13.9 毫克的咖啡因。

酒

艾丹是一名 18 岁的大学生，他因为老是闷闷不乐跑来找我。一段时间以来，他的成绩不断下滑。每当考试临近，他就会焦虑得不行。我询问了艾丹平时的生活情况。他告诉我，因为知道第二天可以睡懒觉，周末就经常喝得醉醺醺的。而工作日的晚上得保持清醒，因为第二天早上必须早起。对于大学生或其他社交型饮酒者来说，这种饮酒模式很常见，也合情合理。"周末睡懒觉，酒后疲劳不再扰"，这话也有几分道理。可是，事情没那么简单。

我建议，在艾丹不喝酒的时候对他进行睡眠测试。结果发现，就算他不喝酒，睡眠质量也很差。特别是，他的快速眼动睡眠受阻，这可能会损害考试期间的记忆力，引发考前焦虑。

因为艾丹不愿意吃药，我便建议他试着戒酒一个月。虽然戒酒对他来说并不容易，可他还是做到了，并且颇有成效。他的焦虑缓解了，成绩也显著提高。一个月后，他又开始喝酒，但目前来看喝酒的次数没那么多了。如今，他算是弄明白了，酒对他的睡眠质量造成了多大的损害。

酒精是一种镇静剂，因此理论上会让人更快入睡。[23] 然而，入睡后不久，它就会扰乱正常的睡眠周期。我们在艾丹喝多的某天晚上观察了他的脑电波。前半夜，我们观察到慢波睡眠在增加。[24] 慢波睡眠是深度睡眠，在正常睡眠状态下，要入睡一段时间后才能进入慢波睡眠状态。虽然酒精能让人更快地进入深度睡眠，但后半夜的睡眠质量会很差，会让人在早上感到筋疲力尽。[25]

酒精还会抑制快速眼动睡眠，进而导致精神出现问题——比如，前面提到艾丹成绩下滑的现象。缺乏快速眼动睡眠，也会让身体难于应付凶险的情况。[26] 人在喝酒时，肠道细菌会发生改变，加剧肠道和大脑的炎症，降低迷走神经的保护镇静作用。[27] 无论是在喝醉的状态下还是在戒酒期间，杏仁核（脑部的情绪中心）都会被激活，进而加剧焦虑。

　　　　　　　　　　　　　　　　　　　　　　　　　饮食大脑

酗酒的人就算不喝酒，也会出现睡眠障碍。所以，像艾丹那样的周末狂饮者，就算工作日不喝酒，也休息不好。

因此，如果你想用酒来助眠，那么要意识到饮酒最终可能会弊大于利，哪怕只是看似无关痛痒的睡前小酌，放松一下。即使你觉得自己不是贪杯之人，但如果有睡眠问题，也要试着完全戒酒一个月左右，看看睡眠质量能否有所改善。

助眠食物

梅拉妮是一位美食博主，36岁。她每天都忙着试菜谱、制作视频、在社交媒体上发布图片、在线回复粉丝的问题等。从早到晚，脚不沾地。可是，等她终于可以上床就寝时，却睡不着。她经常要花两三个小时才能睡着，还常常会彻夜难眠。晚上11点上床，早上6点起，大多数情况下，她每晚只能睡着4小时。

她是真没办法了，才来找我看病。她曾试过早早关电视、睡前收好手机、不喝咖啡、数羊，但这些都没有用。于是，我们俩商量从饮食入手解决问题。

我们先搞清楚她日常饮食中较缺乏的食物都有哪些。她平时几乎不吃油性鱼类，于是我建议她吃点三文鱼、新鲜金枪鱼和沙丁鱼等。我还建议她在早餐的麦片中加入蓝莓，睡前喝一杯起镇静作用的洋甘菊茶或酸樱桃汁。

这样调整之后，梅拉妮的入睡难问题得到了有效解决，而且她整夜都睡得很香。那么，让我们来细看有哪些食物能够帮助我们酣然入梦。

ω-3 脂肪酸

ω-3 脂肪酸有诸多好处，其中就包括改善睡眠状况。许多动物研究表明，ω-3 脂肪酸可以减轻炎症，让人恢复正常睡眠。对于睡眠不足的大鼠来说，ω-3 脂肪酸还能保护大脑，破除记忆障碍。[28]

另外，越来越多的研究证明 ω-3 脂肪酸对睡眠有益。例如，2018年，莱拉·贾汉加德及其同事针对 50 位抑郁症患者做了一项研究。[29]结果发现，与服用安慰剂的患者相比，服用了 ω-3 脂肪酸的患者，其抑郁、焦虑症状得以有效缓解，情绪控制能力得以增强。随着时间的推移，睡眠质量也得到了改善。

要想拥有好睡眠，有一系列必要的因素。ω-3 脂肪酸对这些因素均有直接或间接的影响。[30]例如，有一些脂肪酸是前列腺素的前体，而前列腺素是大脑中用于促进睡眠的物质。另一些脂肪酸有助于产生褪黑素，而褪黑素是睡眠所必需的。[31]ω-3 脂肪酸还能提高睡眠效率并促进快速眼动睡眠。[32]

褪黑素

褪黑素是大脑中自然产生的一种激素，可调节身体的生理节律。曾有几项研究表明，褪黑素可以帮助人们入睡。而且当人体的生物钟被打乱时，褪黑素能够有效调整时差反应。褪黑素还可以调节睡眠周期，帮助治疗季节性抑郁症患者。

褪黑素可作为膳食补充剂食用，而某些食物天然含有褪黑素，包括鸡蛋、鱼、牛奶、大米和其他谷物（大麦和燕麦片）、水果（葡萄、石榴）、坚果（尤其是开心果和核桃）、种子（葵花子、芥菜籽和亚麻籽），以及各种蔬菜（芦笋、番茄、西蓝花和黄瓜）。

色氨酸

第三章提到的感恩节火鸡中的色氨酸会让人打瞌睡这一传说，并不总是真的。因为从食物中获取的色氨酸很难到达大脑。不过，有一点确信无疑，即当色氨酸进入人的大脑时，人会快速入睡。[33] 色氨酸会增加血液和大脑中的血清素和褪黑素，这两种物质都有助于我们轻松入睡。[34]

色氨酸可用于睡眠疗法。一般医生会以"间歇疗法"的方式给药，即要求患者服用药物几周，然后停药几周，之后再次开始服用。我想再次强调，服用色氨酸等补充剂时，必须谨遵医嘱。事实上，在美国，色氨酸是一种受管制的膳食补充剂，而在加拿大，色氨酸则是一种管制药物。

如果你不想服用色氨酸补充剂，希望尽可能从食物中获取色氨酸的话，那就请记住我们对感恩节传说的推论：虽然大脑吸收不了大部分食物含有的色氨酸，但色氨酸与碳水化合物一起吃会有效助眠，比如同时食用火鸡和土豆泥。同样的营养组合法也适用于牛奶配麦片（一定要选择健康、低糖的全麦麦片）、全麦吐司配花生酱或全麦饼干配奶酪。以上所有的零食组合都可以帮助我们更好地入睡。

南瓜、南瓜子、烤大豆以及煮熟的羊肩肉和金枪鱼，也都含有色氨酸。但这些并不是理想的睡前零食。如果入睡困难，可以试试在晚餐时，弄点儿这些食物搭配碳水化合物一同食用。

L- 鸟氨酸

我们之前讨论过，有 9 种人体必需的氨基酸不能由身体合成，必须从食物中获取。与色氨酸一样，L- 鸟氨酸也是一种人体必需的氨基酸，能够在人疲劳时改善睡眠质量。[35] 它是由含有 L- 精氨酸的食物在体内作用产生的。

要获取 L- 精氨酸，最简单的方法是，吃完整的蛋白质来源食物。也就是说，这些食物包含人体无法自行合成的 9 种必需氨基酸。肉类、家禽、鱼类、鸡蛋、大豆和藜麦都属于这类食物。

洋甘菊

在第三章论述哪些香草有助于减轻焦虑时，我提到了洋甘菊。而洋甘菊最常见的用法是制成助眠剂。我敢肯定，你一定听说过洋甘菊茶可以帮助我们入睡这种说法。这是有充分依据的：洋甘菊作为现存最古老的香草之一，已被科学证明疗效显著。

2017 年，穆赫辛·阿迪卜 – 海巴盖里及其同事针对 60 岁以上的人做了一项睡眠研究。这些人连续 28 天每天服用 200 毫克洋甘菊提取物胶囊或安慰剂。[36] 研究发现，服用洋甘菊提取物胶囊的老人的睡眠质量明显提高。2019 年，一项针对所有关于洋甘菊茶和睡眠的研究的荟萃分析表明，洋甘菊茶对改善睡眠质量非常有效。[37]

洋甘菊的镇静作用主要归功于它所含的一种叫作芹菜素的成分。这是一种黄酮类化合物，它与地西泮和阿普唑仑（镇静剂）一样会与大脑中的受体结合发挥作用。[38]

获取洋甘菊最常见的方法是喝洋甘菊茶（确切地说，这是一种"补液"，因为洋甘菊茶里没有真正的茶）。不同种类的茶里洋甘菊的含量各不相同，所以很难判断一杯茶里含有多少洋甘菊。无论怎样，我建议大家每天喝上 1~3 杯（每杯 240 毫升）洋甘菊茶，最后一杯放在傍晚喝，这样准备睡觉时就可以彻底放松，而且如果需要，也有足够的时间在睡前去趟洗手间。

因为洋甘菊会与镇静剂、血液稀释剂和止痛药相互作用，所以饮用洋甘菊茶之前，请先咨询一下医生。此外，如果对豚草、雏菊、万寿菊过敏，就不要饮用洋甘菊茶了，因为你有可能也对洋甘菊过敏。

其他微量营养素

除了洋甘菊，还有其他许多天然存在的化合物可以改善睡眠，包括 γ- 氨基丁酸、钙、钾、褪黑素、维生素 B_6 和十六碳烯酸。膳食补充剂含有许多这些物质，有些食物也含有。

大麦草粉富含抗氧化剂、钾等电解质和 γ- 氨基丁酸，这些物质都可以保护大脑并帮助我们入睡。[39]

玛卡和萝卜同属十字花科，产自秘鲁和中国等地，闻起来像奶油糖果，含有钙元素、钾元素和脂肪酸等，也有助于睡眠。[40]

人参的花和叶会刺激大脑中促进睡眠的 γ- 氨基丁酸受体，因此也能够助眠。[41] 人参也叫亚洲人参、中国人参或红参，我们切勿将其与美国人说的那种西洋参混为一谈（这两种东西的功效可能相反，我将在下文论述）。

灵芝是一种产自东方的真菌，也能刺激 γ- 氨基丁酸受体并促进睡眠。[42]

生菜含有一种叫乳酸菌素的物质，被认为能够发挥镇静作用。[43]

樱桃富含多酚和维生素 C。[44] 因此，它可以用于消炎并促进睡眠。酸樱桃汁已被证实能减轻失眠症状。[45] 2018 年，杰克·洛索及其同事让 11 名受试者持续两周每天喝樱桃汁或安慰剂，结果发现樱桃汁增加了睡眠时间并提升了睡眠效率。[46] 虽然这是一项小型研究，但它为人类提供了樱桃汁可作为助眠剂的第一个证据，让人们认识到樱桃汁可以增加色氨酸的可用性并减轻炎症。

抗疲劳的食物

如果睡得不好，显而易见的后果就是感觉疲劳，这是顺理成章的事情。精力不足，就无力应付生活中各种各样的麻烦。但是，睡眠不足远不是导致疲劳的唯一原因。人的身体和大脑无法高效运转的原因多种多样。如果你总是觉得疲惫不堪，就得找医生看看。因为疲劳可能源于许多严重的疾病，例如心脏病和甲状腺疾病等。排除了这些疾病因素之后，就要考虑如何通过加强营养提高精力水平。

消炎食物

疲劳的原因之一是慢性低度炎症，这可能由多种因素引起，包括肥胖、抑郁和慢性疼痛。当身体出现炎症时，大脑可用的能量就会减少。这是因为轻度炎症会触发产生能量的化学途径中的代谢开关关闭。这样不仅大脑可用的能量会减少，而且损害脑组织并降低胰岛素敏感性的有毒自由基会增加。

因为有这个循环，促发炎症的食物会减少人体内的能量供应。为了减轻炎症，食用消炎食物很重要。[47]迄今为止，本书已经介绍了大量消炎食物。而消炎饮食的核心原则如下：

- 人脑 60% 的成分是脂肪。为了发挥大脑的最佳性能，需要持续给大脑供应 ω-3 脂肪酸——每天 2~3 克 EPA 和 DHA 的组合。

- 减少 ω–6 脂肪酸摄入量是维持 ω–3 脂肪酸与 ω–6 脂肪酸平衡的关键。摄入过量的 ω–6 脂肪酸会使身体产生诱发炎症的化学物质。ω–6 脂肪酸常存于玉米、红花、葵花子、葡萄籽、大豆、花生和蔬菜等的油中。而且我们应该少吃点蛋黄酱、沙拉酱以及大多数加工食品和快餐食品。

- 多吃些五颜六色的富含非淀粉物质的蔬菜，这样能够增加多酚的摄入。多酚通过各种途径对抗炎症。多酚的其他来源包括：丁香、八角茴香、可可粉（天然、非碱化）、墨西哥牛至、黑巧克力、栗子和亚麻籽粉。[48] 红茶和绿茶、黑莓、麝香葡萄籽、苹果原醋、肉桂和超级水果（如马基莓）等，这些食物都有利于消炎。[49]

- 采用消炎饮食模式，必须保持胰岛素稳定，可以食用富含健康脂肪（油梨、黑巧克力、橄榄、奇亚籽、椰子、杏仁、美洲山核桃和核桃）和天然脂肪的全植物性食物以及天然化学物质。[50] 还得多吃蔬菜，比如花椰菜、青豆和西蓝花。

如果遵循上述这些原则，身体就会较少出现炎症，人也会更加精力充沛。[51]

镁元素和锌元素

20 多年前，研究人员发现慢性疲劳综合征患者的红细胞中镁元素含量较低。当补充了镁元素之后，他们感觉更有活力。[52]

镁元素可以消炎，还可以放松神经系统。例如，当我们运动时，乳酸会在血液中积聚，从而导致四肢疲倦和酸痛。然而，镁元素可以防止乳酸堆积，从而有助于缓解疲劳。[53]

镁元素的食物来源包括干烤杏仁、煮菠菜、干烤腰果、豆浆、熟黑豆和毛豆。

锌元素含量低也是慢性疲劳综合征的一个表现，补充锌元素可以改善和预防疲劳。[54] 缺乏锌元素非常普遍，世界上大约一半的人口因为饮食习惯而缺锌。为了补锌，可以吃些羊肉、南瓜子、火麻仁、草饲牛肉和鹰嘴豆。

维生素

维生素在保护大脑和提供能量方面发挥着重要作用。你大可以服用复合维生素来提高各种维生素的水平，但我还是建议尽可能多地通过天然来源获取维生素，也就是说要保持饮食中肉类、鱼类、蛋、水果和蔬菜的平衡。我接诊的维生素缺乏病患者的日常饮食会有明显的两极分化现象。他们要么不吃肉，要么很少吃水果和蔬菜。如果你觉得自己也缺乏维生素，请留意一下你一周的饮食情况，看看是否有这样的情况，然后想想该如何增加营养的多样性。这些年来，我遇到许多患者在饮食中添加柑橘类水果后，身体能量水平得以迅速提高。

下面展示各种维生素是如何为人体提供所需能量的（有关这些维生素的常见食物来源，请参见附录B）。

维生素 B_1：维生素 B_1 水平偏低会导致线粒体活性改变。由于线粒体是身体细胞的能量工厂，因此会减少能量的产生。神经元有很高的能量需求，所以它们特别容易因为缺乏维生素 B_1 而受到影响。

维生素 B_6：在慢性疲劳综合征患者体内含量较低。[55] 在动物的大脑中，维生素 B_6 缺乏会降低葡萄糖的转化利用程度。[56] 维生素 B_6 缺乏还会导致脑细胞之间的连接中断，从而降低信息处理的效率，自然也会让人感到疲劳。

维生素 B_6 缺乏病在孕妇或哺乳期妇女中很常见，也会由慢性酒精中毒而引起。

叶酸：与其他 B 族维生素缺乏病一样，叶酸缺乏病与慢性疲劳综合征有关。[57] 叶酸还参与全身细胞的发育。叶酸缺乏会导致发育不良，人也会因能量需求得不到满足而感到疲倦。[58]

贫血可能引起叶酸缺乏，使人产生疲劳感。例如，曾有一位 44 岁男性患者，因为持续一个月气短、疲劳、手指麻木并伴有刺痛感，而去了初级保健内科诊所看病。[59] 做了各种检查后，医生发现他患有一种通常由叶酸缺乏引起的贫血症，叫作巨幼细胞贫血。贫血会使身体器官无法获得充足的氧气，而让人感到疲劳。

虽然除贫血外，还有其他原因会让人感到疲劳，但我见过许多患者恰是因为饮食中缺乏富含叶酸的食物而致贫血。

维生素 B_{12}：有时候，维生素 B_{12} 的缺乏也会让人感到疲倦，例如脑卒中后的维生素 B_{12} 缺乏病。[60]

在第七章中，我介绍了维生素 B_{12} 的饮食来源。然而，在一些情况下，从食物中获取维生素 B_{12} 可能是不够的，例如，患有胃炎、贫血或克罗恩病的人不能仅依赖食物来源获取维生素 B_{12}。尽管对于口服维生素 B_{12} 是否足以提高维生素 B_{12} 水平还存在一些争议，但许多研究表明，口服维生素 B_{12} 还是能起点儿作用的。[61] 不过，有些人可能需要打针才能提高维生素 B_{12} 水平。医生可以监测人体内的维生素 B_{12} 水平，来判断是否需要补充。

维生素 C：维生素 C 是大脑中一种重要的抗氧化剂，[62] 疲劳是体内维生素 C 含量低的一种常见症状。

维生素 D：人体缺乏维生素 D 会引起脑损伤和炎症。[63] 维生素 D 有助于神经生长并协助生成脑组织。人体可以合成维生素 D，但需要直接晒太阳，不能透过窗户晒。当然，过度的阳光照射也会给身体带来类似皮肤癌这样的风险。低 SPF（日光防护系数）防晒霜一般不会影响维生素 D 的生成，但高 SPF 防晒霜可能会有影响。[64] 如果我说不要涂防晒霜，皮肤科的同事会表示反对，所以从营养来源获取维生素 D 就显得十分重要了。

维生素 E：当脂肪吸收不好时，人体就会缺乏维生素 E（也被称为 α- 生育酚）。因此维生素 E 缺乏病常见于患有消化系统疾病以及因囊性纤维化或乳糜泻等疾病而无法正常吸收脂肪的人身上。[65] 维生素 E 对发育中的神经系统也很重要，能够确保身体的能量需求得到满足。

辣椒素

辣椒素是赋予辣椒辣味的化合物。除了给食物增添美味的灼烧感，也有证据证明，辣椒素可以减轻实验大鼠的疲劳。[66] 对人类来说，每餐摄入 2.5 毫克辣椒素（每天 7.68 毫克）就可以恢复体内的能量平衡。[67]

辣椒素会影响葡萄糖的代谢，进而影响体能，而葡萄糖代谢是人体内获取能量的来源之一。[68] 辣椒素在进入肠道时，会触发大脑的迷走神经反应，调节食欲。这时候，辣椒素能够帮助大脑中的食欲调节中心有效地检测是不是已经吃饱了。[69] 越来越多的证据表明，辣椒素有减肥功效，很可能也有助于消除疲劳。

不同类型的辣椒，其辣椒素的含量差异很大，并且辣椒素含量与辣度呈正比。例如，一个中等辣度的墨西哥辣椒只含有 0.165~0.33 毫克辣椒素，而一个塞拉诺辣椒含有 0.396~1.518 毫克辣椒素。像泰国鸟眼椒和哈瓦那辣椒这样更辣的辣椒则能够有效地给人体提供辣椒素（如果你受得了的话）。

我建议不要一味地追求某种食物中的辣椒素含量，而是要尝试在饮食中加入更多辛辣食物。做饭的时候，可以稍微多加点辣椒，如果是买泰国、印度或其他国家的辛辣食物，就买比平时稍辣一点的口味就好。

记住，重要的不是"辣味"，而是辣椒素。换句话说，从非辣椒素化合物中获得辛辣味的食物，如芥末、辣根、黑胡椒和生姜等，不会像上面提到的那样影响能量平衡。[70]

其他香料

黑孜然（黑种草子）：一项针对大鼠的研究发现，黑孜然有助于缓解竭力游泳后大鼠的疲劳。众所周知，由于其抗氧化特性，黑孜然具有保护神经的作用。[71] 它还可以增加大脑中的乙酰胆碱，从而帮助肌肉收缩。

虽然黑孜然很不错，但我们还需要更多数据，尤其是来自人体研究的数据，才能确定它确实具有显著的积极作用。不过，烹饪时加入黑孜然终究也不会有什么坏处。市面上黑孜然可能以黑种草子、洋葱籽或小茴香的形式出售。黑孜然可用来做印度烤饼、孟加拉国炒土豆和腌制柠檬等。

姜黄：反复提起的姜黄素是姜黄中的活性成分，已有研究发现，姜黄素可以增加大鼠的肌糖原含量。[72] 糖原是一种重要的能量来源,有助于人类控制运动引起的炎症和肌肉酸痛,从而促进运动人群的身体恢复和表现提升。仅 100 毫克姜黄素就可以缓解疲劳。

西洋参

西洋参常以膳食补充剂的形式出售,可补充能量并缓解疲劳。有证据表明,西洋参会影响大脑的活动,特别是提高大脑中多巴胺、去甲肾上腺素和血清素的水平。因此,西洋参会促进大脑产生能量。

我们无法从食物中直接获取西洋参,但有时会将其添加到饮料和食物中。它可以作为补充剂。

食物就是能量

我希望通过本章向读者说明,食物能够以各种形式为我们提供能量。当然,通过食物获得的热量为我们提供了生命系统运转的燃料,而食物也可以是帮助我们身体休息的关键因素,能让我们思维更加敏捷,心态更加健康。

如果你睡不着(或醒着时感到疲倦),我建议你试试上面提到的饮食策略。养成良好的睡眠习惯很重要,也有人称之为睡眠保健。确保你有足够的睡眠时间,并保持稳定的睡眠习惯。确保睡眠环境黑暗且安静,避免在睡前看手机、玩电脑或看电视,因为这些会刺激人的大脑,让人保持清醒状态。白天小睡的时间不要太长,不然会扰乱夜间睡眠。

虽然人们很难把睡眠放在工作、育儿和娱乐等需求之前,但我坚持认为，睡个好觉是实现整体健康的基础。

失眠和疲劳备忘录

要多吃的食物：

- ω-3 脂肪酸：鱼类，尤其是多脂鱼，如三文鱼、鲭鱼、金枪鱼、鲱鱼和沙丁鱼。
- 褪黑素：鸡蛋、鱼、牛奶、大米、大麦和燕麦片、葡萄、石榴、开心果、核桃、葵花子、芥菜籽、亚麻籽、芦笋、番茄、西蓝花和黄瓜。
- 色氨酸：火鸡、其他肉类和鹰嘴豆，特别注意要与碳水化合物同食。
- L- 鸟氨酸：肉类、家禽、鱼类、鸡蛋、大豆和藜麦。
- 洋甘菊茶。
- 含有益微量营养素的食物：生菜、酸樱桃汁、大麦草粉、玛卡、人参、灵芝、芦笋粉。

抗疲劳：

- 消炎食物：ω-3 脂肪酸，含多酚的五颜六色的蔬菜。
- 矿物质：镁元素和锌元素。
- 维生素 B_1、维生素 B_6、叶酸、维生素 B_{12}、维生素 C、维生素 D 和维生素 E。
- 富含辣椒素的食物：辣椒，包括红辣椒、高山椒和墨西哥辣椒。

- 香料：黑孜然和姜黄。

要避免的食物：

- 咖啡因：不必完全戒断咖啡因，但要将摄入量控制在每天 400 毫克以下，并且下午 3 点之后就不要再摄入咖啡因了。
- 酒精：酒精虽然可以帮助你入睡，但也会干扰正常睡眠。

饮食大脑

第九章

双相情感障碍和精神分裂症：
L- 茶氨酸、健康脂肪和生酮饮食

　　提起严重的精神疾病，双相情感障碍和精神分裂症是大家最熟悉的。这两种病症广为人知，以至于在现代词典中已经变成了形容词。所谓"双相的"，就是指变化迅速而剧烈，比如一天之内，天气从冰天雪地到阳光灿烂，反之亦然。所谓"精神分裂的"，通常指一种人格分裂的状态。比如，一个情绪反复无常的老板，上一秒还在扬扬得意，下一秒就暴跳如雷。

　　不过这两种说法在某种程度上都是对精神疾病的错误解读。虽然双相情感障碍患者确实会经历情绪的剧烈变化，但情绪高涨或者情绪低落不会在瞬间发生变化，一般躁狂发作至少持续一周，而抑郁烦闷会持续两周或更长时间。

　　尽管从长期来看，精神分裂症与"人格分裂"存在某种关联，但实际上它们之间没有任何关系。后者更像是分离性身份识别障碍的症状。在医学文献里，精神分裂的症状分为阳性和阴性两种。阳性症状包括在健康人群身上不曾出现的精神异常行为，如妄想和幻觉。阴性症状是指那些影响正常行为的症状，例如言语不清或只是看起来孤僻、沮丧。

双相情感障碍和精神分裂症有相似之处。事实上，连一些精神科医生都分不清这两种病症。精神病的诊断有时候会存在争议，《精神疾病诊断与统计手册》中列出的标准并非完全基于研究结果，而是基于一系列症状。这些分类标准并不能在诊断时给予临床医生充分的参考。[1] 因此，确切地说，虽然双相情感障碍属于情绪障碍，而精神分裂症属于精神病，但双相情感障碍患者有时也会出现幻觉，这就让人很难区分这两种病。此外，精神分裂症患者有时也会出现情绪障碍，他们会看上去很暴躁或者怒气冲冲，于是有可能被诊断为双相情感障碍。

其实，有些研究人员认为根本就没有所谓的精神分裂症，而有些人则认为，基于一系列的表现——从情绪波动到带有精神错乱的情绪波动，最后发展为大部分时候都处于精神错乱状态——双相情感障碍和精神分裂症是存在的。[2] 按照传统观点，这两种病是不同的。因此我将在本章逐一介绍，大家会了解到，之前提到的饮食模式或多或少都会对这两种病的患者有些好处。

双相情感障碍

南希是我的老病号了。她 21 岁时，就在我这里被诊断为双相情感障碍。大约 10 年来，她一直吃 1 200 毫克规格的锂元素和氯硝西泮，情况一直很稳定。南希找了一份新工作，然后一切都乱套了。

南希感到压力很大，常常夜不能寐，静不下心。工作中，因为老是胡思乱想，她无法集中注意力。她发现，就算为了好好管理时间，精心整理了待办事项清单，最终也任务堆积如山，她好像怎么都完成不了。等回到家，南希也放松不下来，老是想着清单上那些待办事项。

持续不断的注意力分散、胡思乱想和过多的待办事项，使她的状况越来越糟糕，我意识到南希得了轻躁狂——一种不太严重的躁狂症，但还是很难治。因为坚持药物治疗，她的病情很长时间以来一直很稳定，所以我拿不定主意，到底要不要改变治疗方式。于是，我在了解了她的饮食情况后，才做了调整治疗方案的决定。我惊讶地发现，南希吃了好些我不让她吃的东西。由于压力大而且总是很忙，南希把早餐中的常规蛋白质奶昔换成了硬面包圈和松饼。她平时喝咖啡也比较多，因为这样才能在工作时稍微集中精力。晚上，南希还会喝几杯酒，想着这样能睡得好点儿。

你可能已经发现，一些熟悉的坏饮食习惯正在伤害她那脆弱的心境。为了让大家充分理解，我们来了解一下双相情感障碍状态下肠道和大脑之间的联系。

应激的肠道

双相情感障碍的主要症状之一是情绪容易发生剧烈变化，说得好听些，就是情绪不稳定。患有双相情感障碍的人可能会在一周左右的时间里都保持十分警觉的状态，以至于彻夜难眠，说话非常快，并且很难专注于任何事，这些都是躁狂的表现。大约一周后，患者可能会陷入抑郁，变得孤僻焦躁，并且对日常活动提不起兴趣。

双相情感障碍的严重性可不仅仅是剧烈的情绪波动。患有这种病的人会因各种并发症而过早死亡。例如，40% 患有双相情感障碍的青少年也患有肥胖症——该人群肥胖的概率是一般人群的两倍之多——事实上，许多治疗双相情感障碍的药物的副作用是让人发胖，这使得上述情况加重。和一般人群比较，双相情感障碍患者更有可能患上心血管疾病、糖尿病以及自身免疫性疾病。这就是为什么一些研究人员认为，双相情感障碍不仅仅是一种精神疾病，也是一种多系统炎症性疾病。[3]

我们之前说过，人体内持续的低度炎症通常与肠道紊乱有关。当这种遍及全身的炎症出现时，标志物 C 反应蛋白就会增加。当双相情感障碍患者处于抑郁或躁狂状态时，我们会发现患者体内的 C 反应蛋白增加了，这说明肠道炎症可能与情绪波动有关。

双相情感障碍和肠道炎症之间的联系听起来并不陌生。例如，肠易激综合征患者的双相情感障碍发病率是普通人群的两倍以上。[4] 还有一种罕见的情况，被称为抗生素躁狂症，这是由抗生素引起的双相情感障碍。[5] 事实上，双相情感障碍病例的数量越来越多，部分原因是新抗生素处方的滥用破坏了患者肠道微生物组的平衡。

我们还发现了与双相情感障碍相关的肠漏症状。我们可以通过追踪患者体内一种叫作脂多糖的肠道细菌细胞膜来观察血液中的肠道化学物质变化。在健康的人体中，脂多糖被限制在肠道内，但在双相情感障碍患者体内，脂多糖会泄漏出来，诱发炎症并使促炎性细胞因子增加，从而导致更严重的抑郁和情绪症状。[6]

下丘脑 – 垂体 – 肾上腺通路也会受到双相情感障碍的影响。当人处于压力之下时，一种叫作促肾上腺皮质激素释放因子的激素会受到刺激，双相情感障碍患者体内经常会有这样的情况发生。大概是肾上腺释放出皮质醇，帮助身体应对压力。然而，过多的促肾上腺皮质激素释放因子会使肠道更容易"渗漏"、更敏感。[7]

双相情感障碍患者的肠道内通常有异常类型的细菌，类似于炎性肠病中被发现的异常细菌。[8] 这使得肠道微生物群产生的几种常见的神经递质水平较低，包括γ- 氨基丁酸、去甲肾上腺素、血清素、多巴胺和乙酰胆碱。前面说过，对于大脑健康来说，这些神经递质保持适当的水平是必要条件。[9]

鉴于这一证据表明双相情感障碍与肠道微生物组之间关系密切，我们就有足够的信心实施饮食疗法了。让我们来看看哪些食物会损伤双相情感障碍患者的大脑，又有哪些食物能改善这类患者的大脑状况。

恶化双相情感障碍的食物和饮食习惯

躁狂发作和深度抑郁之间的波动使得通过营养干预治疗双相情感障碍变得难上加难。因为对躁狂症有益的食物可能对抑郁症不利，反之亦然，所以根据情绪波动调整饮食疗法很重要。对双相情感障碍起作用的食物包括我在第二章论述的用于治疗抑郁症的食物，所以如果有必要，不妨回忆一下。这里，我主要讨论与躁狂症和双相障碍相关的研究。

值得注意的是，之前提到的几种食物可能会与锂元素相克。[10] 几十年来，锂元素一直是治疗双相情感障碍的主要疗法，其应用如此广泛，以至于我们有必要参考不同食物对锂疗法功效的影响来确定患者的饮食计划。

西方饮食模式

这里，我们再一次看到了西方饮食模式的破坏作用。[11] 食用坏脂肪、精制碳水化合物、糖和肉类，很少吃蔬菜，对双相情感障碍患者的大脑是有害的。特别像我在论述时提到的那样，双相情感障碍患者会吃更多的碳水化合物和高能量食物。[12] 一些研究人员认为，吃糖和给人带来安慰的食物是双相情感障碍患者自我治疗的一种方式，但毫无疑问，不健康的饮食最终会造成生理上的自我破坏。

摆脱旧的饮食习惯，拥抱地中海饮食模式对治疗双相情感障碍是有好处的。[13] 然而，双相情感障碍患者很难坚持吃健康的食物。这类患者很难放弃高脂肪、高糖饮食。因为近 10% 的此类患者都患有暴食症，无法控制自己的饮食。[14] 2017 年，马蒂亚斯·梅洛发现，双相情感障碍患者也会发生夜食症，也就是说，他们白天吃得很少，晚上又吃得太多，有时甚至从深度睡眠中醒来时还想吃东西。这种吃法绝对是不健康的。[15]

如果有足够的帮助和支持，双相情感障碍患者是有可能改变饮食习惯的。有研究发现，双相情感障碍患者能够做到降低体重指数。还有研究发现，在护士和生活方式导师的关照支持下，患者会有所转变。由于对双相情感障碍患者来说，实施营养干预的难度很大，所以在此过程中获得大家的支持很重要。[16]

采用地中海饮食模式替代西方饮食模式就很好。不过除此之外，另一种饮食模式对双相情感障碍患者来说可能更好。初步数据和病历表明，以高脂肪和低碳水化合物为特征的生酮饮食具有稳定情绪的作用。[17] 2019 年，伊恩·坎贝尔和哈里·坎贝尔基于生酮饮食对稳定双相情感障碍患者的情绪有什么帮助做了调查。[18] 他们分析了在线论坛中 274 条关于三种饮食模式对情绪有何影响的评论。这三种饮食模式包括生酮饮食模式、富含 ω-3 脂肪酸的饮食模式和素食模式。与其他饮食模式相比，人们在描述生酮饮食模式时，更经常地提到"情绪稳定"这个字眼。

生酮饮食能够对双相情感障碍产生积极影响，其原因有很多。比如，这种饮食模式会影响谷氨酸 /γ- 氨基丁酸传递，减少氧化应激和降低整体炎症。[19] 最重要的原因也许是，生酮饮食能够使线粒体——细胞的能量制造者——更好地工作。有研究发现，线粒体功能障碍与双相情感障碍相关。[20]

生酮饮食模式是指以高脂肪、适量蛋白质和极低碳水化合物为特征的饮食模式。这里，我就不详细介绍如何实施生酮饮食了。因为现在减肥是流行趋势，所以读者能找到大量关于如何实施生酮饮食的信息。我推荐大家读乔希·阿克斯博士写的那本《生酮饮食》来全面了解这种饮食模式。

请注意，生酮饮食既有短期副作用，也有长期副作用。开始生酮饮食后，你可能会出现恶心、呕吐、头痛、疲劳、眩晕、失眠、运动耐力下降和便秘等症状。这组症状也被称为"酮流感"，可能会持续几天到几周时间。确保摄入足够的液体和电解质有助于对抗其中一些症状。长期不良反应包括脂肪肝、血液中蛋白质含量低、肾结石以及维生素和矿物质缺乏。如果你想尝试生酮饮食，请务必先咨询一下医生。

咖啡因

兰迪 20 岁，是一名文学专业的学生，正在琢磨着转变自己的性别角色（来找我看病时，她更愿意我用男性代词指代她）。那段时间对兰迪来说极具挑战，压力是诱发"他"患上双相情感障碍的一个因素，"他"曾经整整 3 周没睡过觉，翻越过高速公路隔离带，甚至幻想自己是耶稣，要拯救世界。最后兰迪不得不住院，我见到"他"时，"他"已经入院 6 个月了。

在我开始给兰迪治疗时，药物治疗已经稳定了"他"的病情，是时候开始治疗"他"的性别焦虑症了。可是 2 个月疗程后，"他"的双相情感障碍又复发了，临床症状表现为过度兴奋，双手出现震颤——我很担心这一点，因为手部震颤可能是由高浓度锂中毒引起的。有同事觉得，面对这个让兰迪痛不欲生的疾病，我们恐怕应该放慢进度，对"他"进行保守治疗。然而，某一次我们交谈时，兰迪坦白说"他"一直在喝功能饮料，不是每天喝一两罐，而是喝 8~10 罐。

大学生喝功能饮料很常见。[21] 红牛、Amp（百事可乐公司品牌）、魔爪、Rockstar（美国能量饮料品牌）、Rip It（国民饮料公司能量饮料）、烈火战车（可口可乐公司品牌）等功能饮料，号称能够给予他们能量，让他们精力充沛地学习和玩乐。每份 240 毫升的功能饮料，就含 80~141 毫克咖啡因（而 1 罐饮料的含量通常远超 240 毫升）。这样的咖啡因摄入量对任何人来说都太多了，而对于双相情感障碍患者来说意味着陷入躁狂的风险。好些病历都证明，功能饮料与双相情感障碍患者的躁狂症状相关。[22]

幸运的是，兰迪体内的锂含量还没有达到中毒的水平。"他"震颤是由于身体受到了咖啡因的刺激。我征求了兰迪的意见，询问"他"是否愿意在我的直接指导下逐渐减少咖啡因的摄入量——这种事必须小心翼翼，因为咖啡因戒断也会导致体内锂含量飙升。"他"同意了，在接下来的 8 周内，我们慢慢地减少咖啡因的摄入量，从每天 8 ~ 10 罐功能饮料减少到早上只喝 1 杯咖啡。兰迪的躁狂症状消失了，而且即使没有咖啡因，"他"也可以聚精会神地学习，手不再抖得连记笔记都做不到了。

为什么咖啡因对双相情感障碍患者有害？这不难理解。低剂量的咖啡因能够提振情绪，这很可能是大脑中多巴胺和腺苷受体之间相互作用的结果。大剂量摄入咖啡因，会致使人的情绪异常亢奋，从而带来危险。[23] 咖啡因还会扰乱睡眠模式，这是另一个容易引发躁狂症的因素。[24]

不幸的是，目前还没有关于咖啡因对双相情感障碍患者有负面影响的对照试验。不过，在兰迪的例子中，我们发现出于常识进行试验性停止咖啡因摄入，长远来看可能会带来好处。对于大多数双相情感障碍患者来说，有个常规标准，即每天的咖啡因摄入量不要超过 400 毫克。请记住，减少咖啡因摄入量必须循序渐进。如果突然戒断，本已脆弱的大脑就会乱作一团，还会让服用锂元素的患者陷入危险境地。

钠水平的变化

莫里斯，45 岁，牙买加裔美国人，因为患有双相情感障碍，来找我看病。在短短几周内，我们稳定了他的躁狂症，锂治疗厥功至伟，犹如奇迹。他的血锂浓度为 1，数值非常好（理想数值范围在 0.6 ~ 1.2）。

但让我始料未及的是，在给他治疗了约 6 个月后，莫里斯被查出患有高血压。他的初级保健医生要求他坚持低盐饮食。从高血压的治疗角度来看，这是对的。然而，低钠饮食可能会增强肾脏对锂元素的再吸收，导致血液中的锂含量飙升。最终这会导致肾功能衰竭，对高血压患者来说是个大问题。

莫里斯出现了颤抖和腹泻的症状。我怀疑他是锂中毒。化验显示他的血锂浓度为 1.5。平衡锂元素对高血压患者的影响是个棘手的问题，所以我们调整了用药，慢慢减少锂元素的用量。莫里斯的颤抖症状消失了，可以重新开始低盐饮食，而且不会产生副作用。

莫里斯的案例并不罕见，双相情感障碍患者常伴有高血压。事实上，一些初期数据显示，双相情感障碍和高血压有很多相同之处。[25] 甚至还有一些病历表明，维拉帕米（冠状动脉扩张药）和 β 受体阻滞剂等抗高血压药物可能对治疗双相情感障碍有效。这两种疾病都会增加脑卒中、甲状腺疾病和糖尿病的患病概率。

所以，对正在服用锂元素的患者而言，保持钠摄入平衡很重要。如果患者因为多种疾病找了好几位医生诊治，就一定要让每位医生充分了解自己接受的每一种治疗。

麸质

最近，有研究发现，双相情感障碍患者体内的麸质相关抗体会升高，这说明躁狂发作可能与血清中抗麦胶蛋白（小麦中存在的一类蛋白质）抗体水平升高有关。[26] 换句话说，双相情感障碍患者更有可能患乳糜泻或非腹腔麸质敏感性。

有研究发现，双相情感障碍患者体内的 ASCA（一种与炎性肠病和乳糜泻相关的标志物）数值会升高。[27] ASCA 阳性的患者罹患双相情感障碍的可能性是正常人的 3~4 倍。换句话说，有证据表明，双相情感障碍患者的免疫系统处于失衡状态，肠道内壁受损时，食用含有麸质和牛奶酪蛋白的食物可能会引发免疫反应。

病历研究和基础科学研究发现，坚持无麸质饮食对此类患者可能会有帮助。因此，我会建议我的患者坚持一周的无麸质饮食，来看看他们的情绪稳定性是否会得到改善。

酒精

2006 年，本杰明·戈尔茨坦及其同事进行了一项研究，调查了 148 位双相情感障碍患者，想弄清楚饮酒与双相情感障碍之间是否有关系。[28] 参与研究的患者都不酗酒；男性每周饮酒量少于 4 杯，女性则每周少于 1.5 杯。尽管饮酒量并不大，这些一周饮酒量接近 4 杯的双相情感障碍男性患者与不太饮酒的患者相比，躁狂发作次数更多，去急诊室的次数也更多。饮用烈酒对他们来说尤其危险。对于女性来说，喝的酒越多，陷入抑郁和轻躁狂的可能性就越大。

还有一些研究发现，大量饮酒会使双相情感障碍患者面临患抑郁症的风险，而且饮酒会使患者因为不遵守药物治疗方案，而面临更高的风险。[29] 过量饮酒可能会减缓双相情感障碍的康复，使躁狂发作的概率增加。[30]

总之，这些研究都是强有力的证据，表明双相情感障碍患者应该戒酒，或者至少严格限制饮酒量。

葡萄柚汁、酪胺与其他可能妨碍药物治疗的食物

如前所述，虽然早餐喝点儿酸酸甜甜的葡萄柚汁貌似没有坏处，还能让人活力满满地开启新的一天，但要注意，葡萄柚会抑制肝脏中

代谢某些药物（包括抗抑郁药、抗焦虑药、情绪稳定剂、兴奋剂和抗精神病药）的酶，进而增加服药期间的血液浓度。[31] 要知道，以上所有类型的药物都是治疗双相情感障碍的常用药。

对于服用 MAOI 抗抑郁药的双相情感障碍患者来说，重要的是，要避免食用含有氨基酸酪胺的食物，因为这些食物可能会抑制药效，导致需要紧急治疗的血压飙升。

富含酪胺的食物，包括陈年奶酪、陈年或腌制肉类、蚕豆、马麦酱（浓缩酵母提取物）、酸菜、酱油和啤酒。关于富含酪胺的更多食物，请咨询医生。

稳定情绪的食物与膳食补充剂

ω-3 脂肪酸

ω-3 脂肪酸能通过保护大脑来增强心理健康，作用方式多种多样。一些令人鼓舞的迹象表明，ω-3 脂肪酸可以用于治疗双相情感障碍。2003 年，精神病学家西蒙娜·诺亚西尔和约瑟夫·R. 希本发现，食用更多海鲜（ω-3 脂肪酸的主要来源）的人，患双相情感障碍的概率较低。[32] 2011 年，大卫·米斯考伦及其同事，对 6 项临床试验进行了荟萃分析。在这些试验中，患者随机服用 ω-3 脂肪酸补充剂或安慰剂。[33] 尽管受试者的躁狂症状没有改善，但研究证明这些药剂对抑郁症状有显著功效。这点倒也不足为奇，我在第二章就解释过这一点。因为 ω-3 脂肪酸对抑郁症状能够产生广泛的益处，我建议双相情感障碍患者长期坚持通过饮食摄入 ω-3 脂肪酸。

N- 乙酰半胱氨酸

2018 年，雅伊尔·苏亚雷斯及其同事报告说，当双相情感障碍患者坚持 16 周合并服用阿司匹林和 N- 乙酰半胱氨酸补充剂后，其抑郁症状消失了，和服用安慰剂的患者相比，效果更明显。[34] 这证实了早期的研究发现，即 N- 乙酰半胱氨酸对治疗双相情感障碍是有效的。然而，最近有一项研究却证实上述发现不完全正确，表明补充 N- 乙酰半胱氨酸可能不适用于所有患者。[35]

从第七章中关于强迫症的论述可知，N- 乙酰半胱氨酸是氨基酸半胱氨酸的衍生物。它具有抗氧化性，能减轻炎症，因此可以保护脑组织免受自由基的损害。N- 乙酰半胱氨酸无法从食物中直接获取，但它在体内会转化为半胱氨酸。而洋葱、大蒜、蛋黄、燕麦、抱子甘蓝、西蓝花、红辣椒、小麦胚芽、酵母和乳制品（如里科塔奶酪、茅屋奶酪和酸奶）都含有半胱氨酸。

天然叶酸和合成叶酸

2017 年，我在麻省总医院的同事安德鲁·尼伦贝格，和其他同事一起对双相情感障碍患者进行了一项关于 L- 甲基叶酸盐——天然叶酸的一种——的实验。[36] 他们发现，大多数患者在服用 L- 甲基叶酸盐后，抑郁程度有超过 50% 的改善。

另一项研究表明，在接受锂治疗的双相情感障碍患者中，200 微克合成叶酸可以给予他们保护，防止病情复发。[37] 然而，随后的一项实验发现，虽然补充叶酸可能会缩短症状显现的时间，但和安慰剂相比，并不能更好地预防情感障碍的出现。[38] 也就是说，叶酸和丙戊酸钠（一种用于治疗躁狂症的药物）一起服用，会带来让人意外的效果。[39]

富含叶酸的食物包括芦笋、绿叶蔬菜、香蕉、豆类（煮熟的扁豆和菜豆）、柑橘类水果（橙子、柠檬、酸橙等，但记得不要吃葡萄柚）、甜菜、鸡蛋、油梨、小麦胚芽、杏仁和亚麻籽。

镁元素

1999 年，安杰拉·海登及其同事给表现出严重的、抗拒治疗的躁狂症患者静脉注射了硫酸镁，治疗过程持续了 7~23 天。[40] 在输液期间，受试者仅需很少剂量的双相情感障碍药物就能稳定病情。有超半数的患者，其临床症状有显著改善，没有令人望而却步的副作用发生。

在此两年前，有研究发现，至少有 50% 的患者口服镁制剂的效果可以媲美服用锂元素的效果。[41]

这两项研究结果与其他研究相互印证，都表明没有接受药物治疗的双相情感障碍患者，体内镁含量较低。还值得注意的是，锂元素会增加血液中的镁含量，锂元素之所以能有效治疗双相情感障碍，可能是因为这一点。

虽然镁元素用于治疗双相情感障碍的有效证据并不确凿，但在膳食中添加坚果、菠菜、黑豆、毛豆、花生酱和油梨是值得一试的方法。

锌元素

2016 年，马尔钦·西韦克及其同事发现，双相情感障碍患者处于抑郁状态中时，体内的锌含量会降低。[42] 另一项研究表明，对于双相情感障碍女性患者来说，体内锌浓度越低，抑郁程度越严重。[43]
而她们处于躁狂状态、轻躁狂状态或缓解期时，体内锌元素的水平
正常。

这两项结论与我曾在第二章中论述的用锌元素来对抗抑郁症状的
方式高度吻合。我强烈建议双相情感障碍患者摄入足量的锌元素，尤
其是在抑郁阶段。锌元素的膳食来源包括海鲜（尤其是熟的牡蛎）、
瘦牛肉、家禽和蛋黄。豆类、坚果和全谷物也含有少量的锌元素。

精神分裂症

爱丽丝是我接诊过的一位患者，28 岁，患有精神分裂症。我刚
开始给她治疗的时候，爱丽丝总说有来自地狱的使者在跟踪她。爱丽
丝去看布鲁斯·斯普林斯汀的演唱会时，笃定人群中有一伙穿着皮夹
克、戴着墨镜的男人在偷拍她。据爱丽丝说，这伙人还在她去看感恩
而死乐队和滚石乐队的演唱会时跟踪过她。我问爱丽丝这伙人为什么
要跟踪她时，她环顾四周，悄悄告诉我："我发过誓要保密，所以很
抱歉不能告诉你。"

这些话听着很离谱，但当时，对我来说，爱丽丝的故事其实没那
么非比寻常。我见过很多类似的患者，男女都有，他们都觉得地狱使
者在找自己麻烦。这种症状是偏执妄想的一种表现形式。我给爱丽丝
开了一种叫作氯氮平的抗精神病药，她服用后病情有所好转。症状尽
管从未完全消失，但已不再严重到干扰生活了。爱丽丝的脑子里不再
响起奇怪的声音，心中的恐惧也消散了许多，总算可以正常地生活
了。短短一段时间后，爱丽丝就通过了普通教育发展考试（General
Educational Development Tests），拿到了文凭，而且找了一份行

政助理的工作。

此后的 10 年里，她一直健健康康。后来，爱丽丝交了一个男朋友。没过多久，我惊讶地发现她病情复发。不知是不是因为这段恋情让她感到困扰，但在问了爱丽丝的饮食状况后，我注意到一个很大的变化。爱丽丝和男友每周都会下馆子好几次。她跟我说，下馆子时经常会吃面包，而此前她很少吃小麦制品；喝酒的次数也变多了，甚至每晚都会喝上几杯红酒。

说到这儿，大家是不是也嗅到危险的信号了？我们先来探讨一下精神分裂症所涉及的肠、脑联系，然后再仔细分析爱丽丝的新饮食模式是如何对她造成伤害的。

失常的肠道

无论精神分裂症患者接受的是药物治疗还是非药物治疗，他们的肠道细菌多样性都很少，而且这些患者的肠道里有一些健康人肠道里没有的特殊细菌。

有研究发现，把精神分裂症患者的粪便移植到大鼠体内时，实验组大鼠会表现出精神分裂症的症状。[44] 这些大鼠的行为与其他方式诱发的精神分裂症样大鼠的行为类似。这项动物研究有力地证实，肠道细菌的变化会改变脑化学反应。

和双相情感障碍患者一样，精神分裂症患者的肠道问题也比健康人群更多。他们更容易患肠炎、食物不耐受症以及肠壁缺陷导致的肠漏症。一项关于精神分裂症和胃肠道炎症关系的人体解剖研究显示，82 个样本中有 50% 患有胃炎，88% 患有肠炎，92% 患有结肠炎，以上均是严重的肠道炎症。肠易激综合征患者中有 1/5 同时患有精神分裂症。[45]

由于肠道功能和肠道细菌与常人有异，精神分裂症患者还可能免疫力低下。这意味着，精神分裂症患者更容易受到细菌感染，从而导致使用抗生素的概率更高，而抗生素则可能杀死正常的肠道细菌。[46]

精神分裂症患者不只是肠道细菌与健康人群的不同。他们的口腔和喉咙中的细菌也与健康人群有所不同——这是我们在之前讨论的其他病症中从未发现的。[47] 如果说消化系统是从口腔通向肛门的一条长而复杂的通道，那么可以说精神分裂症患者的整个消化道都受到了影响。

因此，我要再次强调，饮食在治疗精神分裂症中发挥着重要的作用。我们首先来看看，对这类患者来说，哪些食物是禁忌食物。

恶化精神分裂症的食物

西方饮食模式

2015 年，敦贺光嗣及其同事将 237 名精神分裂症患者或分裂情感障碍（类似于精神分裂症，但伴有抑郁或躁狂症状）患者与健康对照组进行了比较，来观察饮食习惯是否增加了患精神疾病的风险。[48] 为了进行此项研究，研究人员将受试者分为两组，让他们遵循不同的膳食模式。一组遵循蔬菜膳食模式，另一组遵循谷物膳食模式。遵循蔬菜膳食模式的受试者吃大量绿叶蔬菜、海带、土豆及豆腐、纳豆等豆制品。与之相对，遵循谷物膳食模式的受试者则吃大量的米饭、面包和糖果。

研究人员在查看结果时，发现了一个有趣的现象。谷物膳食模式与精神分裂症相关，在这一组受试者中，精神分裂症与较高的不健康脂肪与总热量的比例相关。

另一项研究发现，精神分裂症患者更喜欢吃含有大量不健康油脂的食物。虽然造成这种情况的潜在原因有很多，但一个主流观点认为精神分裂症患者大脑中的能量供应不足，因此脂肪分解速度更快。[49]

这些听起来是不是很熟悉？西方饮食模式的特点就是包含大量坏脂肪、高 GI 碳水化合物和糖。在精神分裂症患者的试验中，我们再次验证它对大脑有极大损伤。精神分裂症患者可以通过转向富含蔬菜和好脂肪的饮食来改善病情，比如我之前论述过的地中海饮食模式。

麸质

精神分裂症可能与麸质有关的这一观点可以追溯到 1966 年，当时作为医生和内分泌学家的弗朗西斯·多汉以二战期间小麦消费与精神分裂症之间的相关性为主题写了一份报告。[50] 如今，相关研究仍在继续，人们还在探索这两者之间有什么样的联系。

精神分裂症患者患乳糜泻的概率几乎是普通人的 2 倍。大约 1/3 的精神分裂症患者体内含有抗麦胶蛋白抗体——这一比例大约是普通人群的 3 倍，这种抗体会引发乳糜泻和非腹腔麸质敏感性。[51]

2018 年，阿纳斯塔西娅·莱温塔及其同事做了一项综述研究，旨在确定无麸质饮食是否对精神分裂症患者改善病情有所帮助。[52] 他们回顾的 9 项研究中有 6 项表明，无麸质饮食可以增强机体功能并缓解病情。

2019 年，迪安娜·凯莉及其同事针对 16 名精神分裂症患者或分裂情感障碍患者做了一项研究。这些患者体内的抗麦胶蛋白抗体含量均有升高现象，但并没有人患有乳糜泻。[53] 在 5 周内，受试者遵循标准化的无麸质饮食模式，每人每天可食用 1 次含有 10 克面粉或黏米粉的奶昔。

总的来说，与食用麸质的受试者相比，遵循无麸质饮食模式的受试者，其临床表现得以改善。他们的注意力更集中、胃肠道副作用更少，社交退缩和情感淡漠等阴性症状也得到了改善。尽管幻觉等阳性症状没有得到改善，认知障碍也没有好转，但总体效果是明显的。

显然，所有的精神分裂症患者至少都应该尝试一下无麸质饮食模式。第三章和第五章已经论述过怎样避免饮食中的麸质，所以在此不再赘述。不过有些食物显然是这类患者不能吃的，比如普通面包、意大利面、比萨和谷物。麸质也可能出现在一些让人意想不到的食物中，比如酱油、罐头汤、甘草、人造蟹肉、肉汤、啤酒以及含有麦芽醋、麦芽调味剂和麦芽提取物的食品。

糖

食用精制糖是导致精神分裂症的一个危险因素。据证实，食用精制糖会对精神分裂症患者造成不良后果，因为与正常人群相比，精神分裂症患者罹患糖尿病的风险更高。[54]

回顾之前 10 项评估精制糖、早餐麦片和含糖饮料对健康的影响的研究，发现患者食用这些有害物质越多，患精神病的可能性就越大。[55] 这些研究大多是观察性研究，因此研究结果并不十分确定。但是，我们仍然要告诫精神分裂症患者尽可能减少糖的摄入量。

酒精

饮酒会使精神分裂症的临床表现复杂化。超过 6% 的精神分裂症患者有危险饮酒史。患者一般都是在发病之初开始饮酒，因此酒精本身并不被认为是导致精神分裂的原因，但患者表现出的各项阴性症状可能是酗酒的后果。[56]

曾有一项研究考察了酗酒对一位正在接受定期药物注射治疗的精神分裂症患者有什么影响，而这名患者注射的是一种名为氟奋乃静的抗精神病药。[57] 结果发现，每周饮酒超过 20 杯的人比偶尔饮酒或不饮酒的人更易复发精神分裂症。他们也更频繁地表现出阳性症状，如幻觉和妄想。还有研究证实，饮酒会使人多疑，并且精神分裂症患者通常会在饮酒后出现更多的幻觉，也更偏执。[58]

酒精会加重精神分裂症的症状，因为它会放大患者大脑中已经存在的异常负面反应。例如，酒精可能会使精神分裂症患者本已体积减小的脑白质和本已变化的海马体状况更加不好。[59] 因此，我建议精神分裂症患者少喝酒或干脆戒酒。但我也发现，如果坚持让患者完全戒酒，他们会觉得受到了不公平的限制，所以我会建议他们每周喝酒不超过 1 杯，可以在周六晚餐时喝上一点。

"重启现实" 的食物

ω-3 脂肪酸

2009 年，保罗·阿明格及其同事针对 81 位具有精神疾病"超高风险"的患者进行了研究。[60] 这些受试者没有接受过抗精神病药的治疗。在 12 周内，实验组补充了 ω-3 脂肪酸，对照组则服用了安慰剂，研究人员分别对他们进行了阶段性监测。在为期 12 个月的研究结束后，ω-3 脂肪酸实验组 41 位受试者中有 2 位（4.9%）出现了精神疾病症状，而安慰剂对照组 40 位受试者中有 11 位（27.5%）出现了症状。与安慰剂相比，ω-3 脂肪酸显著减轻了精神疾病的阳性和阴性症状。这是 ω-3 脂肪酸对精神分裂症等精神疾病具有保护作用的有力证据。

并不是每项研究都得出了这种差异巨大的结果，但最近的一项综述研究发现，ω-3 脂肪酸的确对精神分裂症患者有好处。[61] 因此，我当然要建议我的患者在饮食中增加 ω-3 脂肪酸的摄入量。

N- 乙酰半胱氨酸

精神分裂症患者因为大脑代谢异常而发生氧化应激。[62] 自由基的释放会损害脑组织并破坏大脑的正常防御系统，导致大脑的生理机能出现问题。抗氧化剂在精神分裂症患者对抗氧化应激的负面影响时提供帮助尤为重要。

谷胱甘肽是一种重要的抗氧化剂，但精神分裂症患者体内该物质含量较低。给患者开纯谷胱甘肽并不会有什么用处，因为它不易吸收且很难传递到大脑。然而，已有证据证明，N- 乙酰半胱氨酸可以成功提高血浆中谷胱甘肽的水平，进而保护大脑。[63]

曾有一个病例报告提到一位 24 岁患有慢性偏执型精神分裂症且病情恶化的女患者，抗精神病药物治疗对她没有什么效果，但连续 7 天服用 N- 乙酰半胱氨酸补充剂后，她的病情得以显著改善。[64] 该患者的精神分裂症特殊症状以及自发行为、家庭关系都得到了改善，社交技能得到了提高。

另一项研究同样印证了这些发现。在这项研究中，42 位急性精神分裂症患者接受了为期 8 周的 N- 乙酰半胱氨酸或安慰剂治疗。[65] 研究人员发现：尽管所有症状或发病频率没有显著改善，但治疗组的阴性症状与对照组相比明显减轻。

还有一项研究，140 位精神分裂症患者除了接受抗精神病药治疗，还随机接受了 24 周安慰剂或 N- 乙酰半胱氨酸补充剂治疗。[66] 服用 N- 乙酰半胱氨酸补充剂的患者，其所有症状都有所改善。

总之，这些研究提供了合理的证据，证明 N- 乙酰半胱氨酸补充剂可以帮助治疗精神分裂症。如前所述，N- 乙酰半胱氨酸本身无法从饮食中获得，但我建议患者食用含有半胱氨酸的食物，此前描述双相情感障碍时已经对此进行了阐释。

α- 硫辛酸

α- 硫辛酸是复合维生素配方和抗衰老补充剂中的常见成分。[67] 它在细胞能量来源——线粒体——的化学反应中起着关键作用。像 N- 乙酰半胱氨酸一样，它是一种抗氧化剂，可以保护大脑免受过度炎症的影响。

2017 年，一项针对精神分裂症患者的研究发现，α- 硫辛酸可以减轻患者的整体症状并改善其认知能力。[68] 它还有助于抵抗抗精神病药引起的体重增加和运动异常症状。[69]

α- 硫辛酸常存在于蔬菜（菠菜、西蓝花、番茄）和肉类中，尤其是心、肾和肝等动物内脏。虽然内脏听起来可能不太有吸引力，但牛肉腰子派、洋葱炒肝尖及各类肉酱都很美味。

维生素

维生素 C：在一项研究中，研究人员让 40 位精神分裂症患者接受了一个疗程的维生素 C 治疗后发现，与精神分裂症相关的标志物水平下降了。[70] 与接受安慰剂的患者相比，实验组的症状得到了显著改善。其他研究也证实，维生素 C 对精神分裂症患者有益。[71]

B 族维生素：B 族维生素在细胞代谢中发挥着至关重要的作用。在精神分裂症患者中，其血液中的 B 族维生素水平大都比较低。尤其要关注叶酸，因为叶酸缺乏可能会干扰 DNA（脱氧核糖核酸）合成和修复以及大脑细胞的整体功能。[72]

一项针对荷兰精神分裂症患者的研究显示，与健康对照组相比，患者血清中的维生素 B_{12} 水平较低。[73] 尽管较早之前的一项实验发现，体内叶酸水平的差异与精神分裂症风险相关，[74] 但这项研究中，实验组和对照组的叶酸水平和维生素 B_6 水平没有差异。

麻省总医院的前同事唐纳德·戈夫及其研究小组报告说，91 位精神分裂症门诊患者的叶酸水平较低。[75] 他们发现，不吸烟的患者，其阴性症状严重程度的降低与体内叶酸水平的升高有关。

有几项研究发现，补充 B 族维生素可能对精神分裂症有效果。在其中一项研究中，17 位体内叶酸水平较低的患者除了接受药物治疗，还接受了为期 6 个月的甲基叶酸补充剂（15 毫克每天）治疗。[76] 他们的症状和社交能力明显改善，他们也得以重新融入社会。

在一项大型的维生素补充剂随机对照试验中，麻省总医院精神病学家乔希·罗夫曼及其同事随机将 140 位服用抗精神病药的精神分裂症患者分为两组，让他们分别接受 16 周叶酸（2 毫克每天）和维生素 B_{12}（400 微克每天）的结合治疗或安慰剂治疗。结果发现，叶酸加维生素 B_{12} 组的阴性症状严重程度显著改善，但治疗效果很大程度上受患者基因的影响，因为个体差异会影响叶酸的吸收程度。[77]

2017 年，罗夫曼及其同事发现，补充叶酸确实可以改善精神分裂症患者的症状。[78] 尽管遗传变异产生了一定影响，但总归阴性症状都有所改善。

如前所述，蔬菜、强化全谷物和低糖谷物富含叶酸，肉类和乳制品富含维生素 B_{12}。西蓝花和抱子甘蓝等绿叶、深绿色蔬菜及豆类也都含有叶酸。

L- 茶氨酸

L- 茶氨酸是一种独特的氨基酸，几乎只存在于茶树中，所以绝大多数茶叶都含有这种氨基酸。它能增强阿尔法脑波（"放松"波），减少大脑中的兴奋性化学物质，并促进镇静大脑的化学物质的产生，如 γ- 氨基丁酸。

一项严谨的研究发现，L- 茶氨酸对抗精神疾病的强化治疗法可以有效缓解精神分裂症和分裂情感障碍患者的多种症状。另一项研究发现，L- 茶氨酸可缓解精神分裂症患者的阳性症状和失眠症状。[79] 虽然需要更多的研究来印证这些结果，但喝茶总归是有些好处的。

绿茶、红茶和乌龙茶等常规品种都含有茶氨酸，但因为茶里也含有咖啡因，喝太多会使人兴奋。对于精神分裂症患者来说，最好喝不含咖啡因的替代品。香草茶不是由传统茶叶制成的，因此不含茶氨酸。还好有脱咖啡因的绿茶、红茶和乌龙茶可供选择。

褪黑素

在第八章中，我论述过的"睡眠激素"——褪黑素——已被证明可以有效治疗精神分裂症患者的失眠症状。由于具有消炎和抗氧化作用，褪黑素还可以增强抗精神病药的效果。[80]

鸡蛋、鱼和坚果都是褪黑素的优质来源。其他优质食物来源还包括芦笋、番茄、橄榄、葡萄、大麦、燕麦、核桃和亚麻籽。

重度精神病患者一定要接受药物治疗

锂元素和抗精神病药是对抗双相情感障碍和精神分裂症的有力武器。但是饮食的力量同样强大，改善饮食结构可以配合药物，共同帮助这类疾病的患者。

双相情感障碍患者南希从西方饮食模式转为生酮饮食，减少碳水摄入，慢慢地将上午的咖啡减少到 1 杯。她还在早餐增加一杯蛋白质奶昔，还会吃些花生酱。午餐吃一份含有大量洋葱的沙拉，以补充半胱氨酸，还有油梨、生菜、菠菜和红腰豆来补充叶酸，同时避免麸质的摄入。晚餐增加了油性鱼类。例如，用各种不同的配料烤三文鱼是她的最爱。南希最喜欢搭配橄榄油、黑胡椒、牛至和百里香，并在烤鱼上面放炒洋葱。她一般不在工作日喝酒。大约 6 周后，她的症状消失了，身体恢复到正常状态。

精神分裂症患者爱丽丝选择不吃面包也不饮酒。7 周后，她的症状消失了，身体功能也恢复了。起初，爱丽丝的未婚夫目睹她的社交退缩症状和幻觉时吓坏了，看到她恢复正常，才松了一口气。爱丽丝得以与未婚夫讨论自己的问题，未婚夫在得知酒精和面包会给爱丽丝带来的困扰后，表示完全支持她戒掉这两样食物。几年过去了，如今他们就要结婚了。

南希和爱丽丝的经历都让人振奋，同时说明保持心理健康并不总是那么简单。这需要与时俱进地调整饮食方案。药物治疗让两人的状况都很稳定，但生活中出现的一些新情况，打乱了她们的日常，又会让她们陷入原以为已经解决的问题中。然而，只要有了耐心、决心及恰到好处的支持，她们就能够通过改变饮食模式弥补药物治疗没能做到的地方。

双相情感障碍备忘录

已有证据证明，生酮饮食是一种对双相情感障碍患者有益的整体饮食模式。

要多吃的食物：
- ω-3 脂肪酸：鱼类，尤其是多脂鱼，如三文鱼、鲭鱼、金枪鱼、鲱鱼和沙丁鱼。
- N- 乙酰半胱氨酸：虽然 N- 乙酰半胱氨酸本身必须作为补充剂服用，但富含半胱氨酸的食物也会起作用。尝试吃些肉类、谷物、鸡蛋、里科塔奶酪、茅屋奶酪、酸奶、西蓝花、红辣椒和洋葱等就可以。
- 叶酸。

- 矿物质：镁元素和锌元素。

要避免的食物：

- 西方饮食模式中的各种食物：含有大量坏脂肪的食物（红肉、油炸食品）和高 GI 碳水化合物食物（白面包、白米饭、土豆、意大利面和其他任何由精制面粉制成的食物）。
- 咖啡因：将咖啡因摄入量控制在每天 400 毫克以下。
- 钠：对于接受锂治疗的患者，保持钠元素水平稳定很重要。
- 麸质：如果你患有乳糜泻或非腹腔麸质敏感性，就请避免食用所有小麦制品，如面包、比萨、意大利面和酒精饮料。
- 酒精：双相情感障碍患者应完全戒酒或严格限制饮酒量。
- 引起用药并发症的食物：葡萄柚汁和富含酪胺的食物（陈年奶酪、陈年或腌制肉类、蚕豆、马麦酱、酸菜、酱油和啤酒）会干扰某些治疗双相情感障碍的药物效果。

精神分裂症备忘录

要多吃的食物：

- ω-3 脂肪酸：鱼类，尤其是多脂鱼，如三文鱼、鲭鱼、金枪鱼、鲱鱼和沙丁鱼。
- N- 乙酰半胱氨酸：虽然 N- 乙酰半胱氨酸本身必须作为补充剂服用，但富含半胱氨酸的食物也会起作用。尝试吃些肉类、谷物、鸡蛋、里科塔奶酪、茅屋奶酪、酸奶、西蓝花、红辣椒和洋葱等就可以。

- α- 硫辛酸：菠菜、西蓝花、番茄和肉类，尤其多存在于心、肾和肝等动物内脏中。
- L- 茶氨酸：绿茶、红茶和乌龙茶。
- 褪黑素：鸡蛋、鱼、牛奶、大米、大麦和燕麦片、葡萄、石榴、开心果、核桃、葵花子、芥菜籽、亚麻籽、芦笋、番茄、西蓝花和黄瓜。
- 叶酸、维生素 B_{12} 和维生素 C。

要避免的食物：
- 西方饮食模式中的各种食物：含有大量坏脂肪的食物（红肉、油炸食品）和高 GI 碳水化合物食物（白面包、白米饭、土豆、意大利面和其他任何由精制面粉制成的食物）。
- 麸质：如果你患有乳糜泻或非腹腔麸质敏感性，就请避免食用所有小麦制品，如面包、比萨、意大利面和酒精饮料。
- 糖：烘焙食品、糖果、苏打水或任何用糖或高果糖玉米糖浆增甜的食物。
- 酒精：精神分裂症患者应尽量戒酒或严格限制饮酒量。

第十章
性欲：催产素、胡芦巴和增强性欲的科学

活在现代社会，用到旨在增强性欲的产品在所难免。泛滥的勃起功能障碍药物广告，每天展示着充满活力的中年夫妇憧憬着浪漫的周末。一家家药店和补肾壮阳保健品大言不惭地宣传自己能给予消费者的神奇功效。杂志上充斥着撩拨"性"趣、取悦伴侣的小技巧。可以肯定的是，蛇油和那些博人眼球的传闻让人忽略了关于性欲的一些科学事实。话说回来，人类确实对怎样丰富性生活以及提高性欲充满了兴趣。

那么，性欲究竟是什么？虽然这个词一般被理解为对性的渴望，然而在心理学领域，它具有更广泛的含义。精神分析的创始人西格蒙德·弗洛伊德将其描述为"性本能的动力"，这是人类寻求快乐的基本动力。不过，精神病学家和精神分析师卡尔·荣格认为，性欲不同于性本能，性欲更接近哲学家亨利·柏格森所说的生命力。[1] 精神分析师罗纳德·费尔贝恩将性欲描述为"原始地寻求对象的行为"，淡化了弗洛伊德提出的"以快乐为中心"的观点，认为性欲应被视为一种与他人联系并发生关系的方式。[2]

尽管各家对性欲的定义不同，但所有这些定义都有一个共同点，即认为它是一种基本的人类驱动力。[3] 事实上，性欲与另一种人类驱动力——饥饿有许多相似之处。

　　像饥饿一样，性欲也是一种本能。性欲和饥饿都会影响人的行为方式，会让人将它们放在首位。人程序化地应对饥饿和性欲，都不涉及太多的思考，得到满足后激活专注于快乐的重叠大脑回路，我们就是这样的。

　　饥饿和性欲涉及的化学物质也是类似的，多巴胺在这两种感觉中都起着重要作用，而雌激素、睾酮和孕激素等性激素会影响食物的摄入量和食欲。[4] 这两种感觉甚至在进化上也有相似之处，动物因为能多吃点而储存了额外的能量，糖原和脂质让它们有时间寻找配偶而不必操心没有吃的，从而赋予它们繁殖的优势。[5]

　　鉴于此，人们认为食物会影响人的性欲也就不足为奇了。在本章中，我们将研究哪些食物影响了人的性欲，以及怎么吃才有助于提升性功能。

　　当然，重要的是要记住，所有心理问题都来自特定的环境背景。对于某些人来说，抑郁、压力或焦虑可能会导致性欲降低。而对于另一些人来说，罪魁祸首可能是用于治疗这些疾病的抗抑郁药——从SSRI抗抑郁药到抗精神病药等，都会使性欲消减。尽管可以通过饮食解决性方面的问题听上去很诱人，但根据我的经验，恐怕没那么简单。因此，下文提到的分析和建议也不过是管中窥豹。这些建议不会有立竿见影的效果，只不过能稍微给生活添些情趣而已。

调节"性"致的肠道

人体内有两种主要的性激素——雌激素和睾酮，它们也被称为"女性"性激素和"男性"性激素。事实上，雌激素主要由卵巢产生，睾酮由睾丸产生。不过，雌激素和睾酮同时存在于男性和女性体内，两种激素对于两个性别的性功能都很重要。例如，虽然睾酮肯定在男性性欲中发挥着重要作用，但雌二醇（雌激素的主要形式）已被证明对性欲、勃起和精子的产生有着深远的影响。[6] 关于睾酮在女性性欲中发挥的作用，目前仍然观点不一，但显然，这种作用确实存在。[7] 除了性功能，雌激素和睾酮还与骨骼、大脑和血管的健康有关。肠道细菌在这两种性激素产生的过程中发挥了作用，因此也密切参与了性欲调节。2014 年，动物医生西奥菲洛斯·波塔希迪斯及其同事研究了肠道细菌对大鼠体内性激素的影响。[8] 他们给大鼠喂服了一种益生菌，其包含一种叫作罗伊氏乳杆菌的肠道细菌，该细菌具有消炎特性。与未接触罗伊氏乳杆菌的对照组相比，服用罗伊氏乳杆菌的大鼠体内产生了更多精子，睾丸中也产生了更多睾酮细胞。年长大鼠身上的表现尤为明显。这种治疗实质上使年长大鼠更年轻，让它们的睾丸恢复到以前的大小，与年轻大鼠的睾丸相似。该研究得出的结论是，由于益生菌补充剂可以增强大鼠的性功能，因此很有可能对人类来说也是如此。

研究还表明，给年轻的大鼠喂服抗生素，会使其微生物群遭到破坏，导致睾酮水平降低和精子质量下降。[9]

至于雌激素，针对绝经妇女的研究发现，肠道微生物群似乎在调节血液循环中的雌激素水平方面发挥着关键作用。[10]

除了雌激素和睾酮，肠道细菌还控制了其他改变性欲功能的神经化学物质。例如，某些肠道细菌菌株可以产生 γ– 氨基丁酸。虽然 γ– 氨基丁酸对健康的大脑功能来说至关重要，但当其受体受到过度刺激时，可能会导致勃起功能障碍、性欲减退或者使患者难以获得性快感。[11]

当人的肠道功能不正常时，即使症状与性功能没有明显的联系，也可能会抑制性欲。例如，炎性肠病已被证明与抑郁症、关节炎和身形憔悴有关，而这些现象都会使性欲减退。[12]

减小欲望的食物和化合物

从某种意义上说，无论多大年纪，也不管是男是女，饮食不当都可能使人营养不良，而且"性"味索然。让我们来看看让性欲消退的饮食模式和食物都有哪些，然后试着看看有哪些健康的食物可以替换。

西方饮食模式

西方饮食模式对人的健康构成威胁已经是老生常谈了。我们发现，高脂肪饮食会损害睾丸功能，影响精子的产生并使其功能受损。[13] 这就是 GELDING（Gut Endotoxin Leading to a Decline in Gonadal function）理论，即肠道内毒素导致性腺功能受损。GELDING 是上述概念的英文首字母缩略词。有意思的是，"阉割"这个词的英文也是"gelding"，不过这个词专门针对男性而言。该理论认为高脂肪和高热量饮食会导致"肠漏"——前文屡次提到其他精神疾病患者也会有类似状况发生。结果就是，肠道细菌进入循环系统，使内毒素（细菌中存在的强大免疫增强剂）在全身蔓延，引起低度炎症，从而损害睾丸功能和生殖能力。这也再次证明，肠道健康对性健康来说至关重要。

2017 年，贾斯廷·拉及其同事回顾了 1977—2017 年发表的，关于饮食对男性性健康影响的相关研究。[14] 他们发现，西方饮食模式与较低的精液质量和较高的勃起功能障碍发病率有关。坚持低脂肪、低热量饮食的肥胖及超重男性能够改善勃起障碍现象并提升体内睾酮分泌量。

另一项研究发现，高蛋白、低碳水化合物、低脂肪的饮食可以改善性功能，患者坚持改变饮食模式一年后，勃起功能和性欲都得到了改善。[15]

西方饮食模式日渐流行与男性精子数量减少不无关系。北美、欧洲、澳大利亚和新西兰男性的精子数量急剧下降了 59%。[16] 哈佛大学在 2019 年欧洲人类生殖与胚胎学学会会议上发表的一项新研究表明，常吃高脂肪食物的男性，其精子数量比健康饮食的男性少2 560 万。

我接诊过的患者中，有好几位已经因为摒弃了西方饮食模式，而使自己的性能力得以提高。这些人中有男有女。例如，38 岁的程序员乔伊，住在美国马萨诸塞州的北岸，酷爱足球。他因抑郁症来找我看病。和乔伊聊过后，我得知他的病是由妻子总是怀不上孩子导致的。他们之前找了一位治疗不孕不育的专家看。让乔伊极度沮丧的是，医生告诉他，他的精子数量很少，而且活力很差（也就是说，精子不能以健康的方式游动）。医生也找不出他的问题到底是因何而起，这让他和妻子都很崩溃。他们一直在努力，却看不到希望。乔伊的心情十分低落，我只好给他开了抗抑郁药。问题是，许多常见的抗抑郁药如氟西汀会影响性功能。于是，我选择了安非他酮，这种药对性功能产生的副作用较小，同时告诉他必须改变饮食习惯。他不能在看球的时候吃热狗、玉米片、比萨、鸡翅，以及任何常见的看球零食。

我让他多吃坚果。2012 年，温蒂·罗宾斯及其同事发现，在常规的西方饮食模式中添加核桃能够使精子的质量、活力和物理形态得以改善。[17] 2018 年的一项研究证实，给西方饮食模式中每天添加 60 克（刚好超过 1/4 杯）的混合坚果会影响精子的数量和质量。[18]

我让乔伊尝试吃健康的食物，每天都要吃水果、蔬菜、油梨、橄榄油和健康的坚果，并尽力避免不健康的脂肪和加工碳水化合物。乔伊十分配合。虽然他并不喜欢新的饮食模式，但为了能生出健康的宝宝，乔伊愿意做一切尝试。在乔伊注意饮食的 6 个月后，他的妻子怀孕了。5 年后，他们有了一对漂亮的子女。尽管乔伊周末又开始一边看球一边吃喝，但在选择食品方面变得谨慎多了。

虽然精子数量研究是针对男性的，但显然戒掉垃圾食品对女性的生殖能力也是有益的。最近针对 5 000 多位女性进行的一项研究发现，那些每周吃快餐超过 4 次（每月吃水果少于 3 次）的人受孕时间更长，不孕的概率也更大。[19]

这种情况就发生在我的患者因卡身上。因卡之所以来找我看病，是因为她和丈夫一直备孕但总是失败。她说她不想再试了，对丈夫也提不起"性"趣。我重点询问了她的饮食情况，了解到因卡在律师事务所工作，升职后常常加班到很晚。虽然因卡很享受工作，但老是加班，她经常会点不健康的外卖吃。因卡承认，她不记得上次在家吃饭是什么时候了，甚至想不起上次吃新鲜水果是什么时候。就算吃沙拉，因卡也是选择加了好多熏肉，并用油滋滋的不健康的沙拉酱拌的那种。

在我的指导下，因卡开始在周日下午准备一周的膳食。早餐吃营养丰富、富含纤维的食物，如前一晚煮好的燕麦、坚果莓果奇亚籽布丁（见第 244 页）和杯装小炒鸡蛋（见第 266 页）加蔬菜。因卡还开始带些简单又健康的食物当作工作餐（切碎的混合生菜和其他蔬菜，加一份烤鸡或烤三文鱼）。她还在办公室放些水果和坚果当健康零食吃。虽然她的饭菜搭配很简单，但很快就开始觉得自己吃得还是很不错。因卡也注意到自己在家更放松了，又开始享受与丈夫在一起亲热了。尽管他们俩亲热的时间要按照她的排卵时间表进行调整，但如今她还会期待他俩周五和周六的约会之夜。

饮食调整进行了大约 18 个月后，因卡夫妇宣布，因卡怀孕了。她生了一个健康的女婴，后来她打电话跟我说，健康的饮食习惯帮助她在怀孕期间和初为人母时保持精力充沛。

大豆蛋白

2011 年，临床神经学家蒂莫·西普曼及其同事报告了一个突然失去性欲并出现勃起功能障碍的 19 岁男性病例。[20] 该男子患有 1 型糖尿病，但除此之外，没有其他的健康问题。西普曼的团队跟踪了这个病例。他们发现，患者因为吃素所以会吃大量大豆制品。

他们第一次见到他时，他的血液中睾酮水平很低，而一种叫作脱氢表雄烯二酮的睾酮前体水平却很高，这表明这种前体没能适时地转化为睾酮。停止纯素饮食一年后，这些参数都恢复正常了。当他的睾酮水平恢复时，他的症状消失了，一年后彻底恢复了性功能。

虽然西普曼的研究是个例，但这项研究表明大量摄入大豆蛋白会破坏正常性激素的产生，抑制性欲。其他研究也印证了这一发现，即摄入大豆食品和大豆异黄酮过多与精子浓度较低有关。[21]

在第六章中我们了解到，异黄酮是在大豆中发现的类似雌激素的物质。异黄酮是多酚，这意味着，在大多数情况下，这种物质实际上对人的大脑是有益的，因为它们具有消炎特性。但许多研究人员认为，异黄酮激发的雌激素会影响性激素分泌，因此男性可能会出现乳房发育现象并失去性欲。[22] 而如果你好奇大豆的雌激素促进特性是否对女性性欲有益，只能说尚无定论——曾有一项研究报告说，大豆蛋白可以增强绝经妇女的性欲，但效果并不比安慰剂要好。[23]

值得注意的是，中国和印度分别居于全球大豆消费量第一位和第四位。如果大豆真的对性欲和性激素的产生有巨大影响，考虑到这两个国家的人口数量，恐怕还是让人觉得有些不能相信大豆有这样的作用。不过，对一个大量摄入大豆蛋白（如豆腐、毛豆和大豆制成的人造肉制品）并性欲低下的男性来说，不妨尝试减少大豆的摄入量，看看是否能提升性欲。

酒精

我在大学校园生活过很长很长的时间，在这里性和酒精之间的关系是老生常谈。流行文化一直裹挟着这个话题。莎士比亚在《麦克白》中就写道，酒精"激起了愿望，但也使行动成为泡影"。[24] 事实证明，这位游吟诗人的看法是对的。曾有一项研究发现，男性酒精成瘾，会导致勃起功能障碍、不如意的性快感以及早泄。[25] 而另一项研究发现，醉酒男性比清醒的男性需要更长的时间才能获得性快感，除此之外没有发现酒精在性方面还有什么其他副作用。[26] 2018 年，迪帕克·普拉巴卡兰及其同事调查了酒精成瘾男性的性功能状况。[27] 他们发现，37% 的受试者有性功能障碍，25% 的人有勃起功能障碍，20% 的人有"性快感功能障碍"，15.5% 的人会早泄。一小部分人有性欲过度现象。这些结果足以让研究人员相信，酒精会导致性功能障碍，但他们也指出，这些数据不一定靠谱，因为酒精会扭曲人们的回忆，因此这些受试者的说法可能会前后不一致且不可信。酒精在女性的性欲中也扮演着复杂的角色。研究表明，适度饮酒会增强欲望，使人更想做爱，但大量饮酒会产生相反的效果。[28] 另一项研究发现，酒精会抑制年轻女性的性快感，这种情况只有大量饮酒时才会出现。[29] 此外，遭受过性侵害的女性——例如，童年遭受过性虐待、强奸或强奸未遂的女性——比一般女性更可能酗酒，从而使她们面临进一步遭受性侵害的风险。[30]

很明显，无论是男人还是女人，大量饮酒都会导致其性能力下降，或者更糟糕的是，使自己处于危险的性环境中的风险更大。然而，适度饮酒——男性每周不超过 14 杯，女性每周不超过 7 杯——应该不会影响性生活。

糖

一直以来，人们都会把性与甜食联系在一起。比如，情人节的时候，人们会给爱人送巧克力草莓之类的糖果。然而，科学表明，糖吃得太多也会影响性生活。

例如，过量饮用含糖饮料，尤其是那些体重超标的人，会因此导致体内的睾酮水平降低。[31] 还有一项研究发现，含糖饮料会减弱精子活力。[32]

高糖饮食会导致瘦素水平升高。瘦素是一种由身体脂肪细胞产生的激素，可以帮助我们调节能量平衡。体内瘦素水平越高，睾酮水平就越低，尤其是当一个人已经超重时。[33] 体重超重时，人体内的脂肪组织会产生大量的瘦素，抑制下丘脑 – 垂体 – 肾上腺轴，从而让身体停止制造睾酮。这再一次证明，吃糖多和睾酮水平下降之间是有联系的。[34] 对于那些有性欲问题的人，我给他们的建议与给其他精神疾病患者的建议一样：尽可能减少糖的摄入，尤其是含高果糖玉米糖浆的甜饮料和零食。至于甜点，优先选择新鲜水果、中 GI 值的天然甜味剂（如蜂蜜）或低糖食品（如黑巧克力）。事实上，我们很快就会看到，黑巧克力还有其他有用的特性。天然的非碱化巧克力是最好的，因为它具有更高的抗氧化水平。

甘草

甘草已被证明是一种对性欲有负面影响的特殊甜食。甘草的味道来自甘草的根部，这部分含有活性成分甘草酸。曾有几项研究发现，甘草酸与较低的睾酮水平有关。[35]

除了甘草糖，甘草还存在于各种茶和某些口香糖中。要注意，只有黑甘草含有有害化学物质（标签上会注明"甘草提取物"）。红甘草只是叫作甘草而已。但是，正如我们刚刚提到的，正确的做法是少吃糖。不管是哪种糖，都要少吃。

饮食大脑

全氟辛酸

全氟辛酸是一种用途广泛的化学物质，常见于某些不粘炊具和食品包装中。研究表明，全氟辛酸及类似化学物质可能会干扰内分泌系统，增加健康危害效应的风险。

已有证据证明，全氟辛酸会关闭激素受体（如雄激素），导致睾酮减少。[36] 摄入的全氟辛酸越多，影响就越大。还有证据表明，全氟辛酸可能与不孕症有关，动物研究发现，这种物质也会影响卵巢发育。[37] 此外，全氟辛酸还会改变肠道细菌，引起炎症。[38]

值得庆幸的是，因为越来越多的证据发现这种化学物质对人体有害，所以制造商开始对此做出反应了。2019年的一项研究发现，2005—2018年，全氟辛酸的使用率呈下降趋势。[39] 但是，一些微波爆米花袋和塑料袋仍含有全氟辛酸，制造聚四氟乙烯（特氟龙）和其他防污和防粘材料也会用到。一些爆米花特别是某些有机爆米花不含全氟辛酸，制作简单的空气炸锅或老式炉灶爆米花也不会产生全氟辛酸。建议使用不锈钢或铸铁炊具，避免使用不粘涂层，并改用未漂白的纸袋装零食和三明治。

增强性欲的药和食物

食物可以增强性欲的说法与人类文明一样古老。"春药"一词源自希腊爱神阿佛洛狄忒，但希腊文明并不是唯一相信食物具有提升性欲、性能力或性乐趣的古代文明。[40] 绝大多数文化中，都有用食物以及从植物、动物和矿物质中提取的物质来增强性欲的例子。现代科学还没有完全弄明白这些食物到底有没有用，不过目前我们确实已经对某些食物与性欲之间的联系有了足够的了解。

有趣的是，一些广为人知的"壮阳药"其实一点用都没有，比如牡蛎。大家可能听说过，啜食生牡蛎可以增强性欲。意大利的"浪荡公子"卡萨诺瓦信誓旦旦地称，他就是靠吃牡蛎维持他的性欲的。虽然"牡蛎是壮阳药"这一说法由来已久，但这个传说直到 2005 年前后才开始广为人知。当时新闻媒体报道了一项研究，将牡蛎的作用归因于其含有的一种氨基酸，即 D– 天冬氨酸。结果证明，这些发现都是炒作，是人们误读了科学发现。[41]

还有草莓，这是另一种常被认为具有催情作用的食物。虽然草莓确实含有植物雌激素，可能有助于改善绝经妇女的症状，但没有其他指标表明草莓可以提高性能力。

在这里，我们将探讨那些广为人知但是又说不清楚功效的食物和补品，试着找找这些东西可以增强性欲的证据。

催产素增强类食物

催产素因为在性、爱和育儿方面具有广泛的功能，也被称为"融合激素"。[42]催产素与性欲之间的关系在好些方面都有体现。获得性快感时，男性和女性都会分泌催产素，因此这种激素能引起性唤起并有助于达到快感的顶点。已有证据证明，给观看色情电影的男性和女性额外增加催产素刺激，可以提高其性欲。[43] 催产素对大脑的影响是复杂的。其中许多影响是通过大脑的"奖励"途径发生的。[44] 催产素受体在中脑边缘系统中非常丰富，它将奖励途径与大脑的边缘系统连接起来，并在情绪的记录和表达中起到关键作用。[45] 肠道微生物组在该途径的开发和运转中发挥着作用，因此可以说，肠道细菌影响了对催产素有依赖的神经元的功能。[46]

虽然我们不能直接从食物中获取催产素，但有些食物可以帮助我们提升体内的催产素水平。巧克力常被称为"催情剂"。这么说也没错，黑巧克力确实会刺激大脑中的多巴胺，从而促使其分泌催产素。[47]然而，对巧克力促进性欲这一特性的具体研究并未得出板上钉钉的结论。虽然曾有一项研究发现，巧克力可以增强女性的性功能，但这一效应在不同年龄阶段的女性身上并不显著。[48]人们还发现，镁元素可以提高催产素的生物活性。[49]虽然这种联系也没有确凿的证据，但是吃镁元素含量高的食物也不会造成什么伤害。如前所述，一定要多吃绿色蔬菜、坚果、种子和未加工的谷物，这些食物都富含镁元素。

催产素是一种由 9 种氨基酸组成的肽。其中两种——异亮氨酸和亮氨酸——是必须从饮食中获取的。因为这两种氨基酸不能在人的身体中产生，所以要想确保体内可以分泌催产素，肯定需要吃富含这些氨基酸的食物。肉类和肉制品、谷物、牛奶和乳制品都含有这些氨基酸，蔬菜和鸡蛋也含有少量的此类氨基酸。

咖啡

2015 年，戴维·洛佩斯及其同事分析了 3 724 位男性的数据，想弄清楚咖啡是否可以预防勃起功能障碍。[50]他们发现咖啡因的摄入确实降低了患上勃起功能障碍的概率，尤其是在受试者每天喝 2~3 杯咖啡（含 170~375 毫克咖啡因）时。还有一项研究发现，在做爱前摄入 100 毫克咖啡因可提高性满意度。[51]

我之前论述过，千万不要过量饮用咖啡，但只要每天摄入的咖啡因不超过 400 毫克，对性生活就是有益的。

红酒

前面说过，大量饮酒会影响性欲，但适量饮用红酒实际上是可以增强性欲的。2009 年，尼古拉·蒙达伊尼及其同事调查了红酒对女性性功能的影响。[52] 他们将 798 位女性分为三组：禁酒主义者、适度饮酒者（每天 1 或 2 杯红酒）和酗酒者（每天超过 2 杯红酒和 / 或其他类型的酒精饮料，包括白葡萄酒）。

结果发现，与大量饮酒或根本不饮酒的受试者相比，适度饮用红酒的女性的整体性功能明显更好，性欲更强，润滑度也更高。在性唤起、性满足、性疼痛和性快感方面，没有观察到另外两组有显著差异。

还有研究发现，红酒可以提高男性的睾酮水平。[53] 另有研究表明，红酒中的多酚可能会降低患上勃起功能障碍的概率。[54]

当然，虽然红酒有好处，但我想强调的是，应该始终注意适量饮用。我跟我的患者说可以每天喝上 1 杯，以确保他们的性欲不会因过量饮酒而受到不良影响。

开心果和其他坚果

2011 年，穆斯塔法·阿尔代米尔及其同事针对 17 位已婚男性做了一项研究。[55] 研究人员让这些受试者每天吃 100 克开心果，持续 3 周，并跟踪其勃起功能状况。结果发现，这些受试者的勃起功能得以改善，好胆固醇（HDL）增加了，而坏胆固醇（LDL）减少了。

另一项针对伊朗女性的研究发现，在传统波斯菜肴（用野胡萝卜和藏红花制成）中加入开心果和杏仁可以增强性欲，促进性唤起，提高润滑度、性快感和性满足。[56]

前面提到过，吃核桃给我的患者乔伊带来了好处，所以我建议可以多吃点儿开心果、核桃和杏仁。吃坚果经常会过量，所以建议大家每天吃大约 1/4 杯就好了。

藏红花

如前所述，藏红花是一种有效的抗抑郁药，它对性欲也有积极的影响。研究表明，藏红花可以增强性欲、勃起功能并改善精液质量。关于藏红花对性功能的影响的各种评述都认为，藏红花能够改善勃起功能障碍。[57]

因此，我建议可以在膳食中加入藏红花，但请记住，每次加一点点，坚持就好。藏红花非常昂贵，而且它的味道会压倒其他食材的味道，不宜多加。有关如何在烹饪中加入藏红花，请参见第二章。

胡芦巴

胡芦巴是一种美味而有奇效的香草。做印度面包时，我会给面粉里加入新鲜或干燥的胡芦巴，揉成面团。揉面的手上沾的味道可能需要一周的时间才会慢慢消散！不过，用胡芦巴和面真是不错。曾有一项研究证明，胡芦巴可以增加男性的睾酮。[58] 另一项双盲安慰剂对照研究也证实，胡芦巴可以提高男性的性欲，改善性唤起和性快感。[59]

有一项针对男性的研究发现，每天服用 600 毫克胡芦巴提取物可显著增强性欲，促进性唤起。[60] 胡芦巴具有浓郁的味道，印度餐厅做的黄油鸡就是这种味道。也可以把胡芦巴的种子压碎，加水煮沸，然后加入一滴蜂蜜，制成可口的茶水。胡芦巴提取物还被制成膳食补充剂，但我建议大家食补。比如，吃些用新鲜或干燥的胡芦巴叶制作的美味印度面包。这种面包叫作 methi tepla，在卖印度食品的店里可以买到。

苹果

2014 年，意大利有一个泌尿学研究小组，招募了 731 名女性参与一项研究，旨在了解每天吃一个苹果是否会影响健康、年轻、性活跃的女性的性生活。[61] 大约 50% 的女性每天规律地吃一个苹果，而另一半则不太吃。研究发现，每天吃一个苹果的女性比不吃苹果的女性在整体性功能和润滑评分方面明显更好。

吃苹果这事儿再容易不过了。除了会促进性欲，苹果还富含维生素 C 和钾元素，并具有抗氧化和消炎特性。

石榴汁

曾有一项研究发现，石榴汁能够提高大鼠的精子质量。[62] 还有研究发现，无论男女，喝石榴汁都会使睾酮水平提高 24%。[63]

石榴汁富含多酚，是一种有效的抗氧化剂，因此是很好的膳食补充。我一般会建议大家用石榴子自制果汁，因为市售的果汁含糖量极高。

辣椒

我们知道，辣椒及辣椒素能够让人充满活力。一直以来，人们都相信辣椒素是性欲增强剂。[64]

2015 年，洛朗·贝格及其同事针对 114 名 18~44 岁的男性做了

　　　　　　　　　　　　　　饮食大脑

一项研究，旨在了解辛辣食物与睾酮水平之间是否存在相关性。[65] 研究人员发现，吃辣酱越多，受试者的唾液中的睾酮水平越高。这项研究表明，对辛辣食物的偏好与睾酮水平之间存在相关性。

请记住，辣椒素仅来自辣椒，黑胡椒或辣根这些辛辣食物并不含有辣椒素。要想摄入辣椒素，请在烹饪中使用红辣椒片、辣椒粉或新鲜墨西哥辣椒或塞拉诺辣椒。

洋葱

有迹象表明，洋葱有益于睾酮分泌，它们可能会增加某些关键激素并减少自由基的形成。洋葱还能增加睾丸细胞中一氧化氮的产生，从而扩张血管并改善勃起功能障碍。洋葱也能降低血糖，对分泌睾酮有促进作用。

2019 年，萨利姆·阿里·贝尼哈尼对前人所做的关于洋葱及其对睾酮影响的研究进行了综述。[66] 他的报告证实了这些影响因素，但大多数研究是在动物身上进行的。只有一项人类研究表明洋葱会增加睾酮，但没有人详细研究过洋葱对性欲有什么影响。[67] 然而，确实有迹象表明，洋葱对提高性欲有益，而且前面也提到，洋葱是一种很好的益生元。

油梨

阿兹特克人将油梨树命名为 ahuacatl，它的意思是"睾丸树"，因为果实像男性睾丸一样成对悬挂。其实，两者之间的关联可能不仅仅是外形看上去相似这么简单。[68]

油梨是硼元素最丰富的膳食来源之一，硼元素对分泌性激素至关重要。已有证据证明，硼元素可以提高绝经妇女的睾酮和雌二醇水平。在健康男性中，硼元素似乎有助于身体更好地利用睾酮，并使其更有效用，对老年男性尤其有益。[69]

然而，在关于怎样补充硼元素的研究中，硼元素的有效剂量似乎是 10 毫克每天。一杯油梨只含有大约 1.67 毫克的硼元素，所以要想达到这个水平，需要吃大约 6 杯油梨，这实在是太多了。有研究表明，每天 3 毫克硼元素可以提高睾酮水平，大约是 2 杯油梨的量。即使我们觉得油梨所含的是健康的脂肪，每天吃这么多也有点吃不消。不过，每天吃少量油梨还是值得一试的。[70]

阿育吠陀性欲增强剂

除了现成的食物，许多传统草药和补品也被认为可以增强性欲。不同的文化会有不同的体系。我在这里将重点介绍阿育吠陀这种印度传统保健法。

阿育吠陀是一种源于印度的保健法，主要是综合运用各种植物达到保健目的。[71] 它是最古老的保健方法之一。不过，即使在今天，仍有许多人以此为业。阿育吠陀有多种治疗性功能障碍的方法。其中超过 82 种草药已被科学期刊讨论过，在阿育吠陀医师的指导下，这些草药可以广泛用于改善各种类型的性功能障碍。[72]

如果在性欲方面有问题，又对西医的治疗不满意，还不想改变饮食习惯，那么不妨尝试一下阿育吠陀治疗。如果您对这个方面的信息感兴趣，可以登录美国阿育吠陀医学协会的网站，寻找持有资格证的医师指导。[73]

杰克的欢爱日

在这里给大家介绍一下，我是怎样帮助在性欲方面有问题的患者的。我曾有一名患者叫杰克，他是一位 35 岁的已婚人士。杰克来找我是因为他觉得自己失去了性欲。让他一天吃 5 杯掺了胡芦巴的油梨显然不现实，于是我帮杰克开发了一个菜单，试着帮他恢复状态。

工作日他总是觉得有很大压力，所以不想和配偶亲热。而周末则是他俩在一起卿卿我我的时候，这可是个好时机。我开玩笑说我们可以从"性感星期六"的膳食开始计划，他也觉得这主意好。我们商量好周六的菜单，以便他们准备好在晚上能放松身心。

早餐是油梨吐司和健康的全麦面包，还有咖啡和一杯鲜榨石榴汁——洗石榴然后榨汁本身就是一项有趣的感性活动。

午餐时，杰克用长叶莴苣和鸡胸肉做了一道美味的沙拉。鸡肉是用辣椒粉腌制的，算是加了一剂辣椒素。沙拉里还有苹果和核桃。

晚餐是旧金山海鲜炖菜（见第 280 页），里面加入了辣椒，使汤汁香辣可口。杰克还用花椰菜做了烩饭，搭配专门挑选的红酒。

甜点上舍弃了蛋糕和冰激凌，选择巧克力草莓（见第 282 页）——黑巧克力可以促进催产素分泌。虽然草莓不一定是增强性欲的药，但按传统行事也不会出错。

虽然不需要在每次想要做爱时都精心安排一天的食物来增强性欲，但我想告诉大家的是，将有益于大脑健康的食物添加到膳食中，既有趣又有益于生理健康。杰克告诉我，晚餐后，二人都觉得是时候亲热一下了。后来的几周和几个月里，他发现在积极的态度和美味食物的帮助下，自己在这方面焕然一新。

性欲备忘录

要多吃的食物：

- 促进催产素分泌的食物：黑巧克力、镁元素和必需氨基酸（肉类和肉制品、谷物、牛奶、乳制品都含有，蔬菜和鸡蛋仅含有少量）。
- 咖啡：将咖啡因摄入量控制在每天 400 毫克以下。
- 红酒：每天不超过 1 杯。
- 坚果：开心果、杏仁和核桃。
- 苹果。
- 石榴汁。
- 洋葱。
- 油梨。
- 香草和香料：藏红花、胡芦巴。

要避免的食物和化合物：

- 西方饮食模式中的各种食物：含有大量坏脂肪的食物（红肉、油炸食品）和高 GI 碳水化合物（白面包、白米饭、土豆、意大利面和其他任何由精制面粉制成的食物）。
- 大豆蛋白：性欲低下的男性，应该减少豆腐和其他含有大豆蛋白的食物的摄入量，例如素食和纯素仿肉制品。
- 酒精：男性每周饮酒少于 14 杯，每天饮酒不超过 2 杯；女性每周饮酒少于 7 杯，每天饮酒不超过 1 杯。
- 糖：烘焙食品、糖果、苏打水或任何用糖或高果糖玉米糖浆增甜的食物。

- 甘草：糖果和其他含有甘草提取物的食物。
- 全氟辛酸：含有全氟辛酸的不粘炊具和食品包装。使用不锈钢或铸铁炊具，食用不含全氟辛酸的空气炸锅或老式炉灶爆米花，并使用未漂白的纸质零食袋。

第十一章
走进厨房，开启健脑饮食之旅

最近，来找我的患者大多是来咨询饮食计划的。他们要么是听说过我的诊所，要么是听说过我在某地的营养精神病学实践，也有人经由对我的工作有所了解的同事推荐，找到了我。然而，只是来找我咨询怎么吃怕是无济于事的。虽然我一直对食物和心理健康的联系很感兴趣，但众所周知，营养精神病学是个新兴领域，前段时间，找我看精神疾病的患者可能很困惑，为什么我一直在询问他们的消化状况。在给这些患者看病时，我发现很多人都不会做饭。我没有吹毛求疵的意思——毕竟，我在长大成人独居之前，也几乎没有自己做过饭，而且在初入烹饪学校学习时，我连怎么做味噌汤都搞不清楚。我觉得我的烹饪老师一定对我这个一问三不知的学生印象深刻。

事实上，我逐渐开始享受这一过程——引导患者慢慢认识各种食材，在厨房里捣鼓来捣鼓去，学着做饭，喂饱自己。尽管现在的人都见多识广——这可能是在互联网时代追求美食的广大人群的共性——但我还是发现很多人仍然受益于一些关于饮食的基本指导，比如该吃些什么、该怎么备餐。

在本章中，我想给大家提供一些相关的基本信息，比如该买些什么来布置自己的厨房，该怎么做菜，这些也许能成为你的健脑饮食之旅的起点，帮助你更好地在日常生活中养成良好的饮食习惯。

让健脑食物填满你的储藏室

说起买菜，有句老话说得好：别在饿的时候买东西。这不光是告诫我们要理智购物，还是在提醒人们，不要买不健康的方便食品，而要买天然、营养丰富、可口的食品。

关于该买些什么食物，我相信大家已经从前面的论述中得到了相当明确的答案。为了方便大家回顾，我把核心建议编入"健脑饮食"的英文"BRAIN FOODS"的首字母中：

B：莓果和豆类

R：七彩蔬果

A：抗氧化剂

I：含精益蛋白质和植物蛋白的食物

N：坚果（杏仁、核桃、巴西坚果和腰果）

F：高纤维食品、鱼和发酵食品

O：油

O：富含 ω-3 脂肪酸的食物

D：乳制品（酸奶、开菲尔和部分奶酪）

S：香料

莓果和豆类

- 蓝莓、黑莓、覆盆子和草莓都能让人心情大好，作为甜点也是不错的选择。
- 莓果要吃应季的。买了新鲜莓果后，一定要尽快吃掉——即使是放在冰箱里，成熟莓果的保鲜时间也没有多长。买不到新鲜的成熟莓果时，吃冷冻的也可以，只要是不含添加糖或其他添加剂就好。
- 豆子、豆荚和扁豆是大脑的主食。
- 豆子、豆荚和扁豆是营养素、维生素和纤维素的健康来源，而且做起来方便，既可以作为主菜或开胃菜，也可以放到沙拉里，甚至可以制成甜点。

七彩蔬果

- 我总是鼓励患者尽量多吃各种颜色的蔬菜。从紫甘蓝到红菊苣，再到绿色和黄色甜椒，丰富口味的同时也能最大限度地获取有益于大脑的营养。微量营养素尤其容易从各色蔬菜中获取，如维生素、多酚、植物营养素和黄酮类化合物。
- 水果也一样！市面上有各种颜色的莓果、苹果和柑橘。只需注意，不要过多食用像葡萄和樱桃这样的高糖水果就好了。
- 我建议大家多吃不同颜色的蔬果，但一定别忽略了，最该多吃的还是绿色蔬菜。吃多种颜色的食物很好，但要点是确保吃足量的深绿色蔬菜。我最喜欢的有芝麻菜、长叶莴苣、比布生菜、菊苣和白菜。能买到的话，我也喜欢弄一些微型菜苗，这会让我的餐食更加美味且营养价值极高。

抗氧化剂

- 本书介绍了许多种抗氧化剂，包括莓果和彩色蔬菜中富含的多酚。

- 黑巧克力是抗氧化剂的重要来源，只要坚持吃并确保它不含太多糖就好。虽然可可和巧克力很美味——作为一名厨师，我学过如何用荷兰法（即碱化工艺）调味——但作为一名营养精神病学家，我知道天然食物或非碱化食物最有益于人体保持较高的抗氧化水平。我特别在本章的食谱中提到了这一点。

- 许多维生素都是重要的抗氧化剂。人类可以从广泛的饮食来源中获取维生素。这也是我们要保证饮食多样化的最重要的原因之一。但是让自己获取全面营养的最好方法，就是在医生的建议下，吃一些复合维生素补充剂。

含精益蛋白质和植物蛋白的食物

- 多吃富含精益蛋白质和植物蛋白的家禽瘦肉、海鲜，偶尔吃些草饲牛肉都是不错的，可以保证人体获得充足的蛋白质和大脑运转所必需的氨基酸。

- 有机豆腐和豆豉含有植物蛋白，食用时可用香料佐味。

坚果（杏仁、核桃、巴西坚果和腰果）

- 坚果含有大脑正常运转所需的健康脂肪和油，以及维生素和矿物质，例如巴西坚果含有的硒元素。

- 每天吃 1/4 杯坚果（不要吃太多——坚果很容易吃过量），可以当作零食吃，也可以加到沙拉或蔬菜配菜中。坚果还可以用来自制格兰诺拉麦片或什锦干果，和商店里买来的相比，自制的含糖量、含盐量都要低得多。

高纤维食品、鱼和发酵食品

- 豆子、豆荚、扁豆、水果和其他蔬菜是纤维素的重要来源。纤维素作为益生元，在人体内能起到重要的作用，既可以帮助减轻体重，又可以减轻身体炎症。
- 在第二章中，我论述过，三文鱼等鱼类能提供 ω-3 脂肪酸。
- 开菲尔、味噌和泡菜等发酵食品对大脑和肠道有益，因为它们是活性菌的天然来源。

油

- 我们都不想过多摄入饱和脂肪酸和其他不健康的油，例如用于煎炸的富含 ω-6 脂肪酸的油。而另一方面，必须保证能够从橄榄油、油梨和油性鱼类等食物来源中获取足够的健康脂肪。
- 即使是健康脂肪，也要注意分量，尽量不要吃得太多。因为所有的脂肪都是高热量的。

富含 ω-3 脂肪酸的食物

- 对 ω-3 脂肪酸的详细论述贯穿整本书，相信大家现在已经很清楚，我们应当保证身体摄取足量的 ω-3 脂肪酸。ω-3 脂肪酸（尤其是 DHA 和 EPA）主要源于油性鱼类，如三文鱼、鲭鱼和金枪鱼。
- ω-3 脂肪酸（主要是 α- 亚麻酸）也可以从植物中获得，比如奇亚籽、抱子甘蓝、核桃和亚麻籽。

乳制品（酸奶、开菲尔和部分奶酪）

- 含有益生菌的酸奶和开菲尔对肠道有益，可为人体提供有益的细菌和蛋白质。
- 草饲乳制品会对身体及大脑的健康更好。
- 要记得，乳制品可能会加重某些病症，如多动症，因此请注意乳制品的副作用。

香料

- 香料既能增加食物风味，又有益于大脑，没热量，因此吃了之后也不会产生负罪感。
- 特别是姜黄、黑胡椒、藏红花、红辣椒片、牛至和迷迭香，这些香料对大脑来说起着保护的作用。

除了坚持吃这些食物，其他也没有什么特别要注意的。不过记得下面这些规则也是有用的。最重要的一点是，不要不敢尝试那些新奇的食材。我遇到过很多患者，他们不知是为了吃得随心还是为了方便，其饮食相当单一。当我建议他们吃得多样化一点儿时，他们才发现自己以前错过了多少营养和饮食乐趣。如果你在杂货店看到了从没吃过的新鲜有趣的蔬菜和水果，不要不敢买。你只要保证别把它们忘了，别让它们在保鲜盒里发霉就好。翻翻食谱或者上网搜索一下做法，试着吃掉它们，哪怕只是一次也好。只要坚持遵循本书论述的健康饮食原则，你就不仅不会失望，最终还可能会发现，以前从没有吃过的可能会成为你的最爱!

工欲善其事，必先利其器

就像大脑和肠道需要某些营养成分才能高速运转一样，你的厨房也需要些厨具才能做出一顿美餐。你不需要很多花哨的厨具——比如油梨分割器或芒果去核器这样的单一用途工具——但你确实需要一些质量不错的基础厨房用具。在尝试后面列举的食谱之前，我给大家列了一份简要的厨房用具清单。

大刀和小型多功能刀

大刀应当是一把你用得惯的厨师刀。小一点的刀子是用来处理厨房里的小活儿的。一旦找到用着合适的刀，记得把它们磨得很锋利。刀子锋利了才不太可能脱手并割伤人。

磨刀器

比起在专业厨房里使用的大型手持磨刀钢棒，我更喜欢桌面磨刀器，使用时只需要把刀放在槽里磨一磨。

蔬菜刮皮器

蔬菜刮皮器既可以用来给蔬菜去皮，还可以刮出沙拉里放的薄薄的蔬菜长条。大家可以试试用它来刮黄瓜、西葫芦或者胡萝卜——它能为任何一种沙拉或蔬菜配菜增添色彩，并丰富其中的植物营养素。

砧板

你需要一块砧板，木制或合成材料的都行。你可以在这块砧板上做好所有的准备工作。一面用来切菜，另一面用来切肉。记得保持清洁，用后消毒。

探针式厨房温度计

在食谱中，我会多次提到熟食的内部温度，尤其是肉类。目测肉熟了的时候很容易出现肉煮得不熟的情况，吃了没煮熟的肉会有危险，但是要是煮得过熟，吃起来又会很柴。现在有探针式厨房温度计，既简便又精确，根本用不着目测！

柠檬或酸橙削皮器

想要给食物增添风味有一个简单又便宜的方法，即将柠檬、酸橙、橙子和小柑橘的果皮添加到沙拉、配菜中，烘焙时也可这么做，果皮的酸味和清香更易激发食物的鲜美。

量杯

量杯可以用来测量干货，从而帮助我们按需取量。

量桶和量匙

量桶用于测量液体，量匙是做菜放调料和烘焙中会用到的器具。

中号和大号的不锈钢碗或玻璃碗

各种不同尺寸的碗可以让我们在备餐环节既灵活又高效。

迷你碗套装

准备迷你碗套装可以方便大家将食材归类放置——下一节中我会详细探究做好烹饪前准备的重要性。

厨房毛巾和厨房用纸

厨房毛巾和厨房用纸可以用来擦干盘子或是洗好的蔬果。湿气会滋生细菌，因此保持工作区和厨具干燥是保持厨房卫生的关键。

消毒喷雾

我推荐使用在美国环境工作组（EWG）的测试定标中获得 A 评级的厨房清洁和家庭护理产品。

梅森瓶

用梅森瓶混合沙拉酱、储存食物、制作当作主食或加餐吃的沙拉都很方便。

烘焙用中号浅边金属盘 / 烤盘和玻璃砂锅

我喜欢烘焙菜肴，简单好做又美味。简简单单的铝合金平底锅是厨房里的主力。不一定非得买不粘锅。如果菜肴需要用更深的容器盛放，玻璃砂锅刚好可以派上用场。

油纸

在浅边金属盘上铺一层油纸，会让烤制菜肴变得简单，这样既不会让食物粘在盘子上，烤制过程中食物上色也不会受到影响。做完饭后也方便清洗厨具，直接扔掉油纸，就不用再擦洗烤盘了。

不锈钢锅具

如果你还没有给厨房添置锅碗瓢盆，我建议去厨具专卖店里购买一套质量好的不锈钢锅具。如果觉得买一整套太贵，那么你可以先买一口大汤锅、一口中号炖锅和一个 25~30 厘米的煎锅，这几个是最常用到的。

铸铁煎锅

铸铁锅比不锈钢锅便宜，无论是在炉子上还是在烤箱里使用，选择铸铁锅都是没错的，它的保温性很好，也易于让食物上色。我推荐大家买一个 25~30 厘米的煎锅。只要保养和使用得当，铸铁煎锅可以用一辈子。大家可以在网上找到铸铁锅保养说明。

荷兰锅

荷兰锅是一种大型铸铁锅，配有盖得很严实的锅盖，可以用来熬汤炖菜。现在的荷兰锅通常是搪瓷的。

食物料理机

料理机可以混合、切碎和搅拌食物，帮我们省下很多力气。11杯容量的料理机几乎适用于任何厨房。迷你料理机（有时称为迷你食物切碎机）适合切碎小的香草、大蒜或生姜这样的食材。

搅拌机

搅拌机类似于料理机，但它适用于混合液体，不适合混合固体。煮浓汤或制作奶昔，就离不开搅拌机。

浸没式搅拌机

浸没式搅拌机是一种手持式搅拌机，可以伸进锅里搅拌正在烹饪的食物——这比把食材全部挪进传统搅拌机里再搅拌要方便得多。用它搅拌过的汤喝起来更香滑，用它打的豆子也碎得很均匀。

冰棒模具

有了冰棒模具，你就可以自己制作健康的冷冻甜品了。我更喜欢用不锈钢的冰棒模具，因为可以放进洗碗机里洗，清洁起来更方便。

蔬菜甩干器

多吃绿叶蔬菜（这是必须的），那蔬菜甩干器就是非常有用的物件。因为你可以用它来清洗蔬菜，而不必担心沥水后菜叶水淋淋的。这件工具很适合用来一次准备好几天内要吃的生菜、菠菜或羽衣甘蓝，你可以将洗好后一次吃不完的菜储存在密封容器中。

一切就位

当你在厨房里按部就班地进行烹饪时，提前做好准备会使你的料理过程变得简单快捷。基本理念就是，在开始烹饪之前，准备好适量的所需食材，放在手边。看美食烹饪节目时，你会发现厨师做菜之前总是把食材分装到小碗中，做好煎炒烹炸的准备。这可不是在作秀！

我建议大家都试试这么做。

除了用来装配菜和香料的小碗，准备两个大碗也是必要的——一个用来装边角碎肉，你可以把它们冷冻起来，熬高汤的时候用；另一个用来装蔬菜残渣。

谨记食品安全原则

虽然家里的厨房不用参加卫生评级，但这并不意味着家里的食品安全没有餐厅的食品安全重要。以下这些简单的准则一定要遵守：

- 先洗手，后做饭。
- 系上围裙（或穿上厨师服）。
- 扎好头发，取下戒指和其他首饰。
- 如果涂有指甲油，请确保指甲油碎片不会掉进食物里。
- 使用品尝勺之前，确保上次使用后已清洗干净。
- 用温度计测量肉类食品的温度。
- 保持厨房准备区的卫生。
- 处理肉类食材和蔬菜时，记得用砧板的不同面，要用同一面的话记得清洗后再使用。
- 不要把肉放在厨房台面上解冻过夜——一定要放在冰箱里。
- 一定要把冷冻的鸡鸭放在冰箱的底层，避免血水滴落到冰箱里的其他食物上。
- 如果家人或朋友和你一起待在厨房，请别站得太过拥挤，打开烤箱或端热菜时一定要小心。如果你必须拿着刀走来走去，刀刃请一定朝下。你看电视烹饪比赛里，厨师从其他人身后走过时，会一边喊"背后有人"一边走过去，就是为了提防不小心碰着。

尊重所有食材

想要学会烹饪，除了掌握一定的烹饪技能，还有一点很重要，那就是摆正对食物的态度。饮食是人生的原动力，你烹饪的食物会滋养你和你所爱之人。

- 不要浪费食物。只要是干净的食物，不管是水果、蔬菜还是肉类，都应该把它们吃干净。如果你准备的食材一顿吃不完，请把它们保存起来，可以冷藏，也可以冷冻，下次做饭再用。
- 对所有食物心存敬意，无论是白松露菌、鸡胸肉还是一片生菜。
- 一蔬一饭，当思来之不易。我们应当心存感激并铭记当下。做饭和吃饭其实是一种特权。

做好清理工作

最后，虽然我知道这一步让大家都头痛，但保持厨房烹饪区的整洁是极其重要的。这不仅仅是出于卫生，这样做还会让我们烹饪时更加高效，并始终对烹饪保有热情。按食谱每做一步，就做好清理，这样也减轻了饭后的负担。饭后也要做好清理工作——如果早上醒来发现厨房一团糟，恐怕是没有心情为自己做一顿健康早餐的。

食谱

上面已经介绍了如何挑选食材和怎样布置厨房，现在我们来说健脑食谱。针对书中提到的每一种精神疾患，我都会给大家列一份示例食谱，包括三顿正餐和加餐。

虽然这些食谱是单独针对某一种特定状况设计的，但请记住，我们研究过的不同饮食模式之间有相当多重复的地方，因此这些食谱都是健脑的——只要饮食方式总体来说是健康的，就无须纠结每顿饭里的每一种成分。

我希望大家能耐心浏览这些示例食谱，再尝试一下。你会越来越得心应手地待在厨房，自己制作食物，不再那么依赖从商店里买来的现成的或加工的食品。仅做到这一点，就基本能够保证你拥有更健康的生活方式。《美国国家健康与营养调查》是关于家庭烹饪的一项最重要的研究，其结果显示常在家吃饭的人摄入的热量也更少。

不过，有时候偷工减料是可以的：当食谱要求用朝鲜蓟或花椰菜等蔬菜时，用不加盐和酱汁的冷冻蔬菜也行。由于美国的许多食品都是速冻的，所以冷冻水果和蔬菜是新鲜食品的健康替代品。购买冷冻水果时，务必检查是否添加了糖浆或糖。当然，如果手艺不错、时间也充足，买些新鲜蔬菜自己做一餐不仅更美味而且更有意义，所以你还在等什么！

同样地，虽然我前面论述过，自己备好食材并烹制是很好的，但是严格来说倒也不是必需的。从店里买现成的食物也行，但请一定买有机、低钠的食物。不够咸的话，根据自己的口味加点儿盐就行了。

废话不多说，现在开始介绍食谱！

健脑食谱

缓解抑郁症的食谱

早餐：绿豆芽炒豆腐

加餐：1汤匙特浓黑巧克力片

午餐：豪华蔬菜汤

加餐：五香混合坚果

晚餐：烤三文鱼配核桃羽衣甘蓝香蒜酱

加餐：一个新鲜的橙子和一杯红酒

绿豆芽炒豆腐

（素食／纯素食／无麸质／无乳制品）

吃绿豆芽可以很好地获取维生素 B_{12} 和叶酸。大蒜、洋葱和芦笋富含益生元。姜黄具有姜黄素的所有优点，和豆腐放一起会使豆腐呈鲜艳的黄色，看起来就像炒鸡蛋。吃些柑橘类水果不失为补充维生素 C 的好方法。

食用量：4 人份

准备时间：10 分钟

烹饪时间：10 分钟

1 块有机嫩豆腐

1 汤匙菜籽油

1/4 个中等大小的洋葱，切碎

1/2 瓣蒜，切碎

400 克芦笋，清洗、去皮，切成长和宽都是 2.5 厘米的小块

1 茶匙姜黄粉

$1\frac{1}{2}$ 茶匙粗盐

1/4 茶匙黑胡椒

一袋绿豆芽（约 340 克）

半个柠檬榨的汁

　　把豆腐切成大块，然后在食品搅拌机中打碎（使用搅拌模式，避免把豆腐变成豆腐浆）。在铸铁煎锅中用中火加热菜籽油。加入洋葱、大蒜、芦笋、姜黄粉、粗盐和黑胡椒，炒 2~3 分钟。加入豆腐和绿豆芽，炒 3~5 分钟，直到豆腐开始看起来像炒鸡蛋。上桌前加一点新鲜柠檬汁。

豪华蔬菜汤

（素食 / 纯素食 / 无麸质 / 无乳制品）

这道汤品含有豌豆中的镁元素，西蓝花中的铁元素，红薯中的维生素 A。饱和脂肪含量低，纤维和抗氧化剂含量高。

食用量：4 人份

准备时间：15 分钟

烹饪时间：30 分钟

2 汤匙橄榄油

1 段葱

1 瓣蒜，最好拍碎

1 杯新鲜或者冷冻的豌豆

2 杯新鲜或者冷冻的西蓝花

1 个不去皮的红薯，切成长和宽约 1.5 厘米的小块

1 汤匙粗盐，如果需要，可以多加

1 茶匙黑胡椒，如果需要，可以多加

1/2 茶匙干百里香

1/2 茶匙干欧芹

4~6 杯热蔬菜汤或者纯净水

新鲜的欧芹碎（根据个人喜好添加）

架起荷兰锅，以中火烧热油。加入葱、大蒜炒 3~5 分钟，直到葱变软，呈几乎半透明状。

加入豌豆、西蓝花、红薯、粗盐、黑胡椒、干百里香和干欧芹，搅拌一两次，再炒 3~5 分钟。在蔬菜半熟的时候，加入蔬菜汤。加到汤没过菜的时候开中火，盖盖子煮约 20 分钟。

如果需要，加点粗盐和黑胡椒调味，用新鲜的欧芹碎装点，出锅。

五香混合坚果

（素食 / 纯素食 / 无麸质 / 无乳制品）

这种混合坚果里有能够补充铁元素的南瓜子、巴西坚果、辣椒和姜黄。

食用量：8 人份

准备时间：10 分钟

烹饪时间：10 分钟

1 茶匙姜黄粉

　　　　　　　　　　　　　　　　　　　饮食大脑

1/4 茶匙黑胡椒

1/4 茶匙蒜蓉

1/4 茶匙红辣椒

2 茶匙粗盐

1 汤匙橄榄油

$1^{1}/_{2}$ 杯普通烤南瓜子

1 杯巴西坚果

将烤箱预热至 150 摄氏度，烤盘铺上油纸。

将姜黄粉、黑胡椒、蒜蓉、红辣椒、粗盐和橄榄油混合在中等不锈钢碗中。加入烤南瓜子和巴西坚果。将其在烤盘上铺一层。大约烤制 10 分钟。冷却后就能食用。室温下存放在密封玻璃罐中可保存长达 2 周。

烤三文鱼配核桃羽衣甘蓝香蒜酱
（无麸质）

这是获取 ω-3 脂肪酸的好办法。这份食谱还能提供羽衣甘蓝包含的那种叶酸，而核桃有利于心情愉悦。

食用量：1 人份（香蒜酱 8 人份）

准备时间：5 分钟

烹饪时间：15 分钟

烤鱼所需材料：

1 份无骨去皮的三文鱼鱼排（大约 150 克）

2 汤匙橄榄油

1/2 茶匙粗盐

1/4 茶匙黑胡椒

制作香蒜酱所需材料：

1/4 杯橄榄油

1/4 杯帕马森奶酪碎

1 瓣去皮大蒜，放入微波炉加热 30 秒

2 杯羽衣甘蓝嫩芽，洗净并切碎

1/4 杯核桃

1 茶匙柠檬汁

1/2 茶匙食盐

烤鱼步骤：

　　将烤箱预热到 180 摄氏度，烤盘铺上油纸。给三文鱼鱼排刷上油，撒上盐和黑胡椒。紧接着放在烤盘上烤制 8~12 分钟，烤至鱼排熟透。此时，鱼肉内部温度应为 60 多摄氏度。

香蒜酱制作步骤：

　　用搅拌机或食物料理机中速搅拌制作香蒜酱的原材料。如果需要，可以加入白开水稀释混合物。这时候可尝尝咸淡，如果想咸一点，就再加点盐。

　　烤好三文鱼，淋上 1~2 汤匙香蒜酱就能上桌。

主厨小贴士：

做好的香蒜酱可以在冰箱里保存 1 周。

尝试在全麦意大利面沙拉或无麸质荞麦面条蔬菜沙拉中加入香蒜酱。

吃烤鸡胸肉时，也可以蘸香蒜酱。

缓解焦虑的食谱

早餐：油梨鹰嘴豆泥

加餐：绿茶

午餐：蘑菇菠菜煎蛋饼

加餐：芹菜根泡菜

晚餐：火鸡秋葵浓汤配糙米饭

甜点：西瓜蓝莓棒冰

油梨鹰嘴豆泥

（素食 / 纯素食 / 无麸质 / 无乳制品）

鹰嘴豆含有丰富的色氨酸，油梨和橄榄油更是健康脂肪的重要来源，包括 ω-3 脂肪酸（油梨也富含纤维和各种维生素）。你可以把这种美味的酱涂在低 GI 吐司（比如粗面包）上或者拌切好的新鲜蔬菜吃。

食用量：6 人份

准备时间：10 分钟

1/2 个熟透的大油梨，去皮去核

2 杯煮熟的或者罐装的鹰嘴豆

1/3 杯芝麻酱

1/4 杯新鲜的酸橙汁

1 瓣蒜

1 茶匙粗盐，如果需要，可以多加

1/4 茶匙黑胡椒

1/2 茶匙孜然粉

1/4 茶匙烟熏辣椒粉

1/2 杯新鲜芫荽叶

3 汤匙橄榄油，再多准备些要淋的油

1 汤匙切片的烤杏仁

1/4 杯切碎的新鲜平叶欧芹

　　用食物料理机搅拌除橄榄油、烤杏仁和欧芹外的所有食材约 1 分钟。以中速搅拌，淋上橄榄油，继续搅拌，直到鹰嘴豆泥的质地变得很轻，呈奶油状，大约需要 1 分钟。如果觉得味道淡，可以再加点粗盐。

　　然后把油梨鹰嘴豆泥盛在浅口碗里。

　　上面撒上烤杏仁和切碎的欧芹，再淋上一点橄榄油。

　　如果不是立即就吃，就给这些豆泥盖上盖子，防止油梨氧化后颜色变深。油梨鹰嘴豆泥最多能在冰箱存放 1 天。

蘑菇菠菜煎蛋饼

（无麸质／无乳制品）

这道制作简单的蔬菜馅煎蛋饼用到了富含维生素 D 的蘑菇和富含镁元素的菠菜。你可以储存一些蛋饼作为未来两天的午餐，也可以在冰箱里冷冻保存一个月。

食用量：6 人份

准备时间：10 分钟

制作时间：18 分钟

5 个鸡蛋

1 杯杏仁奶

1/2 茶匙粗盐

1/4 茶匙黑胡椒

$1^1/_2$ 茶匙干欧芹

1 汤匙橄榄油

1 杯菠菜（新鲜或解冻）

1 杯切碎的蘑菇

　　将烤箱预热到 150 摄氏度，在一个直径为 22 厘米左右的圆形烤盘上铺上油纸。

　　在一个中等大小的碗中，将鸡蛋、杏仁奶、粗盐、黑胡椒和干欧芹搅拌，备用。

　　架起大小适中的铸铁锅，中火烧油。

如果用的是解冻菠菜，用粗棉布（或者干净的抹布、纸巾）包裹起来，挤压多余的水分。

将菠菜和蘑菇碎放入油中翻炒，直到蘑菇碎变成浅棕色，大约 3 分钟，然后冷却。

将冷却好的蘑菇碎炒菠菜放在烤盘中。把刚刚准备的鸡蛋混合物倒在蔬菜上，盖上锡箔纸，烤 15~18 分钟，直到鸡蛋刚刚凝固。烤箱各不相同，所以在从烤箱中取出蛋饼之前，确保鸡蛋已经凝固。切成 6 等份就可以吃。

火鸡秋葵浓汤配糙米饭

（无麸质 / 无乳制品）

虽然我们知道从饮食中很难直接获取色氨酸，但火鸡仍然是色氨酸的良好来源。火鸡不要和像土豆泥这样的高 GI 碳水化合物同食，而是和低 GI 糙米一起吃，这样就可以帮助大脑吸收尽可能多的色氨酸，同时又不会摄入过多的热量。

食用量：4 人份

准备时间：20 分钟

烹饪时间：25 分钟

1 汤匙菜籽油

1/4 杯切碎的韭菜

3/4 杯切碎的芹菜

1 根胡萝卜，切碎

2 瓣蒜，切成蒜蓉

火鸡肉馅（约 454 克）

1$\frac{1}{2}$ 茶匙粗盐

1/2 杯切好的秋葵（2.5 厘米大小）

3 杯低钠鸡汤或水

1 茶匙辣椒酱

2 杯熟糙米

架起荷兰锅，中火，加热油。加入韭菜、芹菜、胡萝卜和蒜蓉，翻炒约 6 分钟，直到蔬菜变软。

加入火鸡肉馅和粗盐，炖约 5 分钟，或直到火鸡肉馅变成浅棕色，烹饪时搅拌肉馅。倒入秋葵，加入鸡汤搅拌煮沸，然后转至小火，不盖盖子炖 10 分钟左右。加入辣椒酱和糙米一起食用。

西瓜蓝莓棒冰

（素食 / 无麸质 / 无乳制品）

这些简单的自制棒冰口感凉爽，略带甜味，令人心旷神怡。西瓜富含抗氧化剂和维生素 A、维生素 B$_6$ 和维生素 C。为了使口感更爽滑，可以用杏仁奶或者椰奶来调制。

食用量：6~8 根

准备时间：10 分钟

2 杯去子切块的西瓜

1 杯杏仁奶或椰奶（可选）

1/2 茶匙新鲜酸橙汁

1 汤匙酸橙碎皮

1/4 茶匙蜂蜜

1/2 杯新鲜或者冷冻蓝莓

把西瓜和奶搅成泥，可以用搅拌机。加入酸橙汁、酸橙皮和蜂蜜。将其倒入不锈钢冰棍模具，直到每个模具装满三分之二，为蓝莓留出空间。每个模具放入 2~3 颗蓝莓。

模具封口，冷冻 3 小时或者一整晚。

治愈创伤的食谱

早餐：坚果莓果奇亚籽布丁

加餐：沙丁鱼小吃

午餐：香烤鸡胸肉、柠檬蒸西蓝花

加餐：芹菜条加杏仁黄油

晚餐：辣味菲力牛排配嫩菠菜香辣酱

甜点：蓝莓加柠檬皮，倒入新鲜柠檬汁，撒上碎榛子。

坚果莓果奇亚籽布丁

（素食 / 无麸质 / 无乳制品）

奇亚籽布丁是优选早餐，而且准备起来不费事儿。因为它必须在冰箱里放一晚上，你可以在前一天晚上准备好，然后第二天在上班路上吃。

食用量：2 人份

准备时间：10 分钟

1/2 杯有机罐装轻椰奶

1/2 茶匙蜂蜜

1/2 茶匙香草精

1/4 茶匙肉桂粉

2 汤匙奇亚籽

覆盆子、蓝莓、核桃或其他水果或坚果

将椰奶倒入玻璃瓶中，加入蜂蜜、香草精和肉桂粉。在上面撒上奇亚籽。

盖上玻璃瓶的盖子，摇匀，让奇亚籽和椰奶充分混合。

在冰箱里冷藏一夜。

吃之前撒上坚果和莓果。

沙丁鱼小吃

（无麸质 / 无乳制品）

沙丁鱼营养丰富，富含 ω-3 脂肪酸。一定要买用橄榄油制成的沙丁鱼罐头。作为零食，一次吃不超过半罐的量（剩下的可以放在玻璃瓶里第二天吃）。

食用量：2 人份

准备时间：10 分钟

1 罐橄榄油沙丁鱼（约 120 克）

1/2 个番茄，切块

1/4 茶匙粗盐

1/2 茶匙黑胡椒

半个柠檬榨的汁

一大片长叶莴苣，切成两半

把沙丁鱼罐头里的油沥掉一些。在一个小碗里，将沙丁鱼与番茄块、粗盐、黑胡椒和柠檬汁混合。把一片长叶莴苣卷成杯子状，盛上和好的馅，连"杯子"一起吃了。

香烤鸡胸肉
（无麸质 / 无乳制品）

虽然鸡胸肉是健康的精益蛋白质，但它的味道比较寡淡，加香料烤既好吃又对大脑有好处。如果有剩余，可以用来搭配健康的蔬菜沙拉。

食用量：2 人份

准备时间：5 分钟

烹饪时间：40 分钟

1 茶匙辣椒粉

1 茶匙姜黄粉

1/4 茶匙黑胡椒粉

1/2 茶匙芫荽末

1/2 茶匙孜然粉

1 茶匙粗盐

1/2 茶匙蒜蓉

1/4 杯橄榄油

2 块去骨去皮鸡胸肉（约 170 克）

    用一个小碗，把准备好的调料混合一下，加入橄榄油，倒入一个大碗里。把这些调料和油充分混合搅拌几分钟，做成腌料涂在鸡胸肉上。室温下鸡胸肉腌 30 分钟或在冰箱里腌一晚。

    准备烹饪时，将烤箱预热到 180 摄氏度，并在烤箱中间放一个架子。在烤盘上铺上油纸。

    将鸡胸肉放在烤盘上烤大约 30 分钟，或者直到鸡胸肉最厚的部分的内部温度达到 70 摄氏度上下。

    取出烤鸡胸肉，放上 10 分钟再吃。

柠檬蒸西蓝花

（素食 / 纯素食 / 无麸质 / 无乳制品）

无论是用新鲜的还是冷冻的西蓝花，都可以按这个简单易上手的做法做出好吃的一盘菜。用同样的方法还可以制作四季豆、花椰菜、甜豆、胡萝卜、芦笋和豌豆。

食用量：2 人份

准备时间：2 分钟

烹饪时间：5~8 分钟

2 杯新鲜或者冰冻的西蓝花

1 个柠檬

1/2 至 1 茶匙粗盐

将西蓝花放入玻璃烤盘，加入几汤匙水。放入微波炉中蒸 4 分钟。西蓝花要熟透，不要半生不熟。倒掉多余水分。

把碎柠檬皮撒在西蓝花上，再挤上新鲜的柠檬汁，吃之前撒点粗盐调味。

辣味菲力牛排配嫩菠菜香辣酱
（无麸质 / 无乳制品）

牛肉不宜多吃，但是吃一小块菲力牛排解解馋还是可以的。大火煎一下，然后在烤箱里烤，烤到表面呈棕色，内部颜色柔和均匀。这道牛排配上简单的绿叶蔬菜沙拉，是一顿值得期待的晚餐。

食用量：1 人份

准备时间：20 分钟

烹饪时间：40 分钟

牛排所需原料:

1 块菲力牛排（约 170 克，5 厘米厚）

1 茶匙粗盐

1 茶匙黑胡椒

1 汤匙菜籽油

酱汁所需原料:

1 杯新鲜的平叶欧芹

1 杯保鲜的新鲜嫩菠菜

1/2 杯新鲜牛至

2 瓣蒜

1 个酸橙的碎皮

1 汤匙新鲜酸橙汁

1 汤匙白葡萄酒醋

1/2 杯橄榄油

3/4 茶匙粗盐，如果需要，可以多加

1/4 茶匙黑胡椒，如果需要，可以多加

牛排制作步骤:

给牛排盖上盖子，在室温下放置约 30 分钟。把粗盐和黑胡椒均匀涂抹在牛排上，将烤箱预热到 220 摄氏度。

架一个铸铁煎锅，开中火加热油。

将牛排放入热锅中，每一面煎约 2 分钟。

如果想要三分熟，将牛排放入烤盘，将烤盘放进烤箱，烤大约 7

分钟，直到内部温度达到 60 摄氏度。如果想要五分熟，烤大约 10 分钟，直到内部温度达到 65 摄氏度。

酱料制作步骤：

搅拌机里加入欧芹、菠菜、牛至、蒜、酸橙皮、酸橙汁和醋。搅拌速度逐渐由低速到中速，直到变浓稠。加入橄榄油，用中速继续搅拌，然后用粗盐和黑胡椒调味，根据需要可以再加一些橄榄油。

一旦牛排达到所需的温度，从烤箱中取出，静置 10~15 分钟。淋上 2 汤匙酱料，就能享用了。

主厨小贴士：

如果把香辣酱放在密封的玻璃罐里，可以在冰箱里保存至少 1 周。

在烤鸡或烤猪排上也可以涂这个酱。

烤蔬菜也可以蘸这个酱吃。

提升专注力的食谱

早餐：巧克力蛋白奶昔

加餐：小块特黑巧克力

午餐：奶油朝鲜蓟韭菜汤

加餐：1/4 杯蓝莓和 1 汤匙黄油焗腰果

晚餐：烤琵琶腿、蘑菇沙拉

巧克力蛋白奶昔

（素食／无麸质）

在第五章中，我提到一项研究，其中测试了一种使用特别配方的早餐棒，旨在改善多动症的症状。现在，我把这个配方变成了美味的奶昔，同样对身体有许多好处。

食用量：1 人份

准备时间：10 分钟

1 杯无糖杏仁奶

1 汤匙核桃

1 勺香草乳清蛋白

1 汤匙磨碎的亚麻籽

1 茶匙有机研磨速溶咖啡粉

1 茶匙天然（非碱化）可可粉

1 汤匙椰子片

1/2 茶匙蜂蜜

1/4 个成熟的油梨

将原料和 1/4 杯冰块一起放入搅拌机中搅拌。如果你觉得奶昔太浓了，可以加更多的水或冰。猛吸一口，棒极了！

奶油朝鲜蓟韭菜汤

（素食 / 纯素食 / 无麸质 / 无乳制品）

这个汤不含麸质、乳制品，韭菜富含健康纤维和益生元。加入坚果奶，让口感似奶油般柔滑细腻，比用重口味的奶油更健康。

食用量：4 人份

准备时间：10 分钟

烹饪时间：20 分钟

1 汤匙橄榄油

1/2 杯切碎的韭菜

$1^1/_2$ 茶匙粗盐，如果需要，可以多加

1/2 茶匙黑胡椒，如果需要，可以多加

1 汤匙甜辣椒粉

1 茶匙蒜蓉

1/2 茶匙新鲜百里香

1/2 茶匙切碎的新鲜欧芹

$1^1/_2$ 杯冷冻朝鲜蓟心

2 杯低钠蔬菜汤

2 杯杏仁奶或腰果奶

半个柠檬榨的汁

1 汤匙切碎的新鲜平叶欧芹

1 汤匙烤南瓜子

架起大不锈钢锅，中火烧热油，放入韭菜，加粗盐、黑胡椒、甜辣椒粉、蒜蓉、百里香和切碎的新鲜欧芹，炒 5 分钟左右或至韭菜变软即可。加入朝鲜蓟心，再炒 3 分钟，待朝鲜蓟心变软即可。

加入蔬菜汤，盖上锅盖，中火煮沸。加入杏仁奶降温。煨上，揭开锅盖，直到朝鲜蓟软糯，等 10 分钟左右。

让汤凉几分钟。用浸没式搅拌机，将汤搅成泥状（也可做成厚实的果酱质地，全凭个人喜好）。

也可根据口味加粗盐和黑胡椒调味。淋上柠檬汁，趁热食用，配以平叶欧芹和烤南瓜子装饰。

烤琵琶腿
（无麸质 / 无乳制品）

这是一个简单的食谱，只需鸡腿，再佐以混合香料。

食用量：1 人份

准备时间：10 分钟

烹饪时间：40 分钟

1 汤匙橄榄油

1 汤匙甜辣椒粉

1/2 茶匙姜黄粉

1/4 茶匙黑胡椒

1/2 茶匙粗盐

2 个去皮琵琶腿

烤箱预热至 200 摄氏度。在烤盘上铺上油纸。在中等大小的碗中，用橄榄油、甜辣椒粉、姜黄粉、黑胡椒和粗盐调制腌料，洗净手，将腌料涂到鸡腿上。

再将鸡腿移至烤盘中，烤 30 分钟，或内部温度达到 75 摄氏度即可。切鸡腿时，鸡肉不应呈现任何粉红色。如果有，将鸡肉放回烤箱，至少再烤 10 分钟，然后重新检查烤箱温度。上菜前，鸡肉在烤盘上需静置 10 分钟。

蘑菇沙拉
（素食 / 无麸质 / 无乳制品）

食谱中加入了酱油，可根据自己的口味决定是否加盐。蘑菇有时候需要更多的调味料，所以做熟后如果需要加少许盐调味，可以在最后撒上一些。

食用量：4 人份

准备时间：15 分钟

烹饪时间：5 分钟

1 汤匙芝麻（可选）

1 汤匙再加 $1^1/_2$ 茶匙米酒醋

$1^1/_2$ 茶匙杏仁黄油

1/4 茶匙姜末

少许碎红辣椒

1/4 茶匙蒜蓉

1/4 茶匙蜂蜜

3/4 茶匙无麸质酱油

3/4 茶匙香油

2 杯白蘑菇，切成小块

　　如果喜欢吃芝麻，可以开小火用中号炒锅把芝麻焙烤至微微焦黄色。把烤好的芝麻放入碗中放凉。

　　用同一口锅，开中大火，将醋、杏仁黄油、姜末、红辣椒、蒜蓉、蜂蜜和酱油搅拌在一起，直至热透。拌入香油。在中等大小的碗中放入切好的蘑菇，将调料趁热倒入，搅拌均匀。再撒上烤好的芝麻。待晾凉后，即可享用。

提高记忆力的食谱

　　早餐：1 杯咖啡，1 杯无麸质燕麦片配肉桂，搭配半杯切碎的新鲜草莓

　　加餐：1 个切碎的熟鸡蛋，加盐和黑胡椒调味，配上 5 块大小适中的全麦饼干

　　午餐：花椰菜炒鹰嘴豆，配微型菜苗

　　加餐：海盐蒸毛豆

　　晚餐：法国南部风味扇贝、姜黄花椰菜饭

　　甜点：肉桂黑胡椒热巧克力

花椰菜炒鹰嘴豆

（素食 / 纯素食 / 无麸质 / 无乳制品）

这种简单的炒菜遵循了健脑饮食法的原则。

食用量：8 人份

准备时间：10 分钟

烹饪时间：10 分钟

2 汤匙橄榄油

1 茶匙红辣椒

1 茶匙芫荽末

1 茶匙姜黄末

1/4 茶匙黑胡椒

4 杯冷冻花椰菜，撕成小朵

2 杯熟鹰嘴豆

$1\frac{1}{2}$ 茶匙粗盐，如果需要，可以多加

1 汤匙鲜柠檬汁

1 汤匙切碎的鲜芫荽（可选）

1/2 杯微型菜苗（豌豆芽或萝卜芽之类）

　　架起大小适中的铸铁锅，中火烧油。将红辣椒、芫荽末、姜黄末和黑胡椒倒入热油中，浸泡几秒钟。加入花椰菜和鹰嘴豆，与香料一起搅拌。炒 1 分钟左右，盖上锅盖再焖 3 分钟。如果菜粘锅了，就加入1/4 杯水。加粗盐调味，可根据自己的口味酌情添加。还可以加入柠檬

汁和切碎的鲜芫荽装饰。可撒上微型菜苗，趁热食用。

主厨小贴士：

这道菜也可做成沙拉冷食。

有机鹰嘴豆罐头，洗净沥干，即可使用。

法国南部风味扇贝
（无麸质 / 无乳制品）

扇贝味道鲜美，易于烹饪，选它展示厨技，是让朋友对你印象深刻的妙招。这种不含麸质的食谱，突出了迷迭香和 ω-3 脂肪酸对提高记忆力的作用。

食用量：6 人份

准备时间：10 分钟

烹饪时间：15 分钟

450 克海湾扇贝（或海扇贝，量减半）

$1\,{}^{1}/_{2}$ 茶匙粗盐，根据自己的口味酌情添加

1 茶匙黑胡椒，根据自己的口味酌情添加

2 汤匙有机无麸质面粉

2 汤匙橄榄油

2 根大小适中的青葱，切碎

1 瓣蒜，切碎

1 $\frac{1}{2}$ 茶匙新鲜迷迭香（或 3/4 茶匙迷迭香干）

2 汤匙切碎的新鲜平叶欧芹

1/3 杯白葡萄酒

1 个柠檬

在扇贝上撒上粗盐和黑胡椒，然后裹上面粉，抖掉多余的粉。在一个大不锈钢锅中加入橄榄油，大火烧油。锅底放上扇贝。调至中火，让扇贝的一面稍微变成焦黄色。一面变色后，就把扇贝取出；翻面，让另一面稍微着色。扇贝总共要炸 4 分钟左右。取出扇贝，放入一个大小适中的碗中。

将青葱、蒜、迷迭香和 1 汤匙欧芹放入锅中，炒几分钟。再将扇贝放回锅中，倒入白葡萄酒，煮 1 分钟。接着把柠檬涂在扇贝上，将剩下的 1 汤匙欧芹撒上去。加入余下的粗盐和黑胡椒调味，再趁热挤上柠檬汁食用。

姜黄花椰菜饭

（素食 / 纯素食 / 无麸质 / 无乳制品）

花椰菜饭是种很好的食物，让人在享受米饭口感的同时，又不会担心血糖负荷高，还能获取蔬菜（如花椰菜）中的纤维和营养物质。

食用量：4 人份

准备时间：10 分钟

烹饪时间：5~8 分钟

1 汤匙橄榄油

2 杯冷冻原味花椰菜粒（将新鲜花椰菜处理成米粒大小的做法，请参阅主厨小贴士）

1 汤匙粗盐

1 茶匙姜黄粉

1/2 茶匙黑胡椒

1 茶匙蒜蓉

1 个柠檬的碎皮

架起大小适中的铸铁锅，中火烧油。除柠檬皮外，将其余所有食材放入锅中，搅拌均匀。炒 5~8 分钟，直至花椰菜粒稍微变色。撒上柠檬皮，即可食用。

主厨小贴士：

如果你想用新鲜的花椰菜，就把菜头上的叶子去掉。清洗干净，沥干水分。将花椰菜的茎掰开，将它们少量多次地放入带钢刀片的大型食物料理机中，加工处理花椰菜，直至搅拌成米粒大小。如果剩下很多花椰菜，也可以冷冻起来拿去做别的菜。

肉桂黑胡椒热巧克力
（素食 / 纯素食 / 无乳制品）

这种美味浓郁的巧克力甜点，不需要太甜。黑巧克力的复杂口感（成分天然、非碱化）真的很突出，黑胡椒又带来鲜明的口感层次对比。肉桂和黑胡椒也有助于提高记忆力。

食用量：2 人份

准备时间：5 分钟

烹饪时间：10 分钟

1/4 杯黑巧克力片（65% 或更纯的可可）

2 杯椰奶、杏仁奶、燕麦奶或腰果奶

1 茶匙香草精

1/2 茶匙肉桂粉

少许黑胡椒

将巧克力片放入大小适中的耐热碗中。在炖锅中放入奶、香草精、肉桂粉和黑胡椒，中火加热。当奶边缘形成气泡时，关火，倒在巧克力片上。

用热奶融化巧克力。等 2 分钟，然后用打蛋器将奶和巧克力轻轻搅拌均匀。太稠的话，就再加一点热奶。

对抗强迫症的食谱

　　早餐：自制麦片

　　加餐：蓝莓奶酪

　　午餐：菠菜扁豆汤（木豆）

　　加餐：1 个中等偏小的猕猴桃

　　晚餐：红辣椒烤火鸡胸肉配红洋葱和樱桃番茄

甜点：香蕉味"冰激凌"

自制麦片
（素食／纯素食／无麸质／无乳制品）

即使是市售的"健康"麦片，也可能含糖量较高。用全谷物和其他健脑食材自制美味的麦片，是很容易的。

食用量：2 人份

准备时间：10 分钟

1/2 杯燕麦片

1/4 杯麸皮薄片

1/4 杯无糖椰片

1 汤匙核桃碎

1/2 茶匙亚麻籽

一小撮肉桂粉

一小撮肉豆蔻粉

将所有食材混合搅拌，放入一个大小适中的碗中。再放入密封的玻璃罐中，可以存放 2 周。

吃麦片的方式多种多样——可以搭配杏仁奶或其他你喜欢的牛奶；可加入 1 汤匙有机黑巧克力片，撒上新鲜莓果，或加上所有这些！如果想要甜一点，就加些蜂蜜。

菠菜扁豆汤（木豆）

（素食 / 纯素食 / 无麸质 / 无乳制品）

木豆是我最喜欢的爽口食物之一，我相信，即使不是吃木豆长大的，你吃过后也会发现它既饱腹又美味。放点姜黄，还会增加风味。在印度菜里，阿魏粉起助消化的作用，能减少豆类等食物产生的气体，避免人吃了后腹胀。虽然它闻起来味道怪怪的，但一旦加入菜肴中，就会变得非常美味。

食用量：8 人份

准备时间：30 分钟（豆子提前浸泡一晚）

烹饪时间：20 分钟

2 杯去皮黄扁豆

2 汤匙菜籽油

1 茶匙黑芥子（可选）

1 茶匙孜然籽

2 瓣蒜，去皮，纵向切成两半

1 个干红辣椒（可选）

1 个大小适中的洋葱，切碎

1 个大小适中的番茄，切碎

1 茶匙姜黄粉

1/4 茶匙黑胡椒

2 杯菠菜叶

1 汤匙粗盐

半个柠檬

1 茶匙阿魏粉（可选）

切碎的鲜芫荽，装盘用

　　将扁豆冲洗净，浸泡在有盖玻璃碗中，放入冰箱过夜。水没过扁豆约 2 厘米。第二天，将扁豆冲洗干净，放到一个大平底锅中，加入 4 杯水。沸水煮扁豆 30 分钟左右，直至变软。把扁豆煮成糊状，质地光滑即可。也可以用高压锅煮扁豆——按照高压锅的说明书进行操作。

　　在大小适中的不锈钢锅中加入油，中火加热。加入黑芥子（如果想加的话），炒至爆开。加入孜然籽、蒜、干红辣椒（按个人口味）和切碎的洋葱。炒 3~5 分钟，直至洋葱呈半透明状。加入番茄碎、姜黄粉和黑胡椒，搅拌均匀。再放入菠菜叶，静候 1 分钟，直至菠菜叶变软即可。

　　加入扁豆，调小火，炒约 20 分钟。因为质地会很浓稠，为防止扁豆粘在一起，可以加入 2 杯水。

　　根据个人口味，可以用粗盐、新鲜柠檬汁和阿魏粉调味。撒上切碎的鲜芫荽装饰，趁热食用。

红辣椒烤火鸡胸肉配红洋葱和樱桃番茄

（无麸质 / 无乳制品）

如果你是素食主义者，这个食谱里的鸡肉可用 1 块切成薄片或方块的老豆腐替代。不过，火鸡肉含有丰富的 B 族维生素，维生素 B$_{12}$ 对缓解强迫症有益。

食用量：4 人份

准备时间：10 分钟

烹饪时间：20 分钟

2 汤匙橄榄油

2 汤匙辣椒粉

1 茶匙姜黄粉

1 $^1/_2$ 茶匙粗盐

1/4 茶匙黑胡椒

4 片去骨去皮火鸡胸肉（约 115 克）

2 杯樱桃番茄，穿孔

半颗红洋葱，切厚片

将烤箱预热至 200 摄氏度，在烤盘上铺一层油纸。

在一个大小适中的碗中，加入橄榄油、辣椒粉、姜黄粉、粗盐和黑胡椒。将火鸡胸肉、樱桃番茄和红洋葱放入碗中，搅拌均匀，给火鸡胸肉裹上调料。

再把火鸡胸肉、樱桃番茄和红洋葱移到烤盘中，烘烤 15 分钟，或直至鸡肉内部温度达到约 75 摄氏度。如果你想让鸡肉上色，再烤 3 分钟，或者直至它变成焦黄色。因为樱桃番茄和红洋葱可能会烤焦，所以在再次烘烤之前要取出来。

香蕉味"冰激凌"

（素食 / 无麸质 / 无乳制品）

这个食谱可以让我们在不过量摄入乳制品和糖的情况下，还能享用冰的、略甜的食物。

食用量：6 人份

准备时间：12 小时

8 根熟香蕉，去皮切丁

1 汤匙蜂蜜

1/2 杯无糖的杏仁奶、腰果奶、燕麦奶或椰奶，可根据个人口味调整稠度。

　　将香蕉丁放平底容器内，冷冻一夜。

　　再将冷冻好的香蕉丁与蜂蜜一起放入搅拌机或食物料理机中。一边慢慢倒入奶一边搅拌，让质地更稀。半杯奶的量不一定刚刚好，所以看仔细是要多加一点还是少加一点，因为你需要的是冰激凌质地。一旦成形，就移到碗中，再放入冰箱至少 3 小时，或者隔夜。

　　吃之前，可以加不同配料，如坚果碎、黑巧克力片或花生酱。再撒上新鲜莓果。

主厨小贴士：

　　要制作巧克力冰激凌，可在冷却"冰激凌"前加入 2 汤匙天然（非碱化）可可粉。将食材与奶搅拌时，要确保没有结块。要想使可可粉与配料混合均匀，可先将可可粉过筛。

助眠和解乏的食谱

    早餐：杯装小炒鸡蛋

    加餐：香蕉和杏仁黄油淋茅屋奶酪

    午餐：香辣虾、混合蔬菜沙拉

    加餐：腌秋葵

    晚餐：烤火鸡胸肉、烤箱版味噌红薯

    甜点：黄金奶

杯装小炒鸡蛋

（无麸质 / 无乳制品）

想要战胜疲劳，就需要营养丰富的食谱帮助我们活力满满地开启新一天。这个做法是对经典炒鸡蛋的改良，让人既能享受富含 ω-3 脂肪酸的美食，又无须浪费时间坐着吃饭。如需额外补充其他维生素，可以在鸡蛋中加入菠菜或羽衣甘蓝，它们都易于与食材混合搭配。

食用量：1 人份

准备时间：2 分钟

烹饪时间：3~5 分钟

有机橄榄油（喷油用）

2 个 ω-3 脂肪酸强化鸡蛋

1 汤匙精选植物奶

1/4 茶匙粗盐

饮食大脑

少许黑胡椒

1/4 杯切碎的菠菜或羽衣甘蓝

在马克杯里，喷洒橄榄油。将鸡蛋打入马克杯中，用叉子将其与植物奶、粗盐和黑胡椒一起打散。放入微波炉中加热 30 秒 ~ 1 分钟。用叉子搅拌均匀后，将杯子放回微波炉，加热直到鸡蛋熟了，大约需要 1 分钟。用叉子把鸡蛋搅松。拌入菠菜或羽衣甘蓝，变软塌也没关系。

香辣虾

（无麸质 / 无乳制品）

想在饮食中摄取一定量的海鲜和辣椒素，这道虾就不错。如果喜欢吃辣，还可以多加点辣椒。

食用量：1 人份

准备时间：20 分钟

烹饪时间：5 分钟

8 只大小适中的虾，去壳去虾线，留尾

1/2 茶匙孜然粉

1/2 茶匙辣椒粉

1/2 茶匙姜黄粉

1/4 茶匙黑胡椒

1/4 茶匙蒜蓉

1 茶匙粗盐

2 汤匙橄榄油

    在一个大小适中的碗里，放入虾、孜然粉、辣椒粉、姜黄粉、黑胡椒、蒜蓉和粗盐，搅拌均匀。

    架起铸铁煎锅，中火烧油。倒入虾，炒至熟透，外皮会呈粉红色，约 3 分钟。

腌秋葵

（素食／纯素食／无麸质／无乳制品）

像大多数腌菜一样，做腌秋葵得提前，但是一旦制作完成，存放在密封玻璃罐中，就至少可以在冰箱中保存 1 个月。这又是一个将黑种草子、辣椒素和香料纳入食谱的好办法。

食用量：8 人份

准备时间：15 分钟

烹饪时间：10 分钟

2 杯新鲜秋葵

半个柠檬榨的汁

3/4 茶匙糖

2 杯白醋

2 杯纯净水

2 汤匙粗盐

2 汤匙黑种草子

1 汤匙芫荽子

1 汤匙红辣椒片

1 茶匙芹菜子

1 茶匙黑胡椒

3 瓣蒜，去皮切片

4 片厚柠檬片

将秋葵放入特大玻璃罐中。

在中号不锈钢锅中加入柠檬汁、糖、白醋、纯净水、粗盐并加热。烧开后加入其余香料、蒜和柠檬片。小火煮 3 分钟。关火稍微放凉后倒入装有秋葵的玻璃罐中。盖紧后放入冰箱冷藏，放置 3 小时以上就可以吃了。

烤火鸡胸肉
（无麸质 / 无乳制品）

和前面那个红辣椒烤火鸡胸肉配红洋葱和樱桃番茄（见第 263 页）食谱一样，如果是素食主义者，这道菜里的鸡胸肉可以换成老豆腐。火鸡肉是 B 族维生素的丰富来源，其中包含维生素 B_{12}。

食用量：4 人份

准备时间：10 分钟

烹饪时间：20 分钟

2 汤匙橄榄油

1 茶匙蒜蓉

$1^{1}/_{2}$ 茶匙干牛至

1 茶匙新鲜百里香叶碎

$1^{1}/_{2}$ 茶匙粗盐

1/4 茶匙黑胡椒

4 片去骨去皮火鸡胸肉（约 115 克）

1 汤匙柠檬皮碎

将烤箱预热至 200 摄氏度，在烤盘上铺一层油纸。

在大小适中的碗中放入橄榄油、蒜蓉、干牛至、百里香叶碎、粗盐和黑胡椒搅拌至完全混合。将火鸡胸肉放入碗中，涂上混合香料。

将火鸡胸肉放入烤盘烤制 15 分钟，或者至火鸡胸肉内部温度达到 75 摄氏度。若想将火鸡胸肉烤至焦黄色，再烤 3 分钟或直到上色。撒上柠檬皮即可食用。

烤箱版味噌红薯

（素食 / 纯素食 / 无麸质 / 无乳制品）

这是我最喜欢分享和传授的一道菜。发酵的味噌酱为红薯的丰厚口感增添了极佳的益生菌和美妙的味道。味噌酱也可以用来烤制其他蔬菜，一样非常美味。

食用量：8 人份

准备时间：20 分钟

烹饪时间：25 分钟

1/2 杯白味噌酱

1/4 杯橄榄油

1/4 汤匙粗盐

1/4 茶匙黑胡椒

4 个大小适中的带皮红薯，切片

将烤箱预热至 220 摄氏度，并在平底烤盘上铺上油纸。

用大碗混合白味噌酱、橄榄油、粗盐和黑胡椒。倒入红薯片，搅拌均匀。

将红薯片置于平底烤盘中，均匀分散放置。

在烤箱中烤 20~25 分钟，直到红薯变软（刀一切就能切开）。

黄金奶

（素食 / 无麸质 / 无乳制品）

这种色泽金黄的饮料是绝佳的餐后饮品，因为它温和舒适，有助于入眠。

食用量：1 人份

准备时间：5 分钟

烹饪时间：5 分钟

1 杯杏仁奶

1 茶匙姜黄粉

1/4 茶匙黑胡椒

1/2 茶匙蜂蜜

1/4 茶匙肉豆蔻，磨碎

用大小适中的平底锅加热肉豆蔻之外的所有食材 5 分钟。倒入杯中，加入肉豆蔻即可食用。

适合双相情感障碍和精神分裂症的食谱

　　早餐：花生酱抹茶冰沙

　　加餐：海盐蒸毛豆

　　午餐：迷迭香烤鸡胸肉、芥末香醋长叶莴苣沙拉、绿茶

　　加餐：黑胡椒浸渍草莓

　　晚餐：三文鱼肉饼配姜葱酱

　　甜点：柑橘、橙子配黑巧克力屑

花生酱抹茶冰沙

（无乳制品）

抹茶粉是绿茶粉，方便添加到冰沙或其他食物和饮料中，不需要像传

统茶叶那样浸泡。

食用量：1 人份

准备时间：10 分钟

1/2 杯杏仁奶或其他植物奶

1 勺有机蛋白粉

1 个去核枣

1 茶匙抹茶粉

1 汤匙花生酱

1/2 根香蕉

在搅拌机中混合加入半杯冰块与所有原料，直到光滑起泡，即食。

海盐蒸毛豆

（素食 / 纯素食 / 无麸质 / 无乳制品）

我喜欢用带壳的毛豆做这道小吃，因为可以边剥边吃，这样吃的时间更长，而且这样饱腹感强。去壳毛豆可以与沙拉或汤完美搭配，甚至可以搭配蔬菜配菜蒸制。

食用量：2 人份

准备时间：5 分钟

烹饪时间：2 分钟

1 杯带壳冷冻毛豆

1/4 茶匙海盐

　　将毛豆放入玻璃碗中，在微波炉中加热约 2 分钟。若未解冻或者很硬，则继续加热。撒上盐，趁热吃。

迷迭香烤鸡胸肉

（无麸质／无乳制品）

这道菜可以用鸡胸肉，也可以用整鸡来做，将调味混合物涂抹在鸡肉表面。烹饪时间较长，需烤到鸡肉内部温度达到 75 摄氏度。

食用量：4 人份

准备时间：10 分钟

烹饪时间：约 20 分钟

2 汤匙橄榄油

1 茶匙蒜蓉

2 汤匙新鲜迷迭香叶碎

$1^1/_2$ 茶匙粗盐

1/4 茶匙黑胡椒

4 块去骨去皮鸡胸肉（约 115 克）

　　将烤箱预热至 200 摄氏度，在烤盘上铺一层油纸。

在大小适中的碗中混合橄榄油、蒜蓉、迷迭香叶碎、粗盐和黑胡椒。把鸡胸肉放入碗中，裹上一层混合均匀的香料。

把鸡胸肉放在平底烤盘上烤 15 分钟，或直到鸡胸肉内部温度达到 75 摄氏度。如果切开鸡肉，里面呈粉红色，再烤 5 分钟看看。

芥末香醋长叶莴苣沙拉
（素食 / 纯素食 / 无麸质 / 无乳制品）

长叶莴苣味道鲜美，口感松脆，营养丰富。买的调料往往糖、钠和防腐剂含量高，所以做这道菜最好用自制的调料。油醋汁是传统调料，是由醋与油脂混合制成的黏稠的汁。较为合理的醋与油脂的比例为 1∶3。

食用量：4 人份

准备时间：10 分钟

沙拉原料：

1 棵长叶莴苣

沙拉酱原料：

2 汤匙红酒醋

1/2 茶匙粗盐

1/4 茶匙黑胡椒

1 茶匙全麦或第戎芥末酱

6 汤匙橄榄油

拌沙拉：

　　长叶莴苣切根，把叶子掰成一片片。冷水冲洗，放入蔬菜甩干器
中甩干。没有蔬菜甩干器的话，用干净纸巾吸干水分。随后，将长叶
莴苣叶切成便于食用的大小。

准备油醋汁：

　　将上述所有原料放入玻璃罐中。盖上盖子并摇晃直到调料混合
均匀。

　　把长叶莴苣放入一个碗中，并淋上油醋汁，搅拌均匀即可食用。

主厨小贴士：

　　长叶莴苣没有加调料的话（长叶莴苣吸入调料会变软塌），放冰箱
可以保存 2~3 天。多余的长叶莴苣放在冰箱的密封容器中最多不可超过
4 天。

　　油醋汁可以放在玻璃罐中。如果你做了很多调料，放冰箱可以保
存 2 周。使用前请摇匀，让香料再次混合。

　　可以试着用各种醋，加入切碎的小葱、蒜或新鲜香草，做成各种
口味。

黑胡椒浸渍草莓

（素食 / 无麸质 / 无乳制品）

在烹饪学校，我第一次发现了这样的做法。黑胡椒和草莓中的抗氧化剂、维生素 C 和叶酸等有益元素成就了完美的加餐。

食用量：2 人份

准备时间：10 分钟

半个柠檬榨的汁

1/2 茶匙蜂蜜

1 杯新鲜切片草莓

少许黑胡椒

在小碗中混合柠檬汁和蜂蜜。加入草莓片搅拌均匀。撒上黑胡椒。静置 10 分钟上桌。

三文鱼肉饼配姜葱酱

（无麸质 / 无乳制品）

再强调一遍，三文鱼是 ω-3 脂肪酸的重要来源，做成肉饼是一种不错的食用方法。姜葱酱味道美妙，还能增加营养。做三文鱼肉饼很简单，这种食物既能够补充丰富的蛋白质，我们又无须担心摄入过多碳水。

食用量：2 人份

准备时间：10 分钟

烹饪时间：10 分钟

酱汁原料：

1 茶匙橄榄油

1/2 杯葱丝

2 茶匙新鲜姜末

1 瓣蒜，切碎

1 汤匙无麸质酱油

肉饼原料：

2 汤匙橄榄油

2 个新鲜三文鱼肉饼

1 茶匙粗盐

1/2 茶匙黑胡椒

两大片长叶莴苣叶

准备酱料：

　　架起小平底锅，加热橄榄油。加入葱丝，炸 1 分钟出香味。加入姜末、蒜和酱油，炖 5~10 分钟。如果酱汁看起来太稠，加入 1/4 杯水。

准备三文鱼肉饼：

　　架起不锈钢煎锅，加热橄榄油。用粗盐、黑胡椒给三文鱼肉饼调味。

肉饼每面煎 3~5 分钟，肉饼中间煎熟且内部温度达到 65 摄氏度。

将三文鱼肉饼放在长叶莴苣叶上，淋上姜葱酱。

提升性欲的食谱

早餐：熏三文鱼、红洋葱片、刺山柑和柠檬汁全麦吐司

加餐：新鲜石榴汁

午餐：奥尔良风味烤鸡

加餐：油梨切片配 1/4 杯无盐开心果

晚餐：旧金山海鲜炖菜

甜点：巧克力草莓

奥尔良风味烤鸡

（无麸质 / 无乳制品）

奥尔良腌料能够发挥辣椒素和蒜的有益成分，是提升性欲的绝佳方法。

这个腌料能提振感官的愉悦感。

食用量：2 人份

准备时间：10 分钟

烹饪时间：25 分钟

2 汤匙橄榄油

2 汤匙无盐奥尔良腌料

2 块去骨去皮的鸡胸肉（115~170 克）

1 汤匙粗盐

1/2 茶匙现磨黑胡椒

将烤箱预热至 220 摄氏度，在平底烤盘上铺油纸。

在小碗里混合橄榄油和奥尔良腌料。在鸡胸肉上撒粗盐和黑胡椒粉，抹匀，然后刷上奥尔良腌料。

把鸡肉放在烤盘上，烤 20~25 分钟，直到鸡肉变成金黄色，熟透，或者直到鸡肉最厚的部分内部温度达到 75 摄氏度。

旧金山海鲜炖菜

（无麸质 / 无乳制品）

老是吃烤三文鱼有点单调，可以试试这道炖菜。这道菜里有三文鱼，有贝类，它们都是味道浓郁而且健康的健脑食物。

食用量：8 人份

准备时间：15 分钟

烹饪时间：20 分钟

1/4 茶匙藏红花丝

2 汤匙橄榄油

1 棵中等大小的茴香根，切成薄片

1 个中等大小的洋葱，切碎

1/2 茶匙意大利调味料

2 汤匙粗盐

2 瓣蒜，剁碎

3/4 茶匙辣椒粉或碎红辣椒片

2 汤匙番茄酱

$1^1/_2$ 杯切碎的番茄

1 杯干白葡萄酒

4 杯低钠海鲜高汤

8 只贻贝，洗净，去除杂质

2 块去骨去皮三文鱼（约 115 克），切成 5 厘米的大块

1 个柠檬

　　将藏红花丝放入 1/4 杯沸水中，放置约 5 分钟，泡开。在一个大的铸铁汤锅里加入橄榄油并用中火加热。加入茴香根、洋葱、意大利调味料、粗盐，炒至洋葱变半透明，大约 10 分钟。加入蒜和辣椒，煮 3 分钟。加入番茄酱，轻轻搅拌，然后加入切碎的番茄、白葡萄酒和海鲜高汤。放入贻贝，盖上盖子，煮 3 分钟。加入三文鱼块，盖上盖子，把火调小，慢炖大约 3 分钟，直到海鲜完全煮熟。三文鱼肉不再呈粉红色，贻贝壳都已经张开，就好了。壳不能打开的贻贝是不能吃的，必须扔掉。

　　加入藏红花丝和泡藏红花的水。炖 10 分钟以上，使其入味。海鲜一定要煮熟，用不同的炉子烹饪时，所需时间可能不同。

　　在炖菜上挤点新鲜柠檬汁，盛在汤碗里食用。

主厨小贴士：

如果不知道如何处理海鲜，那么可以让售卖海鲜的人帮忙片好三文鱼，并且处理好贻贝。

意大利调味料是无盐混合香料，在大多数超市都能买到。

藏红花很昂贵，用一点点就好。

巧克力草莓

（素食 / 纯素食）

天然的非碱化特级黑巧克力片可以提高抗氧化水平。

分量：15 人份

准备时间：5 分钟

烹饪时间：20 分钟

1 杯特级黑巧克力片

2 汤匙椰子油

约 500 克带蒂的新鲜草莓

平底烤盘铺上油纸，在冰箱里冷冻半小时。使用双层蒸锅，用椰子油融化巧克力片（见主厨小贴士），然后停止加热。

迅速将草莓浸入融化的巧克力中，放在冷烤盘上晾干。

放冰箱里静置 5~10 分钟。

主厨小贴士：

　　隔水融化巧克力。在不锈钢平底锅中装满 1/3 的水。把巧克力放在耐热玻璃碗里，放在平底锅上，避免碰到水。用中火将水加热。一旦巧克力开始融化，就用烤箱手套将其从火上移开，然后轻轻搅拌直到完全融化。

　　也可以在微波炉中以中火加热 30 秒直至巧克力融化。加热时间长短要看微波炉的功率有多大。

注释

第一章　肠脑纠葛

1. 如果想了解更多关于 1800 年之前如何看待心理健康的知识，建议阅读 Michel Foucault 所著的 *Madness and Civilization: A History of Insanity in the Age of Reason* (New York: Vintage, 1988)。

2. Miller I. The gut-brain axis: historical reflections. *Microbial Ecology in Health and Disease*. 2018;29(2):1542921. doi:10.1080/16512235.2018.1542921.

3. 同上。

4. Carabotti M, Scirocco A, Maselli MA, Severi C. The gut-brain axis: inter-actions between enteric microbiota, central and enteric nervous systems. *Annals of Gastroenterology*. 2015;28(2):203–9.

5. Simrén M, Barbara G, Flint HJ et al. Intestinal microbiota in functional bowel disorders: a Rome foundation report. *Gut.* 2012; 62(1):159–76. doi:10.1136/gutjnl-2012-302167.

6. Giau V, Wu S, Jamerlan A, An S, Kim S, Hulme J. Gut microbiota and their neuroinflammatory implications in Alzheimer's disease. *Nutrients.* 2018;10(11):1765. doi:10.3390/nu10111765; Shishov VA, Kirovskaia TA, Kudrin VS, Oleskin AV. Amine neuromediators, their precursors, and oxidation products in the culture of Escherichia coli K-12[In Russian]. *Prikladnaia Biokhimiia i Mikrobiologiia.* 2009;45(5):550–54.

7. Galley JD, Nelson MC, Yu Z, et al. Exposure to a social stressor disrupts the community structure of the colonic mucosa-associated microbiota. *BMC Microbiology.* 2014;14(1):189. doi:10.1186/1471-2180-14-189.

8. Valles-Colomer M, Falony G, Darzi Y, et al. The neuroactive potential of the human gut microbiota in quality of life and depression. *Nature Microbiology.* 2019;4(4):623–32. doi:10.1038/s41564-018-0337-x.

9. Ercolini D, Fogliano V. Food design to feed the human gut microbiota. *Journal of*

Agricultural and Food Chemistry. 2018;66(15):3754–58. doi:10.1021/acs.jafc.8b00456.

10. 关于心理健康危机，各州的最新排名，蓝色和红色表示各州的差异。美国心理健康网站，2016 年 10 月 18 日，https://www.mhanational.org/new-state-rankings-shines-light-mental-health-crisis-show-differences-blue-red-states. Accessed September 29,2019。

11. 心理健康和精神障碍。https://www.healthypeople.gov/2020/topics-objectives/topic/mental-health-and-mental-disorders. Accessed September 29,2019.

12. Liang S, Wu X, Jin F. Gut-brain psychology: rethinking psychology from the microbiota-gut-brain axis.*Frontiers in Integrative Neuroscience.*2018;12. doi:10.3389/fnint.2018.00033.

13. Sarris J, Logan AC, Akbaraly TN, et al. Nutritional medicine as mainstream in psychiatry. *Lancet Psychiatry.* 2015;2(3):271–74. doi:10.1016/s2215-0366(14)00051-0.

第二章　抑郁症：益生菌、ω-3 脂肪酸和地中海饮食模式

1. Lazarevich I, Irigoyen Camacho ME, Velázquez-Alva MC, Flores NL, Nájera Medina O, Zepeda Zepeda MA. Depression and food consumption in Mexican college students. *Nutrición Hospitalaria.*2018;35(3):620–26.

2. Rao TS, Asha MR, Ramesh BN, Rao KS. Understanding nutrition, depression and mental illnesses. *Indian Journal of Psychiatry.* 2008;50(2):77–82.

3. Cheung SG, Goldenthal AR, Uhlemann A-C, Mann JJ, Miller JM, Sublette ME. Systematic review of gut microbiota and major depression. *Frontiers in Psychiatry.*2019; 10:34. doi:10.3389/fpsyt.2019.00034.

4. Messaoudi M, Lalonde R, Violle N, et al. Assessment of psychotropic-like properties of a probiotic formulation (*Lactobacillus helveticus* R0052 and *Bifidobacterium longum* R0175) in rats and human subjects.*British Journal of Nutrition.* 2010;105(5):755–64. doi:10.1017/s0007114510004319.

5. Clapp M, Aurora N, Herrera L, Bhatia M, Wilen E, Wakefield S. Gut microbiota's effect on mental health: the gut-brain axis. *Clinical Practice.* 2017;7(4):987.

6. Francis HM, Stevenson RJ, Chambers JR, Gupta D, Newey B, Lim CK. A brief diet intervention can reduce symptoms of depression in young adults—a randomised controlled trial. *PLoS One.* 2019;14(10): e0222768.

7. Westover AN, Marangell LB. A cross-national relationship between sugar consumption and major depression? *Depression and Anxiety.* 2002;16: 118–20. doi:10.1002/da.10054.

8. Hu D, Cheng L, Jiang W. Sugar-sweetened beverages consumption and the risk of depression: a meta-analysis of observational studies. *Journal of Affective Disorders.* 2019;245: 348–55. doi:10.1016/ j.jad.2018.11.015.

9. Marosi K, Mattson MP. BDNF mediates adaptive brain and body responses to energetic challenges. *Trends in Endocrinology and Metabolism.*2014;25(2):89-98.

10. Aydemir C, Yalcin ES, Aksaray S, et al.Brain-derived neurotrophic factor (BDNF) changes in the serum of depressed women. *Progress in Neuro-Psychopharmacology and*

Biological Psychiatry. 2006;30(7):1256–60. doi:10.1016/ j. pnpbp.2006.03.025.

11. Arumugam V, John V, Augustine N, et al. The impact of antidepressant treatment on brain-derived neurotrophic factor level: an evidence-based approach through systematic review and meta-analysis.*Indian Journal of Pharmacology.* 2017;49(3):236. doi:10.4103/ ijp.ijp_700_16.

12. Sánchez-Villegas A, Zazpe I, Santiago S, Perez-Cornago A, Martinez-Gonzalez MA, Lahortiga-Ramos F. Added sugars and sugar-sweetened beverage consumption, dietary carbohydrate index and depression risk in the Seguimiento Universidad de Navarra (SUN) Project. *British Journal of Nutrition.* 2017;119(2):211-21. doi:10.1017/ s0007114517003361.

13. Gangwisch JE, Hale L, Garcia L, et al. High glycemic index diet as a risk factor for depression: analyses from the Women's Health Initiative.*American Journal of Clinical Nutrition.* 2015;102(2):454–63. doi:10.3945/ajcn.114.103846; Salari-Moghaddam A, Saneei P, Larijani B, Esmaillzadeh A. Glycemic index, glycemic load, and depression: a systematic review and meta-analysis.*European Journal of Clinical Nutrition.* 2018;73(3):356–65. doi:10.1038/s41430-018-0258-z.

14. Guo X, Park Y, Freedman ND, et al.Sweetened beverages, coffee, and tea and depression risk among older US adults. Matsuoka Y, ed. *PLoS One.* 2014;9(4): e94715. doi:10.1371/ journal. pone.0094715.

15. Whitehouse CR, Boullata J, McCauley LA. The potential toxicity of artificial sweeteners. *AAOHN Journal.* 2008;56(6):251–59; quiz, 260–61; Humphries P, Pretorius E, Naudé H. Direct and indirect cellular effects of aspartame on the brain. *European Journal of Clinical Nutrition.* 2007;62(4):451–62. doi:10.1038/ sj.ejcn.1602866.

16. Choudhary AK, Lee YY. Neurophysiological symptoms and aspartame: what is the connection? *Nutritional Neuroscience.* 2017;21(5):306–16. doi:10.1080/102841 5x.2017.1288340.

17. Lobo V, Patil A, Phatak A, Chandra N. Free radicals, antioxidants and functional foods: impact on human health. *Pharmacognosy Review*s. 2010;4(8):118. doi:10.4103/0973-7847.70902.

18. Rodriguez-Palacios A, Harding A, Menghini P, et al. The artificial sweetener Splenda promotes gut proteobacteria, dysbiosis, and myeloperoxidase reactivity in Crohn's disease-like ileitis. *Inflammatory Bowel Diseases.* 2018;24(5):1005–20. doi:10.1093/ibd/ izy060; Jiang H, Ling Z, Zhang Y, et al. Altered fecal microbiota composition in patients with major depressive disorder. *Brain, Behavior, and Immunity.* 2015;48: 186–94. doi:10.1016/j. bbi.2015.03.016.

19. Vaccarino V, Brennan M-L, Miller AH, et al. Association of major depressive disorder with serum myeloperoxidase and other markers of inflammation: a twin study. *Biological Psychiatry.*2008;64(6):476–83. doi:10.1016/j. biopsych.2008.04.023.

20. Yoshikawa E, Nishi D, Matsuoka YJ. Association between frequency of fried food

consumption and resilience to depression in Japanese company workers: a cross-sectional study. *Lipids in Health and Disease.* 2016;15(1). doi:10.1186/s12944-016-0331-3.

21. Sánchez-Villegas A, Verberne L, De Irala J, et al. Dietary fat intake and the risk of depression: the SUN Project. *PLoS One.* 2011;6(1): e16268.

22. Ford PA, Jaceldo-Siegl K, Lee JW, Tonstad S. Trans fatty acid intake is related to emotional affect in the Adventist Health Study-2. *Nutrition Research.* 2016;36(6):509–517. doi:10.1016/j.nutres.2016.01.005; Appleton KM, Rogers PJ, Ness AR.Is there a role for n-3 long-chain polyunsaturated fatty acids in the regulation of mood and behaviour? A review of the evidence to date from epidemiological studies, clinical studies and intervention trials.*Nutrition Research Reviews.* 2008;21(1):13–41. doi:10.1017/s0954422408998620.

23. Suzuki E, Yagi G, Nakaki T, Kanba S, Asai M. Elevated plasma nitrate levels in depressive states. *Journal of Affective Disorders.*2001;63(1–3):221–24. doi:10.1016/s0165-0327(00)00164-6.

24. Khambadkone SG, Cordner ZA, Dickerson F, et al. Nitrated meat products are associated with mania in humans and altered behavior and brain gene expression in rats.*Molecular Psychiatry.* July 2018. doi:10.1038/s41380-018-0105-6.

25. Park W, Kim J-H, Ju M-G, et al.Enhancing quality characteristics of salami sausages formulated with whole buckwheat flour during storage.*Journal of Food Science and Technology.* 2016;54(2):326–32. doi:10.1007/s13197-016-2465-8.

26. Mocking RJT, Harmsen I, Assies J, Koeter MWJ, Ruhé HG, Schene AH. Meta-analysis and meta-regression of omega-3 polyunsaturated fatty acid supplementation for major depressive disorder. *Translational Psychiatry.* 2016;6(3): e756. doi:10.1038/tp.2016.29.

27. Simopoulos A. The importance of the ratio of omega-6/omega-3 essential fatty acids. *Biomedicine and Pharmacotherapy.* 2002; 56(8):365–79. doi:10.1016/s0753-3322(02)00253-6.

28. Alpert JE, Fava M. Nutrition and depression: the role of folate. *Nutrition Reviews.* 2009;55(5):145–49. doi:10.1111/j.1753-4887.1997.tb06468.x.

29. Beydoun MA, Shroff MR, Beydoun HA, Zonderman AB. Serum folate, vitamin B-12, and homocysteine and their association with depressive symptoms among U.S. adults.*Psychosomatic Medicine.* 2010;72(9):862–73. doi:10.1097/psy.0b013e3181f61863.

30. Albert PR, Benkelfat C, Descarries L. The neurobiology of depression—revisiting the serotonin hypothesis. I. Cellular and molecular mechanisms. *Philosophical Transactions of the Royal Society B: Biological Sciences.* 2012;367(1601):2378–81. doi:10.1098/rstb.2012.0190.

31. Olson CR, Mello CV. Significance of vitamin A to brain function, behavior and learning.*Molecular Nutrition and Food Research.*2010;54(4):489–95. doi:10.1002/mnfr.200900246.

32. Misner DL, Jacobs S, Shimizu Y, et al. Vitamin A deprivation results in reversible loss of hippocampal long-term synaptic plasticity.*Proceedings of the National Academy of Sciences.* 2001;98(20):11714–19. doi:10.1073/pnas.191369798.

33. Bitarafan S, Saboor-Yaraghi A, Sahraian MA, et al. Effect of vitamin A supplementation on fatigue and depression in multiple sclerosis patients: a double-blind placebo-controlled clinical trial.*Iranian Journal of Allergy, Asthma, and Immunology.* 2016;15(1):13–19.

34. Bremner JD, McCaffery P. The neurobiology of retinoic acid in affective disorders. *Progress in Neuro-Psychopharmacology and Biological Psychiatry.* 2008;32(2):315–31. doi:10.1016/j. pnpbp.2007.07.001.

35. Pullar J, Carr A, Bozonet S, Vissers M. High vitamin C status is associated with elevated mood in male tertiary students. *Antioxidants.*2018;7(7):91. doi:10.3390/antiox7070091.

36. Gariballa S. Poor vitamin C status is associated with increased depression symptoms following acute illness in older people. *International Journal for Vitamin and Nutrition Research.* 2014;84(1–2):12–17. doi:10.1024/0300-9831/a000188.

37. Kim J, Wessling-Resnick M. Iron and mechanisms of emotional behavior. *Journal of Nutritional Biochemistry.* 2014;25(11):1101–7. doi:10.1016/ j. jnutbio.2014.07.003.

38. Pillay S. A quantitative magnetic resonance imaging study of caudate and lenticular nucleus gray matter volume in primary unipolar major depression: relationship to treatment response and clinical severity. *Psychiatry Research: Neuroimaging.* 1998;84(2–3):61-74. doi:10.1016/s0925-4927(98)00048-1.

39. Hidese S, Saito K, Asano S, Kunugi H. Association between iron-deficiency anemia and depression: a web-based Japanese investigation. *Psychiatry and Clinical Neurosciences.* 2018;72(7):513–21. doi:10.1111/pcn.12656.

40. Eby GA, Eby KL, Murk H. Magnesium and major depression. In: Vink R, Nechifor M, eds. *Magnesium in the Central Nervous System* [internet]. Adelaide, Australia: University of Adelaide Press; 2011. Available from https://www.ncbi.nlm.nih.gov/books/NBK507265/.

41. Widmer J, Mouthon D, Raffin Y, et al. Weak association between blood sodium, potassium, and calcium and intensity of symptoms in major depressed patients. *Neuropsychobiology.* 1997;36(4):164–71. doi:10.1159/000119378; Torres SJ, Nowson CA, Worsley A. Dietary electrolytes are related to mood. *British Journal of Nutrition.* 2008;100(5):1038–45. doi:10.1017/s0007114508959201.

42. Wang J, Um P, Dickerman B, Liu J. Zinc, magnesium, selenium and depression: a review of the evidence, potential mechanisms and implications. *Nutrients.* 2018;10(5):584. doi:10.3390/nu10050584.

43. Swardfager W, Herrmann N, Mazereeuw G, Goldberger K, Harimoto T, Lanctôt KL. Zinc in depression: a meta-analysis. *Biological Psychiatry.* 2013;74(12):872–78. doi:10.1016/ j. biopsych.2013.05.008.

44. Szewczyk B, Kubera M, Nowak G. The role of zinc in neurodegenerative inflammatory pathways in depression. *Progress in Neuro-Psychopharmacology and Biological Psychiatry.* 2011;35(3):693–701. doi:10.1016/ j. pnpbp.2010.02.010.

饮食大脑

45. Finley JW, Penland JG. Adequacy or deprivation of dietary selenium in healthy men: clinical and psychological findings. *Journal of Trace Elements in Experimental Medicine.* 1998;11(1):11–27. doi:10.1002/(sici)1520-670x (1998)11:1<11:: aid-jtra3>3.0.co; 2-6.

46. Hausenblas HA, Saha D, Dubyak PJ, Anton SD. Saffron (Crocus sativus L.) and major depressive disorder: a meta-analysis of randomized clinical trials. *Journal of Integrative Medicine.* 2013;11(6):377–83. doi:10.3736/ jintegrmed2013056.

47. 藏红花。使用 "Herbs" 网站。https://usesofherbs.com/saffron Accessed November 18,2019.

48. Khazdair MR, Boskabady MH, Hosseini M, Rezaee R, Tsatsakis AM. The effects of *Crocus sativus* (saffron) and its constituents on nervous system: a review. *Avicenna Journal of Phytomedicine.* 2015;5(5):376–91.

49. Ng QX, Koh SSH, Chan HW, Ho CYX.Clinical use of curcumin in depression: a meta-analysis. *Journal of the American Medical Directors Association.*2017;18(6):503–8. doi:10.1016/ j.jamda.2016.12.071.

50. Hewlings S, Kalman D. Curcumin: a review of its effects on human health. *Foods.*2017;6(10):92. doi:10.3390/foods6100092.

51. Melo FHC, Moura BA, de Sousa DP, et al. Antidepressant-like effect of carvacrol (5-isopropyl-2-methylphenol) in mice: involvement of dopaminergic system. *Fundamental and Clinical Pharmacology.* 2011;25(3):362–67. doi:10.1111/j.1472-8206.2010.00850.x.

52. Yeung KS, Hernandez M, Mao JJ, Haviland I, Gubili J. Herbal medicine for depression and anxiety: a systematic review with assessment of potential psycho-oncologic relevance. *Phytotherapy Research.* 2018;32(5):865–91. doi:10.1002/ptr.6033.

53. Keys A, Grande F. Role of dietary fat in human nutrition.III.Diet and the epidemiology of coronary heart disease. *American Journal of Public Health and the Nation's Health.*1957;47(12):1520–30.

54. Boucher JL. Mediterranean eating pattern.*Diabetes Spectrum.* 2017;30(2):72–76. doi:10.2337/ds16-0074.

55. Hoffman R, Gerber M. Evaluating and adapting the Mediterranean diet for non-Mediterranean populations: a critical appraisal. *Nutrition Reviews.*2013;71(9):573–84. doi:10.1111/nure.12040.

56. Harasym J, Oledzki R. Effect of fruit and vegetable antioxidants on total antioxidant capacity of blood plasma. *Nutrition.* 2014;30(5):511–17. doi:10.1016/ j.nut.2013.08.019; Battino M, Ferreiro MS. Ageing and the Mediterranean diet: a review of the role of dietary fats.*Public Health Nutrition.* 2004;7(7):953–58.

57. Fresán U, Bes-Rastrollo M, Segovia-Siapco G, et al. Does the MIND diet decrease depression risk? A comparison with Mediterranean diet in the SUN cohort. *European Journal of Nutrition.* 2018;58(3):1271–82. doi:10.1007/s00394-018-1653-x.

58. Sánchez-Villegas A, Cabrera-Suárez B, Molero P, et al. Preventing the recurrence of depression with a Mediterranean diet supplemented with extra-virgin olive oil.

The PREDI-DEP trial: study protocol.*BMC Psychiatry.* 2019;19. doi:10.1186/s12888-019-2036-4.

59. Mithril C, Dragsted LO, Meyer C, Blauert E, Holt MK, Astrup A. Guidelines for the new Nordic diet. *Public Health Nutrition.* 2012;15(10):1941–47. doi:10.1017/s136898001100351x.

60. Quirk SE, Williams LJ, O'Neil A, et al. The association between diet quality, dietary patterns and depression in adults: a systematic review. *BMC Psychiatry.* 2013;13(1). doi:10.1186/1471-244x-13-175.

第三章　焦虑症：发酵食品、膳食纤维和关于色氨酸的真相

1. Bandelow B, Michaelis S. Epidemiology of anxiety disorders in the 21st century. *Dialogues in Clinical Neuroscience.* 2015;17(3):327–35.

2. Lach G, Schellekens H, Dinan TG, Cryan JF. Anxiety, depression, and the microbiome: a role for gut peptides. *Neurotherapeutics.*2017;15(1):36–59. doi:10.1007/s13311-017-0585-0.

3. Dockray GJ. Gastrointestinal hormones and the dialogue between gut and brain. *Journal of Physiology.* 2014;592(14):2927–41. doi:10.1113/jphysiol. 2014.270850.

4. Liberzon I, Duval E, Javanbakht A. Neural circuits in anxiety and stress disorders: a focused review.*Therapeutics and Clinical Risk Management.* January 2015:115. doi:10.2147/tcrm.s48528.

5. Luczynski P, Whelan SO, O'Sullivan C, et al. Adult microbiota-deficient mice have distinct dendritic morphological changes: differential effects in the amygdala and hippocampus. Gaspar P, ed. *European Journal of Neuroscience.* 2016;44(9):2654–66. doi:10.1111/ejn.13291.

6. Hoban AE, Stilling RM, Moloney G, et al. The microbiome regulates amygdala-dependent fear recall.*Molecular Psychiatry.* 2017;23(5):1134–44. doi:10.1038/mp.2017.100.

7. Cowan CSM, Hoban AE, Ventura-Silva AP, Dinan TG, Clarke G, Cryan JF. Gutsy moves: the amygdala as a critical node in microbiota to brain signaling. *BioEssays.* 2017;40(1):170–72. doi:10.1002/bies.201700172.

8. Sudo N, Chida Y, Aiba Y, et al. Postnatal microbial colonization programs the hypothalamic-pituitary-adrenal system for stress response in mice. *Journal of Physiology.* 2004;558(1):263–75. doi:10.1113/jphysiol.2004.063388.

9. Jiang H, Zhang X, Yu Z, et al.Altered gut microbiota profile in patients with generalized anxiety disorder. *Journal of Psychiatric Research.*2018; 104:130–36. doi:10.1016/ j. jpsychires.2018.07.007.

10. Clapp M, Aurora N, Herrera L, Bhatia M, Wilen E, Wakefield S. Gut microbiota's effect on mental health: the gut-brain axis. *Clinics and Practice.*2017;7(4). doi:10.4081/cp.2017.987.

11. Perna G, Iannone G, Alciati A, Caldirola D. Are anxiety disorders associated with accelerated aging? A focus on neuroprogression.*Neural Plasticity.*2016;2016:1–19. doi:10.1155/2016/8457612.

　　　　　　　　　　　　　　　　　　　　　　　　　　　　饮食大脑

12. Liu L, Zhu G. Gut-brain axis and mood disorder. *Frontiers in Psychiatry.* 2018;9. doi:10.3389/fpsyt.2018.00223.

13. Sarkhel S, Banerjee A, Sarkar R, Dhali G. Anxiety and depression in irritable bowel syndrome. *Indian Journal of Psychological Medicine.* 2017;39(6):741. doi:10.4103/ijpsym. ijpsym_46_17.

14. Fadgyas-Stanculete M, Buga A-M, Popa-Wagner A, Dumitrascu DL. The relationship between irritable bowel syndrome and psychiatric disorders: from molecular changes to clinical manifestations. *Journal of Molecular Psychiatry.* 2014;2(1):4. doi:10.1186/2049-9256-2-4.

15. Dutheil S, Ota KT, Wohleb ES, Rasmussen K, Duman RS. High-fat diet induced anxiety and anhedonia: impact on brain homeostasis and inflammation. *Neuropsychopharmacology.* 2015;41(7):1874–87. doi:10.1038/npp.2015.357.

16. Gancheva S, Galunska B, Zhelyazkova-Savova M. Diets rich in saturated fat and fructose induce anxiety and depression-like behaviours in the rat: is there a role for lipid peroxidation? *International Journal of Experimental Pathology.* 2017;98(5):296–306. doi:10.1111/iep.12254.

17. Parikh I, Guo J, Chuang KH, et al. Caloric restriction preserves memory and reduces anxiety of aging mice with early enhancement of neurovascular functions. *Aging.* 2016;8(11):2814–26.

18. Bray GA, Popkin BM. Dietary sugar and body weight: have we reached a crisis in the epidemic of obesity and diabetes? *Diabetes Care.* 2014;37(4):950–56. doi:10.2337/dc13-2085.

19. Haleem DJ, Mahmood K. Brain serotonin in high-fat diet-induced weight gain, anxiety and spatial memory in rats. *Nutritional Neuroscience.* May 2019:1–10. doi:10.1080/1028415x.2019.1619983.

20. Xu L, Xu S, Lin L, et al. High-fat diet mediates anxiolytic-like behaviors in a time-dependent manner through the regulation of SIRT1 in the brain. *Neuroscience.* 2018; 372:237–45. doi:10.1016 /j.neuroscience.2018.01.001; Gainey SJ, Kwakwa KA, Bray JK, et al. Short-term high-fat diet (HFD) induced anxiety-like behaviors and cognitive impairment are improved with treatment by glyburide. *Frontiers in Behavioral Neuroscience.* 2016;10. doi:10.3389/fnbeh.2016.00156.

21. Simon GE, Von Korff M, Saunders K, et al. Association between obesity and psychiatric disorders in the US adult population. *Archives of General Psychiatry.* 2006;63(7):824. doi:10.1001/archpsyc.63.7.824.

22. Kyrou I, Tsigos C. Stress hormones: physiological stress and regulation of metabolism. *Current Opinion in Pharmacology.* 2009;9(6):787–93. doi:10.1016/j.coph.2009.08.007.

23. Bruce-Keller AJ, Salbaum JM, Luo M, et al. Obese-type gut microbiota induce neurobehavioral changes in the absence of obesity. *Biological Psychiatry.* 2015;77(7):607–15. doi:10.1016/j.biopsych.2014.07.012.

24. Peleg-Raibstein D, Luca E, Wolfrum C. Maternal high-fat diet in mice programs emotional behavior in adulthood. *Behavioural Brain Research*. 2012 Aug 1;233(2):398–404. doi:10.1016/j. bbr.2012.05.027.

25. Smith JE, Lawrence AD, Diukova A, Wise RG, Rogers PJ. Storm in a coffee cup: caffeine modifies brain activation to social signals of threat. *Social Cognitive and Affective Neuroscience*. 2011;7(7):831–40. doi:10.1093/scan/nsr058.

26. Mobbs D, Petrovic P, Marchant JL, et al. When fear is near: threat imminence elicits prefrontal-periaqueductal gray shifts in humans. *Science*.2007;317(5841):1079–83. doi:10.1126/science.1144298.

27. Wikoff D, Welsh BT, Henderson R, et al. Systematic review of the potential adverse effects of caffeine consumption in healthy adults, pregnant women, adolescents, and children.*Food and Chemical Toxicology*.2017; 109:585–648. doi:10.1016/j.fct.2017.04.002.

28. 如果你想了解市面上各种流行饮料中咖啡因的具体含量，请查询发布在公共利益科学中心网站上的咖啡因图表。网址是：https://cspinet.org/eating-healthy/ingredients-of-concern/caffeine-chart. Accessed February 25,2016.

29. Becker HC. Effects of alcohol dependence and withdrawal on stress responsiveness and alcohol consumption. *Alcohol Research*. 2012;34(4):448–58; Chueh K-H, Guilleminault C, Lin C-M. Alcohol consumption as a moderator of anxiety and sleep quality. *Journal of Nursing Research*. 2019;27(3): e23. doi:10.1097/jnr.0000000000000300.

30. Danaei G, Ding EL, Mozaffarian D, et al. The preventable causes of death in the United States: comparative risk assessment of dietary, lifestyle, and metabolic risk factors. Hales S,ed. *PLoS Medicine*.2009;6(4): e1000058. doi:10.1371/ journal.pmed.1000058; Chikritzhs TN, Jonas HA, Stockwell TR, Heale PF, Dietze PM. Mortality and life-years lost due to alcohol: a comparison of acute and chronic causes. *Medical Journal of Australia*. 2001;174(6):281–84.

31. Terlecki MA, Ecker AH, Buckner JD. College drinking problems and social anxiety: the importance of drinking context. *Psychology of Addictive Behaviors*. 2014;28(2):545–52. doi:10.1037/a0035770.

32. Dawson DA. Defining risk drinking. *Alcohol Research and Health*. 2011;34(2):144–56.

33. Smith DF, Gerdes LU. Meta-analysis on anxiety and depression in adult celiac disease. *Acta Psychiatrica Scandinavica*. 2011;125(3):189–93. doi:10.1111/j.1600-0447.2011.01795.

34. Addolorato G. Anxiety but not depression decreases in coeliac patients after one-year gluten-free diet: a longitudinal study. *Scandinavian Journal of Gastroenterology*. 2001;36(5):502–6. doi:10.1080/00365520119754.

35. Häuser W. Anxiety and depression in adult patients with celiac disease on a gluten-free diet. *World Journal of Gastroenterology*. 2010;16(22):2780. doi:10.3748/ wjg.v16.i22.2780.

36. Pennisi M, Bramanti A, Cantone M, Pennisi G, Bella R, Lanza G. Neurophysiology of the "celiac brain" : disentangling gut-brain connections. *Frontiers in Neuroscience*. 2017;11. doi:10.3389/fnins.2017.00498.

37. Choudhary AK, Lee YY. Neurophysiological symptoms and aspartame: what is the connection? *Nutritional Neuroscience.* 2017;21(5):306–16. doi:10.1080/102841 5x.2017.1288340.

38. Taylor AM, Holscher HD. A review of dietary and microbial connections to depression, anxiety, and stress. *Nutritional Neuroscience.* July 2018:1–14. doi:10.1080/102 8415x.2018.1493808.

39. Foster JA, McVey Neufeld K-A. Gut-brain axis: how the microbiome influences anxiety and depression.*Trends in Neurosciences.* 2013;36(5):305–12. doi:10.1016/ j.tins.2013.01.005.

40. Howarth NC, Saltzman E, Roberts SB. Dietary fiber and weight regulation. *Nutrition Reviews.* 2009;59(5):129–39. doi:10.1111/j.1753-4887.2001.tb07001.x.

41. Salim S, Chugh G, Asghar M. Inflammation in anxiety. In: *Advances in Protein Chemistry and Structural Biology.*Vol. 88. Oxford: Elsevier; 2012: -1–25. doi:10.1016/b978-0-12- 398314-5.00001-5.

42. Michopoulos V, Powers A, Gillespie CF, Ressler KJ, Jovanovic T. Inflammation in fear-and anxiety-based disorders: PTSD, GAD, and beyond. *Neuropsychopharmacology.* 2016;42(1):254–70. doi:10.1038/npp.2016.146.

43. Felger JC. Imaging the role of inflammation in mood and anxiety-related disorders. *Current Neuropharmacology.* 2018;16(5):533–58. doi:10.2174/1570159x15666171123201142.

44. Kiecolt-Glaser JK, Belury MA, Andridge R, Malarkey WB, Glaser R. Omega-3 supplementation lowers inflammation and anxiety in medical students: a randomized controlled trial. *Brain, Behavior, and Immunity.* 2011;25(8):1725–34. doi:10.1016/j.bbi.2011.07.229.

45. Su K-P, Tseng P-T, Lin P-Y, et al. Association of use of omega-3 polyunsaturated fatty acids with changes in severity of anxiety symptoms. *JAMA Network Open.* 2018;1(5): e182327. doi:10.1001/jamanetworkopen.2018.2327.

46. Su K-P, Matsuoka Y, Pae C-U. Omega-3 polyunsaturated fatty acids in prevention of mood and anxiety disorders. *Clinical Psychopharmacology and Neuroscience.* 2015;13(2):129–37. doi:10.9758/cpn.2015.13.2.129.

47. Song C, Li X, Kang Z, Kadotomi Y. Omega-3 fatty acid ethyl-eicosapentaenoate attenuates IL-1β-induced changes in dopamine and metabolites in the shell of the nucleus accumbens: involved with PLA2 activity and corticosterone secretion. *Neuropsychopharmacology.* 2006;32(3):736–44. doi:10.1038/sj.npp.1301117; Healy-Stoffel M, Levant B. N-3 (omega-3) fatty acids: effects on brain dopamine systems and potential role in the etiology and treatment of neuropsychiatric disorders. *CNS and Neurological Disorders—Drug Targets.* 2018;17(3):216–32. doi:10.2174/187152731766618041 2153612.

48. Selhub EM, Logan AC, Bested AC. Fermented foods, microbiota, and mental health: ancient practice meets nutritional psychiatry. *Journal of Physiological Anthropology.*

2014;33(1). doi:10.1186/1880-6805-33-2.

49. Sivamaruthi B, Kesika P, Chaiyasut C. Impact of fermented foods on human cognitive function— a review of outcome of clinical trials. *Scientia Pharmaceutica.* 2018;86(2):22. doi:10.3390/scipharm86020022.

50. Kim B, Hong VM, Yang J, et al. A review of fermented foods with beneficial effects on brain and cognitive function. *Preventive Nutrition and Food Science.* 2016;21(4):297–309. doi:10.3746/pnf.2016.21.4.297.

51. Hilimire MR, DeVylder JE, Forestell CA. Fermented foods, neuroticism, and social anxiety: an interaction model. *Psychiatry Research.* 2015;228(2):203–8. doi:10.1016/j.psychres.2015.04.023.

52. Widiger TA, Oltmanns JR. Neuroticism is a fundamental domain of personality with enormous public health implications. *World Psychiatry.* 2017;16(2):144–45. doi:10.1002/wps.20411.

53. Silva LCA, Viana MB, Andrade JS, Souza MA, Céspedes IC, D'Almeida V. Tryptophan overloading activates brain regions involved with cognition, mood and anxiety. *Anais da Academia Brasileira de Ciências.* 2017;89(1): 273–83. doi:10.1590/0001-3765201720160177.

54. Young SN. How to increase serotonin in the human brain without drugs. *Journal of Psychiatry and Neuroscience.* 2007;32(6):394–99.

55. Lindseth G, Helland B, Caspers J. The effects of dietary tryptophan on affective disorders. *Archives of Psychiatric Nursing.* 2015;29(2):102–7. doi:10.1016/j.apnu.2014.11.008.

56. Wurtman RJ, Hefti F, Melamed E. Precursor control of neurotransmitter synthesis. *Pharmacological Reviews.*1980;32(4):315–35.

57. Spring B. Recent research on the behavioral effects of tryptophan and carbohydrate. *Nutrition and Health.*1984;3(1–2):55–67. doi:10.1177/026010608400300204.

58. Aan het Rot M, Moskowitz DS, Pinard G, Young SN. Social behaviour and mood in everyday life: the effects of tryptophan in quarrelsome individuals. *Journal of Psychiatry and Neuroscience.* 2006;31(4):253–62.

59. Fazelian S, Amani R, Paknahad Z, Kheiri S, Khajehali L. Effect of vitamin D supplement on mood status and inflammation in vitamin D deficient type 2 diabetic women with anxiety: a randomized clinical trial. *International Journal of Preventive Medicine.* 2019;10:17.

60. Anjum I, Jaffery SS, Fayyaz M, Samoo Z, Anjum S. The role of vitamin D in brain health: a mini literature review. *Cureus.* July 2018. doi:10.7759/cureus.2960.

61. Martin EI, Ressler KJ, Binder E, Nemeroff CB. The neurobiology of anxiety disorders: brain imaging, genetics, and psychoneuroendocrinology. *Psychiatric Clinics of North America.* 2009; 32(3):549–75. doi:10.1016/j.psc.2009.05.004; Shin LM, Liberzon I. The neurocircuitry of fear, stress, and anxiety disorders. *Neuropsychopharmacology.* 2009;35(1):169–91. doi:10.1038/npp.2009.83.

62. Naeem Z. Vitamin D deficiency— an ignored epidemic. *International Journal of Health*

Sciences. 2010;4(1): v–vi.

63. Kennedy D. B vitamins and the brain: mechanisms, dose and efficacy—a review. *Nutrients.* 2016;8(2):68. doi:10.3390/nu8020068.

64. Cornish S, Mehl-Madrona L. The role of vitamins and minerals in psychiatry.*Integrative Medicine Insights.* 2008;3:33–42.

65. Markova N, Bazhenova N, Anthony DC,et al. Thiamine and benfotiamine improve cognition and ameliorate GSK-3β-associated stress-induced behaviours in mice. *Progress in Neuro-Psychopharmacology and Biological Psychiatry.* 2017; 75:148–56. doi:10.1016 /j. pnpbp.2016.11.001; Vignisse J, Sambon M, Gorlova A, et al. Thiamine and benfotiamine prevent stress-induced suppression of hippocampal neurogenesis in mice exposed to predation without affecting brain thiamine diphosphate levels. *Molecular and Cellular Neuroscience.* 2017; 82:126–36. doi:10.1016/j.mcn.2017.05.005.

66. McCabe D, Lisy K, Lockwood C, Colbeck M. The impact of essential fatty acid, B vitamins, vitamin C, magnesium and zinc supplementation on stress levels in women: a systematic review. *JBI Database of Systematic Reviews and Implementation Reports.* 2017;15(2):402–53.

67. Lewis JE, Tiozzo E, Melillo AB, et al. The effect of methylated vitamin B complex on depressive and anxiety symptoms and quality of life in adults with depression. *ISRN Psychiatry.* 2013; 2013:1–7. doi:10.1155/2013/621453.

68. Gautam M, Agrawal M, Gautam M, Sharma P, Gautam A, Gautam S. Role of antioxidants in generalised anxiety disorder and depression. *Indian Journal of Psychiatry.* 2012;54(3):244. doi:10.4103/0019-5545.102424.

69. Carroll D, Ring C, Suter M, Willemsen G. The effects of an oral multivitamin combination with calcium, magnesium, and zinc on psychological well-being in healthy young male volunteers: a double-blind placebo-controlled trial. *Psychopharmacology.* 2000;150(2):220–25. doi:10.1007/s002130000406; Schlebusch L, Bosch BA, Polglase G, Kleinschmidt I, Pillay BJ, Cassimjee MH. A double-blind, placebo-controlled, double-centre study of the effects of an oral multivitamin-mineral combination on stress. *South African Medical Journal.* 2000;90(12):1216–23.

70. Long S-J, Benton D. Effects of vitamin and mineral supplementation on stress, mild psychiatric symptoms, and mood in nonclinical samples. *Psychosomatic Medicine.* 2013;75(2):144–53. doi:10.1097/psy.0b013e31827d5fbd.

71. Grases G, Pérez-Castelló JA, Sanchis P, et al. Anxiety and stress among science students. Study of calcium and magnesium alterations.*Magnesium Research.* 2006;19(2):102–6.

72. Boyle NB, Lawton C, Dye L. The effects of magnesium supplementation on subjective anxiety and stress—a systematic review. *Nutrients.* 2017;9(5):429. doi:10.3390/nu9050429.

73. Murck H, Steiger A. Mg 2+ reduces ACTH secretion and enhances spindle power without changing delta power during sleep in men—possible therapeutic implications.

Psychopharmacology. 1998;137(3):247–52. doi:10.1007/s002130050617.

74. Boyle NB, Lawton C, Dye L. The effects of magnesium supplementation on subjective anxiety and stress—a systematic review. *Nutrients*. 2017;9(5):429. doi:10.3390/nu9050429.

75. Lakhan SE, Vieira KF. Nutritional and herbal supplements for anxiety and anxiety-related disorders: systematic review.*Nutrition Journal*. 2010;9(1). doi:10.1186/1475-2891-9-42.

76. Crichton-Stuart, C. "What are some foods to ease your anxiety?" *Medical News Today*. 发表于 2018 年 8 月 1 日，检索自 https://www.medicalnewstoday.com/articles/322652.php。

77. Noorafshan A, Vafabin M, Karbalay-Doust S, Asadi-Golshan R. Efficacy of curcumin in the modulation of anxiety provoked by sulfite, a food preservative, in rats. *Preventive Nutrition and Food Science*. 2017;22(2):144–48; Ng QX, Koh SSH, Chan HW, Ho CYX. Clinical use of curcumin in depression: a meta-analysis. *Journal of the American Medical Directors Association*. 2017;18(6):503–8. doi:10.1016/ j.jamda.2016.12.071.

78. Mao JJ, Xie SX, Keefe JR, Soeller I, Li QS, Amsterdam JD. Long-term chamomile (*Matricaria chamomilla* L.) treatment for generalized anxiety disorder: a randomized clinical trial. *Phytomedicine*. 2016;23(14):1735–42. doi:10.1016/j. phymed.2016.10.012.

79. Koulivand PH, Khaleghi Ghadiri M, Gorji A. Lavender and the nervous system. *Evidence-Based Complementary and Alternative Medicine*. 2013;2013:1–10. doi:10.1155/2013/681304.

第四章　创伤后应激障碍：谷氨酸盐、蓝莓和"老朋友"细菌

1. Bisson JI, Cosgrove S, Lewis C, Roberts NP. Post-traumatic stress disorder. *BMJ*. November 2015:h6161. doi:10.1136/bmj.h6161.

2. Lancaster C, Teeters J, Gros D, Back S. Posttraumatic stress disorder: overview of evidence-based assessment and treatment. *Journal of Clinical Medicine.*2016;5(11):105. doi:10.3390/jcm5110105.

3. Chapman C, Mills K, Slade T, et al. Remission from post-traumatic stress disorder in the general population. *Psychological Medicine*. 2011;42(8):1695–1703. doi:10.1017/ s0033291711002856.

4. Rauch SL, Shin LM, Phelps EA. Neurocircuitry models of posttraumatic stress disorder and extinction: human neuroimaging research—past, present, and future. *Biological Psychiatry*. 2006;60(4):376–82. doi:10.1016/j.biopsych.2006.06.004.

5. Sherin JE, Nemeroff CB.Post-traumatic stress disorder: the neurobiological impact of psychological trauma. *Dialogues in Clinical Neuroscience*. 2011;13(3):263–78.

6. Andreski P, Chilcoat H, Breslau N. Post-traumatic stress disorder and somatization symptoms: a prospective study. *Psychiatry Research*. 1998;79(2):131–138. doi:10.1016/ s0165-1781(98)00026-2.

7. Ng QX, Soh AYS, Loke W, Venkatanarayanan N, Lim DY, Yeo W-S. Systematic review

with meta-analysis: the association between post-traumatic stress disorder and irritable bowel syndrome. *Journal of Gastroenterology and Hepatology.* 2018;34(1):68–73. doi:10.1111/jgh.14446.

8. Bravo JA, Forsythe P, Chew MV, et al. Ingestion of *Lactobacillus* strain regulates emotional behavior and central GABA receptor expression in a mouse via the vagus nerve. *Proceedings of the National Academy of Sciences.* 2011;108(38): -16050–55. doi:10.1073/pnas.1102999108; Bercik P, Park AJ, Sinclair D, et al. The anxiolytic effect of *Bifidobacterium longum* NCC3001 involves vagal pathways for gut-brain communication. *Neurogastroenterology and Motility.*2011;23(12):1132–39. doi:10.1111/j.1365-2982.2011.01796.x.

9. Hemmings SMJ, Malan-Müller S, van den Heuvel LL, et al. The microbiome in posttraumatic stress disorder and trauma-exposed controls. *Psychosomatic Medicine.* 2017;79(8):936–46. doi:10.1097/psy.0000000000000512.

10. Lowry CA, Smith DG, Siebler PH, et al. The microbiota, immunoregulation, and mental health: implications for public health. *Current Environmental Health Reports.* 2016;3(3):270–86. doi:10.1007/s40572-016-0100-5.

11. Stiemsma L, Reynolds L, Turvey S, Finlay B. The hygiene hypothesis: current perspectives and future therapies.*ImmunoTargets and Therapy.* July 2015:143. doi:10.2147/itt.s61528.

12. Eraly SA, Nievergelt CM, Maihofer AX, et al. Assessment of plasma C-reactive protein as a biomarker of posttraumatic stress disorder risk. *JAMA Psychiatry.* 2014;71(4):423. doi:10.1001/jamapsychiatry.2013.4374.

13. Karl JP, Margolis LM, Madslien EH, et al. Changes in intestinal microbiota composition and metabolism coincide with increased intestinal permeability in young adults under prolonged physiological stress.*American Journal of Physiology-Gastrointestinal and Liver Physiology.* 2017;312(6): G559–G571. doi:10.1152/ajpgi.00066.2017.

14. Kalyan-Masih P, Vega-Torres JD, Miles C, et al. Western high-fat diet consumption during adolescence increases susceptibility to traumatic stress while selectively disrupting hippocampal and ventricular volumes. *eNeuro.* 2016;3(5): ENEURO.0125-16.2016. doi:10.1523/eneuro.0125-16.2016.

15. Logue MW, van Rooij SJH, Dennis EL, et al. Smaller hippocampal volume in posttraumatic stress disorder: a multisite ENIGMA-PGC study: subcortical volumetry results from posttraumatic stress disorder consortia.*Biological Psychiatry.* 2018;83(3):244–53. doi:10.1016/j.biopsych.2017.09.006.

16. Masodkar K, Johnson J, Peterson MJ. A review of posttraumatic stress disorder and obesity. *Primary Care Companion for CNS Disorders.* January 2016. doi:10.4088/pcc.15r01848.

17. Michopoulos V, Vester A, Neigh G. Posttraumatic stress disorder: a metabolic disorder in disguise? *Experimental Neurology.* 2016;284:220–29. doi:10.1016/j.

expneurol.2016.05.038.

18. Vieweg WV, Fernandez A, Julius DA, et al. Body mass index relates to males with posttraumatic stress disorder. *Journal of the National Medical Association.* 2006;98(4):580–86.

19. Violanti JM, Fekedulegn D, Hartley TA, et al. Police trauma and cardio-vascular disease: association between PTSD symptoms and metabolic syndrome. *International Journal of Emergency Mental Health.* 2006;8(4):227–37.

20. Vieweg WVR, Julius DA, Bates J, Quinn III JF, Fernandez A, Hasnain M, Pandurangi AK. Posttraumatic stress disorder as a risk factor for obesity among male military veterans. *Acta Psychiatrica Scandinavica.* 2007;116(6):483–87. doi:10.1111/j.1600-0447.2007.01071.x.

21. Wolf EJ, Sadeh N, Leritz EC, et al. Posttraumatic stress disorder as a catalyst for the association between metabolic syndrome and reduced cortical thickness. *Biological Psychiatry.* 2016;80(5):363–71. doi:10.1016/j.biopsych.2015.11.023.

22. Nowotny B, Cavka M, Herder C, et al. Effects of acute psychological stress on glucose metabolism and subclinical inflammation in patients with posttraumatic stress disorder.*Hormone and Metabolic Research.* 2010;42(10):746–53. doi:10.1055/s-0030-1261924.

23. Roberts AL, Agnew-Blais JC, Spiegelman D, et al. Posttraumatic stress disorder and incidence of type 2 diabetes mellitus in a sample of women. *JAMA Psychiatry.* 2015;72(3):203. doi:10.1001/jamapsychiatry.2014.2632.

24. Vaccarino V, Goldberg J, Magruder KM, et al. Posttraumatic stress disorder and incidence of type-2 diabetes: a prospective twin study. *Journal of Psychiatric Research.* 2014; 56:158–64. doi:10.1016/j. jpsychires.2014.05.019.

25. Hirth JM, Rahman M, Berenson AB. The association of posttraumatic stress disorder with fast food and soda consumption and unhealthy weight loss behaviors among young women. *Journal of Women's Health.* 2011;20(8):1141–49. doi:10.1089/jwh.2010.2675.

26. Ho N, Sommers MS, Lucki I. Effects of diabetes on hippocampal neurogenesis: links to cognition and depression. *Neuroscience and Biobehavioral Reviews.* 2013;37(8):1346–62. doi:10.1016/j. neubiorev.2013.03.010.

27. Hettiaratchi UP, Ekanayake S, Welihinda J. Sri Lankan rice mixed meals: effect on glycaemic index and contribution to daily dietary fibre requirement. *Malaysian Journal of Nutrition.* 2011;17(1):97–104.

28. Sugiyama M, Tang AC, Wakaki Y, Koyama W. Glycemic index of single and mixed meal foods among common Japanese foods with white rice as a reference food. *European Journal of Clinical Nutrition.* 2003;57(6):743–52. doi:10.1038/sj. ejcn.1601606.

29. Mallick HN.Understanding safety of glutamate in food and brain. *Indian Journal of Physiology and Pharmacology.* 2007;51(3):216–34.

30. Uneyama H, Niijima A, San Gabriel A, Torii K. Luminal amino acid sensing in the rat gastric mucosa. *American Journal of Physiology-Gastrointestinal and Liver Physiology.* 2006;291(6):

G1163–G1170. doi:10.1152/ajpgi.00587.2005; Kondoh T, Mallick HN, Torii K. Activation of the gut-brain axis by dietary glutamate and physiologic significance in energy homeostasis. *American Journal of Clinical Nutrition.* 2009;90(3):832S–837S. doi:10.3945/ajcn.2009.27462v.

31. Lee M. MSG: can an amino acid really be harmful? *Clinical Correlations.* April 30, 2014. https://www.clinicalcorrelations.org/2014/04/30/msg-can-an-amino-acid-really-be-harmful/. Accessed September 30, 2019.

32. Averill LA, Purohit P, Averill CL, Boesl MA, Krystal JH, Abdallah CG.Glutamate dysregulation and glutamatergic therapeutics for PTSD: evidence from human studies. *Neuroscience Letters.* 2017; 649:147–55. doi:10.1016/j. neulet.2016.11.064.

33. Brandley E, Kirkland A, Sarlo G, VanMeter J, Baraniuk J, Holton K. The effects of a low glutamate dietary intervention on anxiety and PTSD in veterans with Gulf War illness (FS15-08-19). *Current Developments in Nutrition.* 2019;3 (suppl 1). doi:10.1093/cdn/nzz031.fs15-08-19.

34. Ebenezer PJ, Wilson CB, Wilson LD, Nair AR, J F. The anti-inflammatory effects of blueberries in an animal model of post-traumatic stress disorder (PTSD). Scavone C, ed. *PLoS One.* 2016;11(9): e0160923. doi:10.1371/journal. pone.0160923.

35. Alquraan L, Alzoubi KH, Hammad H, Rababa'h SY, Mayyas F. Omega-3 fatty acids prevent post-traumatic stress disorder-induced memory impairment. *Biomolecules.* 2019; 9(3):100. doi:10.3390/biom9030100.

36. Nishi D, Koido Y, Nakaya N, et al. Fish oil for attenuating posttraumatic stress symptoms among rescue workers after the Great East Japan Earthquake: a randomized controlled trial. *Psychotherapy and Psychosomatics.* 2012;81(5):315–17. doi:10.1159/000336811.

37. Matsuoka Y, Nishi D, Hamazaki K. Serum levels of polyunsaturated fatty acids and the risk of posttraumatic stress disorder. *Psychotherapy and Psychosomatics.* 2013;82(6):408–10. doi:10.1159/000351993.

38. Barth J, Bermetz L, Heim E, Trelle S, Tonia T. The current prevalence of child sexual abuse worldwide: a systematic review and meta-analysis.*International Journal of Public Health.* 2012;58(3):469–83. doi:10.1007/s00038-012-0426-1.

39. Miller MW, Sadeh N. Traumatic stress, oxidative stress and post-traumatic stress disorder: neurodegeneration and the accelerated-aging hypothesis.*Molecular Psychiatry.* 2014; 19(11):1156–62. doi:10.1038/mp.2014.111.

40. De Souza CP, Gambeta E, Stern CAJ, Zanoveli JM. Posttraumatic stress disorder-type behaviors in streptozotocin-induced diabetic rats can be prevented by prolonged treatment with vitamin E. *Behavioural Brain Research.* 2019;359:749–54. doi:10.1016/j.bbr.2018.09.008.

41. Parker R, Rice MJ. Benefits of antioxidant supplementation in multi-trauma patients. *Romanian Journal of Anaesthesia and Intensive Care.* 2015;22(2):77–78; Dobrovolny J, Smrcka

M, Bienertova-Vasku J. Therapeutic potential of vitamin E and its derivatives in traumatic brain injury-associated dementia. *Neurological Sciences.* 2018;39(6):989–98. doi:10.1007/s10072-018-3398-y.

42. Henderson TA, Morries L, Cassano P. Treatments for traumatic brain injury with emphasis on transcranial near-infrared laser phototherapy.*Neuropsychiatric Disease and Treatment.*August 2015:2159. doi:10.2147/ ndt.s65809.

43. Habibi L, Ghorbani B, Norouzi AR, Gudarzi SS, Shams J, Yasami M. The efficacy and safety of add-on ginko TD (ginkgo biloba) treatment for PTSD: results of a 12-week double-blind placebo-controlled study. *Iranian Journal of Psychiatry.*2007;2(2):58–64.

44. Lee B, Lee H. Systemic administration of curcumin affect anxiety-related behaviors in a rat model of posttraumatic stress disorder via activation of serotonergic systems. *Evidence-Based Complementary and Alternative Medicine.* 2018;2018:1–12. doi:10.1155/2018/9041309; Monsey MS, Gerhard DM, Boyle LM, Briones MA, Seligsohn M, Schafe GE. A diet enriched with curcumin impairs newly acquired and reactivated fear memories. *Neuro-psychopharmacology.* 2014;40(5):1278–88. doi:10.1038/ npp.2014.315.

第五章　注意缺陷多动障碍：麸质、牛奶酪蛋白和多酚

1. Luo Y, Weibman D, Halperin JM, Li X. A review of heterogeneity in attention deficit/ hyperactivity disorder (ADHD). *Frontiers in Human Neuroscience.* 2019;13:42. doi:10.3390/ jcm5110105.

2. Reale L, Bartoli B, Cartabia M, et al. Comorbidity prevalence and treatment outcome in children and adolescents with ADHD. *European Child and Adolescent Psychiatry.* 2017;26(12):1443–57. doi:10.1007/s00787-017-1005-z.

3. Geffen J, Forster K. Treatment of adult ADHD: a clinical perspective. *Therapeutic Advances in Psychopharmacology.* 2018;8(1):25–32. doi:10.1177/2045125317734977; Culpepper L, Mattingly G. Challenges in identifying and managing attention-deficit/hyperactivity disorder in adults in the primary care setting: a review of the literature. *Primary Care Companion to the Journal of Clinical Psychiatry.* 2010;12(6). doi:10.4088/ PCC.10r00951pur.

4. For more information about various ways ADHD can negatively affect patients, see Fredriksen M, Dahl AA, Martinsen EW, Klungsoyr O, Faraone SV, Peleikis DE. Childhood and persistent ADHD symptoms associated with educational failure and long-term occupational disability in adult ADHD. *Attention Deficit and Hyperactivity Disorders.* 2014;6(2):87–99. doi:10.1007/s12402-014-0126-1; Agarwal R, Goldenberg M, Perry R, Ishak WW. The quality of life of adults with attention deficit hyperactivity disorder: a systematic review. *Innovations in Clinical Neuroscience.* 2012;9(5–6): 10–21; Minde K, Eakin L, Hechtman L, et al. The psychosocial functioning of children and spouses of adults with ADH D. *Journal of Child Psychology and Psychiatry, and Allied Disciplines.* 2003;44(4):637–46.

5. Epstein JN, Weiss MD. Assessing treatment outcomes in attention-deficit/hyperactivity disorder: a narrative review. *Primary Care Companion for CNS Disorders.* 2012;14(6) doi:10.4088/PCC.11r01336.

6. Curatolo P, D'Agati E, Moavero R. The neurobiological basis of ADHD.*Italian Journal of Pediatrics.*2010;36(1):79. doi:10.1186/1824-7288-36-79.

7. Lyte M. Microbial endocrinology in the microbiome-gut-brain axis: how bacterial production and utilization of neurochemicals influence behavior.Miller V, ed. *PLoS Pathogens.* 2013;9(11): e1003726. doi:10.1371/ journal. ppat.1003726.

8. Desbonnet L, Garrett L, Clarke G, Bienenstock J, Dinan TG.The probiotic *Bifidobacteria infantis*: An assessment of potential antidepressant properties in the rat. *Journal of Psychiatric Research.* 2008;43(2):164–74. doi:10.1016/j.jpsychires.2008.03.009; Clayton TA. Metabolic differences underlying two distinct rat urinary phenotypes, a suggested role for gut microbial metabolism of phenylalanine and a possible connection to autism. *FEBS Letters.* 2012;586(7):956–61. doi:10.1016/j.febslet.2012.01.049; Gertsman I, Gangoiti JA, Nyhan WL, Barshop BA. Perturbations of tyrosine metabolism promote the indolepyruvate pathway via tryptophan in host and microbiome. *Molecular Genetics and Metabolism.* 2015;114(3):431–37. doi:10.1016/j. ymgme.2015.01.005.

9. Sandgren AM, Brummer RJM. ADHD-originating in the gut? The emergence of a new explanatory model. *Medical Hypotheses.* 2018; 120:135–45. doi:10.1016/ j.mehy.2018.08.022.

10. Aarts E, Ederveen THA, Naaijen J, et al. Gut microbiome in ADHD and its relation to neural reward anticipation. Hashimoto K, ed. *PLoS One.* 2017;12(9):e0183509. doi:10.1371/journal.pone.0183509.

11. Volkow ND, Wang G-J, Newcorn JH, et al. Motivation deficit in ADHD is associated with dysfunction of the dopamine reward pathway. *Molecular Psychiatry.*2010;16(11):1147–54. doi:10.1038/mp.2010.97.

12. Ming X, Chen N, Ray C, Brewer G, Kornitzer J, Steer RA. A gut feeling. *Child Neurology Open.* 2018;5:2329048X1878679. doi:10.1177/2329048x18786799.

13. Niederhofer H, Pittschieler K. A preliminary investigation of ADHD symptoms in persons with celiac disease. *Journal of Attention Disorders.* 2006;10(2):200–204. doi:10.1177/1087054706292109.

14. Cruchet S, Lucero Y, Cornejo V. Truths, myths and needs of special diets: attention-deficit/hyperactivity disorder, autism, non-celiac gluten sensitivity, and vegetarianism. *Annals of Nutrition and Metabolism.* 2016;68(1):43–50. doi:10.1159/000445393.

15. Jackson JR, Eaton WW, Cascella NG, Fasano A, Kelly DL. Neurologic and psychiatric manifestations of celiac disease and gluten sensitivity. *Psychiatric Quarterly.* 2011; 83(1):91–102. doi:10.1007/s11126-011-9186-y.

16. Pynnönen PA, Isometsä ET, Verkasalo MA, et al. Gluten-free diet may alleviate depressive and behavioural symptoms in adolescents with coeliac disease: a

prospective follow-up case-series study. *BMC Psychiatry.* 2005;5(1). doi:10.1186/1471-244x-5-14.

17. Ly V, Bottelier M, Hoekstra PJ, Arias Vasquez A, Buitelaar JK, Rommelse NN. Elimination diets' efficacy and mechanisms in attention deficit hyperactivity disorder and autism spectrum disorder. *European Child and Adolescent Psychiatry.* 2017;26(9):1067–79. doi:10.1007/s00787-017-0959-1.

18. Jianqin S, Leiming X, Lu X, Yelland GW, Ni J, Clarke AJ. Effects of milk containing only A2 beta casein versus milk containing both A1 and A2 beta casein proteins on gastrointestinal physiology, symptoms of discomfort, and cognitive behavior of people with self-reported intolerance to traditional cows' milk. *Nutrition Journal.* 2015;15(1). doi:10.1186/s12937-016-0147-z.

19. Küllenberg de Gaudry D, Lohner S, Schmucker C, et al. Milk A1 β-casein and health-related outcomes in humans: a systematic review. *Nutrition Reviews.* 2019;77(5):278–306. doi:10.1093/nutrit/nuy063.

20. Truswell AS.The A2 milk case: a critical review. *European Journal of Clinical Nutrition.* 2005;59(5):623–631. doi:10.1038/sj.ejcn.1602104; Farrell HM Jr, Jimenez-Flores R, Bleck GT, et al. Nomenclature of the proteins of cows' milk—sixth revision. *Journal of Dairy Science.* 2004;87(6):1641–74. doi:10.3168/jds.s0022-0302(04)73319-6.

21. Dykman KD, Dykman RA. Effect of nutritional supplements on attentional-deficit hyperactivity disorder. *Integrative Physiological and Behavioral Science.*1998;33(1):49–60.

22. Johnson RJ, Gold MS, Johnson DR, et al. Attention-deficit/hyperactivity disorder: is it time to reappraise the role of sugar consumption? *Postgraduate Medicine.* 2011;123(5):39–49. doi:10.3810/pgm.2011.09.2458.

23. Del-Ponte B, Anselmi L, Assunção MCF, et al. Sugar consumption and attention-deficit/hyperactivity disorder (ADHD): a birth cohort study. *Journal of Affective Disorders.* 2019; 243:290–96. doi:10.1016/j. jad.2018.09.051.

24. Yu C-J, Du J-C, Chiou H-C, et al. Sugar-sweetened beverage consumption is adversely associated with childhood attention deficit/hyperactivity disorder.*International Journal of Environmental Research and Public Health.* 2016;13(7):678. doi:10.3390/ijerph13070678.

25. Feingold BF. Hyperkinesis and learning disabilities linked to artificial food flavors and colors. *American Journal of Nursing.* 1975;75(5):797–803.

26. Spitler DK. Elimination diets and patient's allergies. A handbook of allergy. *Bulletin of the Medical Library Association.* 1944;32(4):534.

27. Kavale KA, Forness SR. Hyperactivity and diet treatment. *Journal of Learning Disabilities.* 1983;16(6):324–30. doi:10.1177/002221948301600604.

28. Schab DW, Trinh NH. Do artificial food colors promote hyperactivity in children with hyperactive syndromes? A meta-analysis of double-blind placebo-controlled trials. *Journal of Developmental and Behavioral Pediatrics.* 2004;25(6):423–34.

29. Nigg JT, Lewis K, Edinger T, Falk M. Meta-analysis of attention-deficit/hyperactivity

disorder or attention-deficit/hyperactivity disorder symptoms, restriction diet, and synthetic food color additives. *Journal of the American Academy of Child and Adolescent Psychiatry.* 2012;51(1):86–97.e8.doi:10.1016/j.jaac.2011.10.015; Nigg JT, Holton K. Restriction and elimination diets in ADHD treatment. *Child and Adolescent Psychiatric Clinics of North America.* 2014;23(4):937–53. doi:10.1016/j.chc.2014.05.010; Pelsser LM, Frankena K, Toorman J, Rodrigues Pereira R. Diet and ADHD, reviewing the evidence: a systematic review of meta-analyses of double-blind placebo-controlled trials evaluating the efficacy of diet interventions on the behavior of children with ADHD. *PLoS One.* 2017 Jan 25;12(1): e0169277. doi:10.1371/journal. pone.0169277.

30. Ghanizadeh A, Haddad B. The effect of dietary education on ADHD, a randomized controlled clinical trial. *Annals of General Psychiatry.* 2015; 14:12.

31. Ríos-Hernández A, Alda JA, Farran-Codina A, Ferreira-García E, Izquierdo-Pulido M. The Mediterranean diet and ADHD in children and adolescents. *Pediatrics.* 2017;139(2): e20162027. doi:10.1542/peds.2016–2027.

32. San Mauro Martín I, Blumenfeld Olivares JA, Garicano Vilar E, et al. Nutritional and environmental factors in attention-deficit hyperactivity disorder (ADHD): a cross-sectional study. *Nutritional Neuroscience.* 2017;21(9):641–47. doi:10.1080/102841 5x.2017.1331952.

33. Durá-Travé T, Gallinas-Victoriano F. Caloric and nutrient intake in children with attention deficit hyperactivity disorder treated with extended-release methylphenidate: analysis of a cross-sectional nutrition survey. *JRSM Open.* 2014;5(2):204253331351769. doi:10.1177/2042533313517690.

34. Kennedy DO, Wightman EL, Forster J, Khan J, Haskell-Ramsay CF, Jackson PA. Cognitive and mood effects of a nutrient enriched breakfast bar in healthy adults: a randomised, double-blind, placebo-controlled, parallel groups study. *Nutrients.* 2017;9(12):1332. doi:10.3390/nu9121332.

35. Bidwell LC, McClernon FJ, Kollins SH. Cognitive enhancers for the treatment of ADHD. *Pharmacology Biochemistry and Behavior.* 2011;99(2):262–74. doi:10.1016/ j.pbb.2011.05.002; Liu K, Liang X, Kuang W. Tea consumption may be an effective active treatment for adult attention deficit hyperactivity disorder (ADHD). *Medical Hypotheses.* 2011;76(4):461–63. doi:10.1016/j. mehy.2010.08.049.

36. Ioannidis K, Chamberlain SR, Müller U. Ostracising caffeine from the pharmacological arsenal for attention-deficit hyperactivity disorder—was this a correct decision? A literature review. *Journal of Psychopharmacology.* 2014;28(9):830–36. doi:10.1177/0269881114541014.

37. Verlaet A, Maasakkers C, Hermans N, Savelkoul H. Rationale for dietary antioxidant treatment of ADHD. *Nutrients.* 2018;10(4):405. doi:10.3390/nu10040405.

38. Joseph N, Zhang-James Y, Perl A, Faraone SV. Oxidative stress and ADHD. *Journal of Attention Disorders.* 2013;19(11):915–24. doi:10.1177/1087054713510354.

39. Golub MS, Takeuchi PT, Keen CL, Hendrick AG, Gershwin ME. Activity and attention

in zinc-deprived adolescent monkeys.*American Journal of Clinical Nutrition*. 1996; 64(6):908–15. doi:10.1093/ajcn/64.6.908.

40. Gao Q, Liu L, Qian Q, Wang Y. Advances in molecular genetic studies of attention deficit hyperactivity disorder in China. *Shanghai Archives of Psychiatry.* 2014;26(4):194–206; Lepping P, Huber M. Role of zinc in the pathogenesis of attention-deficit hyperactivity disorder: implications for research and treatment. *CNS Drugs*. 2010;24(9):721–28.

41. Cortese S, Angriman M, Lecendreux M, Konofal E. Iron and attention deficit/ hyperactivity disorder: what is the empirical evidence so far? A systematic review of the literature. *Expert Review of Neurotherapeutics*. 2012;12(10):1227–40; Curtis LT, Patel K. Nutritional and environmental approaches to preventing and treating autism and attention deficit hyperactivity disorder (ADHD): a review. *Journal of Alternative and Complementary Medicine.*2008;14(1):79–85.

42. Kim JY, Kang HL, Kim DK, Kang SW, Park YK. Eating habits and food additive intakes are associated with emotional states based on EEG and HRV in healthy Korean children and adolescents. *Journal of the American College of Nutrition*. 2017;36(5):335–41.

43. Weyandt LL, Oster DR, Marraccini ME, et al. Prescription stimulant medication misuse: where are we and where do we go from here? *Experimental and Clinical Psychopharmacology.* 2016;24(5):400–414.

第六章　痴呆和脑雾：微型菜苗、迷迭香和健脑饮食法

1. Farzi A, Fröhlich EE, Holzer P. Gut microbiota and the neuroendocrine system. *Neurotherapeutics*. 2018;15(1):5–22. doi:10.1007/s13311-017-0600-5.

2. Alkasir R, Li J, Li X, Jin M, Zhu B. Human gut microbiota: the links with dementia development. *Protein and Cell*. 2017;8(2):90–102. doi:10.1007/s13238-016-0338-6.

3. Tully K, Bolshakov VY. Emotional enhancement of memory: how norepinephrine enables synaptic plasticity. *Molecular Brain*. 2010;3:15. doi:10.1186/1756-6606-3-15.

4. Ghacibeh GA, Shenker JI, Shenal B, Uthman BM, Heilman KM. The influence of vagus nerve stimulation on memory. *Cognitive and Behavioral Neurology*. 2006;19(3):119–22. doi:10.1097/01.wnn.0000213908.34278.7d.

5. Cawthon CR, de La Serre CB. Gut bacteria interaction with vagal afferents. *Brain Research*. 2018;1693(Pt B):134–39. doi:10.1016/j.brainres.2018.01.012.

6. Scheperjans F, Aho V, Pereira PA, et al. Gut microbiota are related to Parkinson's disease and clinical phenotype. *Movement Disorders*. 2015;30(3):350–58.

7. 有证据表明，红斑狼疮可能与帕金森病和阿尔茨海默病有关。*Nursing Standard.* 2016;30(39):14. doi:10.7748/ns.30.39.14.s16.

8. Parodi A, Paolino S, Greco A et al. Small intestinal bacterial overgrowth in rosacea: clinical effectiveness of its eradication. *Clinical Gastroenterology Hepatology*. 2008;6(7):759–64. doi:10.1016/j.cgh.2008.02.054.

9. Alkasir R, Li J, Li X, Jin M, Zhu B. Human gut microbiota: the links with dementia

development. *Protein and Cell*. 2017;8(2):90–102. doi:10.1007/s13238-016-0338-6.

10. Yamashita T, Kasahara K, Emoto T et al. Intestinal immunity and gut microbiota as therapeutic targets for preventing atherosclerotic cardiovascular diseases. *Circulation Journal*. 2015;79(9):1882–90. doi:10.1253/circj. CJ-15-0526.

11. Morris MJ, Beilharz JE, Maniam J, Reichelt AC, Westbrook RF. Why is obesity such a problem in the 21st century? The intersection of palatable food, cues and reward pathways, stress, and cognition. *Neuroscience and Biobehavorial Reviews*. 2015;58:36-45. doi:10.1016/j.neubiorev.2014.12.002.

12. Morin JP, Rodríguez-Durán LF, Guzmán-Ramos K, et al. Palatable hyper-caloric foods impact on neuronal plasticity. *Frontiers in Behavioral Neuroscience*. 2017;11:19. doi:10.3389/fnbeh. 2017.00019.

13. Woollett K, Maguire EA. Acquiring "the Knowledge" of London's layout drives structural brain changes. *Current Biology*. 2011;21(24):2109-14. doi:10.1016/j.cub.2011.11.018; Noble KG, Grieve SM, Korgaonkar MS, et al. Hippocampal volume varies with educational attainment across the life-span. *Frontiers in Human Neuroscience*. 2012;6:307. doi:10.3389/fnhum.2012.00307.

14. Stevenson RJ, Francis HM. The hippocampus and the regulation of human food intake. *Psychological Bulletin*. 2017;143(10):1011–32. doi:10.1037/bul0000109.

15. Gomez-Pinilla F. The combined effects of exercise and foods in preventing neurological and cognitive disorders. *Preventive Medicine*. 2011;52(supply); S75-80.

16. Mcnay EC, Ong CT, Mccrimmon RJ, Cresswell J, Bogan JS, Sherwin RS. Hippocampal memory processes are modulated by insulin and high-fat-induced insulin resistance. *Neurobiology of Learning and Memory*. 2010;93(4):546–53. doi:10.1016/j.nlm.2010.02.002.

17. Wu A, Ying Z, Gomez-Pinilla F. The interplay between oxidative stress and brain-derived neurotrophic factor modulates the outcome of a saturated fat diet on synaptic plasticity and cognition. *European Journal of Neuroscience*. 2004;19(7):1699–707. doi:10.1111/j.1460-9568.2004.03246.x.

18. Lowe CJ, Reichelt AC, Hall PA. The prefrontal cortex and obesity: a health neuroscience perspective. *Trends in Cognitive Sciences*. 2019;23(4):349–61. doi:10.1016/j.tics.2019.01.005.

19. Hsu TM, Kanoski SE. Blood-brain barrier disruption: mechanistic links between Western diet consumption and dementia. *Frontiers in Aging Neuroscience*. 2014;6:88. doi:10.3389/fnagi.2014.00088.

20. Pistell PJ, Morrison CD, Gupta S, et al. Cognitive impairment following high fat diet consumption is associated with brain inflammation. *Journal of Neuroimmunology*. 2010;219(1–2):25–32. doi:10.1016/j.jneuroim.2009.11.010.

21. Naneix F, Tantot F, Glangetas C, et al. Impact of early consumption of high-fat diet on the mesolimbic dopaminergic system. *eNeuro*. 2017;4(3).doi:10.1523/ENEURO.0120-17.2017; Valladolid Acebes I, Merino B, Principato A, et al. High-fat

diets induce changes in hippocampal glutamate metabolism and neurotransmission. *American Journal of Physiology, Endocrinology and Metabolism*. 2012;302(4):E396–402. doi:10.1152/ajpendo.00343.2011.

22. Boitard C, Etchamendy N, Sauvant J, et al. Juvenile, but not adult exposure to high-fat diet impairs relational memory and hippocampal neurogenesis in mice. *Hippocampus*. 2012;22(11):2095–100. doi:10.1002/hipo.22032.

23. Nilsson LG, Nilsson E. Overweight and cognition. *Scandinavian Journal of Psychology*. 2009;50(6):660–67. doi:10.1111/j.1467–9450.2009.00777.x.

24. Loprinzi PD, Ponce P, Zou L, Li H. The counteracting effects of exercise on high-fat diet-induced memory impairment: a systematic review. *Brain Sciences*. 2019;9(6).

25. Losurdo G, Principi M, Iannone A, et al. Extra-intestinal manifestations of non-celiac gluten sensitivity: an expanding paradigm. *World Journal of Gastroenterology*. 2018;24(14):1521–30. doi:10.3748/wjg.v24.i14.1521.

26. Rashtak S, Murray JA. Celiac disease in the elderly. *Gastroenterology Clinics of North America*. 2009;38(3):433–46. doi:10.1016/j.gtc.2009.06.005.

27. Lichtwark IT, Newnham ED, Robinson SR, et al. Cognitive impairment in coeliac disease improves on a gluten-free diet and correlates with histological and serological indices of disease severity. *Alimentary Pharmacology and Therapeutics*. 2014;40(2):160–70. doi:10.1111/apt.12809; Casella S, Zanini B, Lanzarotto F, et al. Cognitive performance is impaired in coeliac patients on gluten free diet: a case-control study in patients older than 65 years of age. *Digestive and Liver Disease*. 2012;44(9):729–35. doi:10.1016/j.dld.2012.03.008.

28. Witte AV, Fobker M, Gellner R, Knecht S, Flöel A. Caloric restriction improves memory in elderly humans. *Proceedings of the National Academy of Sciences of the United States of America*. 2009;106(4):1255–60. doi:10.1073/pnas.0808587106.

29. Martin B, Mattson MP, Maudsley S. Caloric restriction and intermittent fasting: two potential diets for successful brain aging. *Ageing Research Reviews*. 2006;5(3):332–53. doi:10.1016/j.arr.2006.04.002; Wang J, Ho L, Qin W, et al. Caloric restriction attenuates beta-amyloid neuropathology in a mouse model of Alzheimer's disease. *FASEB Journal*. 2005;19(6):659–61. doi:10.1096/fj.04-3182fje; Srivastava S,Haigis MC. Role of sirtuins and calorie restriction in neuroprotection: implications in Alzheimer's and Parkinson's diseases. *Current Pharmaceutical Design*. 2011;17(31):3418–33. doi:10.2174/138161211798072526.

30. Leclerc E, Trevizol AP, Grigolon RB, et al. The effect of caloric restriction on working memory in healthy non-obese adults. *CNS Spectrums*. 2019:1–7.doi:10.1017/S1092852918001566.

31. Green MW, Rogers PJ. Impairments in working memory associated with spontaneous dieting behaviour. *Psychological Medicine*. 1998;28(5):1063–70.doi:10.1017/s0033291798007016; Kemps E, Tiggemann M, Marshall K. Relationship between

饮食大脑

dieting to lose weight and the functioning of the central executive. *Appetite*. 2005;45(3):287–94. doi:10.1016/j.appet.2005.07.002.

32. 有关大豆异黄酮的更多信息，请参阅大豆异黄酮部分。Oregon State University website. https://lpi.oregonstate.edu/mic/dietary-factors/phytochemicals/soy-isoflavones. Accessed November 22,2016.

33. Cheng PF, Chen JJ, Zhou XY, et al. Do soy isoflavones improve cognitive function in postmenopausal women? A meta-analysis. *Menopause*. 2015;22(2):198–206. doi:10.1097/GME.0000000000000290.

34. Gleason CE, Fischer BL, Dowling NM, et al. Cognitive effects of soy isoflavones in patients with Alzheimer's disease. *Journal of Alzheimer's Disease*. 2015;47(4):1009–19. doi:10.3233/JAD-142958.

35. Setchell KD, Clerici C. Equol: pharmacokinetics and biological actions. *Journal of Nutrition*. 2010; 140(7):1363S–68S. doi:10.3945/jn.109.119784.

36. Fischer K, Melo van Lent D, Wolfsgruber S, et al. Prospective associations between single foods, Alzheimer's dementia and memory decline in the elderly. *Nutrients*. 2018 Jul;10(7):852.

37. Rehm J, Hasan OSM, Black SE, Shield KD, Schwarzinger M. Alcohol use and dementia: a systematic scoping review. *Alzheimer's Research and Therapy*. 2019;11(1):1. doi:10.1186/s13195-018-0453-0.

38. Sabia S, Fayosse A, Dumurgier J, et al. Alcohol consumption and risk of dementia: 23 year follow-up of Whitehall II cohort study. *BMJ*. 2018;362:k2927. doi:10.1136/bmj.k2927.

39. Van Gelder BM, Buijsse B, Tijhuis M, et al. Coffee consumption is inversely associated with cognitive decline in elderly European men: the FINE Study. *European Journal of Clinical Nutrition*. 2007;61(2):226–32. doi:10.1038/sj.ejcn.1602495.

40. Eskelinen MH, Ngandu T, Tuomilehto J, Soininen H, Kivipelto M. Midlife coffee and tea drinking and the risk of late-life dementia: a population-based CAIDE study. *Journal of Alzheimer's Disease*. 2009;16(1):85–91. doi:10.3233/JAD-2009-0920.

41. Wierzejska R. Can coffee consumption lower the risk of Alzheimer's disease and Parkinson's disease? A literature review. *Archives of Medical Science*. 2017;13(3):507–14. doi:10.5114/aoms.2016.63599.

42. Jee SH, He J, Appel LJ, Whelton PK, Suh I, Klag MJ. Coffee consumption and serum lipids: a meta-analysis of randomized controlled clinical trials. *American Journal of Epidemiology*. 2001;153(4):353–62. doi:10.1093/aje/153.4.353.

43. Wierzejska R. Can coffee consumption lower the risk of Alzheimer's disease and Parkinson's disease? A literature review. *Archives of Medical Science*. 2017;13(3):507–14. doi:10.5114/aoms.2016.63599.

44. Rinaldi de Alvarenga JF, Quifer-Rada P, Francetto Juliano F, et al. Using extra virgin olive oil to cook vegetables enhances polyphenol and carotenoid extractability: a

study applying the *sofrito* technique. *Molecules*. 2019 Apr; 24(8):1555. doi:10.3390/molecules24081555.

45. Kang H, Zhao F, You L, et al. Pseudo-dementia: a neuropsychological review. *Annals of Indian Academy of Neurology*. 2014;17(2):147–54. doi:10.4103/0972-2327.132613.

46. Da Costa IM, Freire MAM, De Paiva Cavalcanti JRL, et al. Supplementaion with *Curcuma longa* reverses neurotoxic and behavioral damage in models of Alzheimer's disease: a systematic review. *Current Neuropharmacology*. 2019;17(5):406–21. doi:10.2174/09298673256661801171112610.

47. Seddon N, D'Cunha NM, Mellor DD, McKune AJ, Georgousopoulou EN, Panagiotakos DB, et al. Effects of curcumin on cognitive function——a systematic review of randomized controlled trials. *Exploratory Research and Hypothesis in Medicine*. 2019;4(1):1. doi:10.14218/ERHM.2018.00024.

48. Shoba G, Joy D, Joseph T, Majeed M, Rajendran R, Srinivas PS. Influence of piperine on the pharmacokinetics of curcumin in animals and human volunteers. *Planta Medica*. 1998;64(4):353–56. doi:10.1055/s-2006-957450.

49. Ng TP, Chiam PC, Lee T, Chua HC, Lim L, Kua EH. Curry consumption and cognitive function in the elderly. *American Journal of Epidemiology*. 2006;164(9):898–906. doi:10.1093/aje/kwj267.

50. Mathuranath PS, George A, Ranjith N, et al. Incidence of Alzheimer's disease in India: a 10 years follow-up study. *Neurology India*. 2012;60(6):625–30. doi:10.4103/0028-3886.105198.

51. Pandit C, Sai Latha S, Usha Rani T, Anilakumar KR. Pepper and cinnamon improve cold induced cognitive impairment via increasing non-shivering thermogenesis; a study. *International Journal of Hyperthermia*. 2018;35(1):518–27. doi:10.1080/02656736.2018.1511835.

52. Akhondzadeh S, Sabet MS, Harirchian MH, et al. Saffron in the treatment of patients with mild to moderate Alzheimer's disease: a 16-week, randomized and placebo-controlled trial. *Journal of Clinical Pharmacy and Therapeutics*. 2010;35(5):581–88. doi:10.1111/j.1365-2710.2009.01133.x.

53. Diego MA, Jones NA, Field T, et al. Aromatherapy positively affects mood, EEG patterns of alertness and math computations. *International Journal of Neuroscience*. 1998;96(3–4):217–24. doi:10.3109/00207459808986469.

54. Moss M, Oliver L. Plasma 1,8-cineole correlates with cognitive performance following exposure to rosemary essential oil aroma. *Therapeutic Advances in Psychopharmacology*. 2012;2(3):103–13. doi: 10.1177/2045125312436573.

55. Moss M, Cook J, Wesnes K, Duckett P. Aromas of rosemary and lavender essential oils differentially affect cognition and mood in healthy adults. *International Journal of Neuroscience*. 2003;113(1):15–38. doi:10.1080/00207450390161903.

56. Saenghong N, Wattanathorn J, Muchimapura S, et al. *Zingiber officinale* improves cognitive

function of the middle-aged healthy women. *Evidence-Based Complementary and Alternative Medicine.* 2012; 2012: 383062. doi:10.1155/2012/383062.

57. Zeng GF, Zhang ZY, Lu L, Xiao DQ, Zong SH, He JM. Protective effects of ginger root extract on Alzheimer disease-induced behavioral dysfunction in rats. *Rejuvenation Research*. 2013;16(2):124–33. doi:10.1089/rej.2012.1389; Azam F, Amer AM, Abulifa AR, Elzwawi MM. Ginger components as new leads for the design and development of novel multi-targeted anti-Alzheimer's drugs: a computational investigation. *Drug Design, Development and Therapy*. 2014;8:2045–59. doi:10.2147/DDDT.S67778.

58. Lopresti AL. Salvia (sage): a review of its potential cognitive–enhancing and protective effects. *Drugs in R&D*. 2017;17(1):53–64. doi:10.1007/s40268-016-0157-5.

59. Tildesley NT, Kennedy DO, Perry EK, et al. *Salvia lavandulaefolia*(Spanish sage) enhances memory in healthy young volunteers. *Pharmacology, Biochemistry, and Behavior*. 2003;75(3):669–74; Tildesley NT, Kennedy DO, Perry EK, Ballard CG, Wesnes KA, Scholey AB. Positive modulation of mood and cognitive performance following administration of acute doses of salvia lavandulaefolia essential oil to healthy young volunteers. *Physiology and Behavior*. 2005;83(5):699–709.

60. Kennedy DO, Pace S, Haskell C, Okello EJ, Milne A, Scholey AB. Effects of cholinesterase inhibiting sage (*Salvia officinalis*) on mood, anxiety and performance on a psychological stressor battery. *Neuropsychopharmacology*. 2006;31(4):845–52.

61. Morris MC, Tangney CC, Wang Y, Sacks FM, Bennett DA, Aggarwal NT. MIND diet associated with reduced incidence of Alzheimer's disease. *Alzheimer's and Dementia*. 2015;11(9):1007–14. doi:10.1016/j.jalz.2014.11.009.

62. Challa HJ, Tadi P, Uppaluri KR. *DASH Diet* (*Dietary Approaches to Stop Hypertension*) [updated May 15, 2019]. In: StatPearls [internet]. Treasure Island, FL: StatPearls Publishing; 2019 Jan–. Available from: https://www.ncbi.nlm.nih.gov/books/NBK482514/.

63. Morris MC, Tangney CC, Wang Y, Sacks FM, Bennett DA, Aggarwal NT. MIND diet associated with reduced incidence of Alzheimer's disease. *Alzheimer's and Dementia*. 2015;11(9):1007–14. doi:10.1016/j.jalz.2014.11.009.

64. Hosking DE, Eramudugolla R, Cherbuin N, Anstey KJ. MIND not Mediterranean diet related to 12-year incidence of cognitive impairment in an Australian longitudinal cohort study. *Alzheimer's and Dementia*. 2019;15(4):581–89. doi:10.1016/j.jalz.2018.12.011.

65. Agarwal P, Wang Y, Buchman AS, Holland TM, Bennett DA, Morris MC. MIND diet associated with reduced incidence and delayed progression of Parkinsonism in old age. *Journal of Nutrition, Health and Aging*. 2018;22(10):1211–15. doi:10.1007/s12603-018-1094-5.

66. Morris MC, Tangney CC, Wang Y, et al. MIND diet slows cognitive decline with aging. *Alzheimer's and Dementia*. 2015;11(9):1015–22. doi:10.1016/j.jalz.2015.04.011.

67. Theoharides TC, Stewart JM, Hatziagelaki E, Kolaitis G. Brain "fog" inflammation and obesity: key aspects of neuropsychiatric disorders improved by luteolin. *Frontiers in*

Neuroscience. 2015;9:225. doi:10.3389/fnins.2015.00225.

68. Rao SSC, Rehman A, Yu S, Andino NM.Brain fogginess, gas and bloating: a link between SIBO, probiotics and metabolic acidosis. *Clinical and Translational Gastroenterology*. 2018;9(6):162.

69. Harper L, Bold J. An exploration into the motivation for gluten avoidance in the absence of coeliac disease. *Gastroenterology and Hepatology from Bed to Bench*. 2018;11(3):259–68.

70. Kato-Kataoka A, Sakai M, Ebina R, Nonaka C, Asano T, Miyamori T. Soybean-derived phosphatidylserine improves memory function of the elderly Japanese subjects with memory complaints. *Journal of Clinical Biochemistry and Nutrition*. 2010;47(3):246–55. doi:10.3164/jcbn.10-62.

71. Fioravanti M, Buckley AE. Citicoline (Cognizin) in the treatment of cognitive impairment. *Clinical Interventions in Aging*. 2006;1(3):247–51. doi:10.2147/ciia.2006.1.3.247.

第七章 强迫症：N- 乙酰半胱氨酸、甘氨酸和健康食品强迫症的危害

1. Goodwin GM. The overlap between anxiety, depression, and obsessive-compulsive disorder. *Dialogues in Clinical Neuroscience*. 2015;17(3):249–60.

2. Pallanti S, Grassi G, Sarrecchia ED, Cantisani A, Pellegrini M. Obsessive-compulsive disorder comorbidity: clinical assessment and therapeutic implications. *Frontiers in Psychiatry*. 2011;2. doi:10.3389/fpsyt.2011.00070.

3. Kantak PA, Bobrow DN, Nyby JG. Obsessive-compulsive-like behaviors in house mice are attenuated by a probiotic (*Lactobacillus rhamnosus* GG). *Behavioural Pharmacology*. 2014;25(1):71–79. doi:10.1097/fbp.0000000000000013.

4. Jung TD, Jung PS, Raveendran L, et al. Changes in gut microbiota during development of compulsive checking and locomotor sensitization induced by chronic treatment with the dopamine agonist quinpirole. *Behavioural Pharmacology*. 2018;29(2–3; special issue):211–24.

5. Turna J, Grosman Kaplan K, Anglin R, Van Ameringen M. "What's bugging the gut in OCD?" A review of the gut microbiome in obsessive-compulsive disorder. *Depression and Anxiety*. 2015;33(3):171–78. doi:10.1002/da.22454.

6. Gustafsson PE, Gustafsson PA, Ivarsson T, Nelson N. Diurnal cortisol levels and cortisol response in youths with obsessive-compulsive disorder. *Neuropsychobiology*. 2008;57(1–2):14–21. doi:10.1159/000123117.

7. Rees JC. Obsessive-compulsive disorder and gut microbiota dysregulation. *Medical Hypotheses*. 2014;82(2):163–66. doi:10.1016/j.mehy.2013.11.026.

8. Real E, Labad J, Alonso P, et al. Stressful life events at onset of obsessive-compulsive disorder are associated with a distinct clinical pattern. *Depression and Anxiety*. 2011;28(5):367–76. doi:10.1002/da.20792.

9. Holton KF, Cotter EW. Could dietary glutamate be contributing to the symptoms of

obsessive-compulsive disorder? *Future Science OA*. 2018;4(3):FSO277. doi:10.4155/fsoa-2017-0105.

10. Vlček P, Polák J, Brunovský M, Horáček J. Correction: role of glutamatergic system in obsessive-compulsive disorder with possible therapeutic implications. *Pharmacopsychiatry*. 2017;51(6):e3–e3. doi:10.1055/s-0043-121511.

11. Pittenger C, Bloch MH, Williams K. Glutamate abnormalities in obsessive compulsive disorder: neurobiology, pathophysiology, and treatment. *Pharmacology and Therapeutics*. 2011;132(3):314–32. doi:10.1016/j. pharmthera.2011.09.006.

12. Li Y, Zhang CC, Weidacker K, et al. Investigation of anterior cingulate cortex gamma-aminobutyric acid and glutamate-glutamine levels in obsessive-compulsive disorder using magnetic resonance spectroscopy. *BMC Psychiatry*. 2019;19(1). doi:10.1186/s12888-019-2160-1.

13. Rodrigo L, Álvarez N, Fernández-Bustillo E, Salas-Puig J, Huerta M, Hernández-Lahoz C. Efficacy of a gluten-free diet in the Gilles de la Tourette syndrome: a pilot study. *Nutrients*. 2018;10(5):573. doi:10.3390/nu10050573.

14. Pennisi M, Bramanti A, Cantone M, Pennisi G, Bella R, Lanza G. Neurophysiology of the "celiac brain": disentangling gut-brain connections. *Frontiers in Neuroscience*. 2017;11. doi:10.3389/fnins.2017.00498.

15. Weiss AP, Jenike MA.Late-onset obsessive-compulsive disorder. *Journal of Neuropsychiatry and Clinical Neurosciences*. 2000;12(2):265–68. doi:10.1176/jnp.12.2.265.

16. Wright RA, Arnold MB, Wheeler WJ, Ornstein PL, Schoepp DD. [3H] LY341495 binding to group II metabotropic glutamate receptors in rat brain. *Journal of Pharmacology and Experimental Therapeutics*. 2001;298(2):453–60.

17. Berk M, Ng F, Dean O, Dodd S, Bush AI. Glutathione: a novel treatment target in psychiatry. *Trends in Pharmacological Sciences*. 2008;29(7):346–51. doi:10.1016/j.tips.2008.05.001; Ng F, Berk M, Dean O, Bush AI. Oxidative stress in psychiatric disorders: evidence base and therapeutic implications. *International Journal of Neuropsychopharmacology*. 2008; 11(6). doi:10.1017/s1461145707008401.

18. Ghanizadeh A, Mohammadi MR, Bahraini S, Keshavarzi Z, Firoozabadi A, Alavi Shoshtari A. Efficacy of N-acetylcysteine augmentation on obsessive compulsive disorder: a multicenter randomized double blind placebo controlled clinical trial. *Iranian Journal of Psychiatry*. 2017;12(2):134–41.

19. Lafleur DL, Pittenger C, Kelmendi B, et al. N-acetylcysteine augmentation in serotonin reuptake inhibitor refractory obsessive-compulsive disorder. *Psychopharmacology*. 2005;184(2):254–56. doi:10.1007/s00213-005-0246-6.

20. Grant JE, Odlaug BL, Won Kim S. N-acetylcysteine, a glutamate modulator, in the treatment of trichotillomania. *Archives of General Psychiatry*. 2009;66(7):756. doi:10.1001/archgenpsychiatry.2009.60.

21. Berk M, Jeavons S, Dean OM, et al. Nail-biting stuff? The effect of N-acetyl cysteine on

nail-biting. *CNS Spectrums*. 2009;14(7):357–60. doi:10.1017/s1092852900023002; Odlaug BL,Grant JE. N-acetyl cysteine in the treatment of grooming disorders. *Journal of Clinical Psychopharmacology*. 2007;27(2):227–29. doi:10.1097/01.jcp.0000264976.86990.00; Branu TL, Patel V, DeBord LC, Rosen T. A review of N-acetylcysteine in the treatment of grooming disorders. *International Journal of Dermatology*. 2019;58(4):502–10. doi:10.1111/ijd.14371.

22. Frey R, Metzler D, Fischer P, et al. Myoinositol in depressive and healthy subjects determined by frontal 1H-magnetic resonance spectroscopy at 1.5 tesla. *Journal of Psychiatric Research*. 1998;32(6):411–20. doi:10.1016/s0022-3956(98)00033-8.

23. Fisher SK, Heacock AM, Agranoff BW. Inositol lipids and signal transduction in the nervous system: an update. *Journal of Neurochemistry*. 1992;58(1):18–38. doi:10.1111/j.1471-4159.1992.tb09273.x.

24. Einat H, Belmaker R. The effects of inositol treatment in animal models of psychiatric disorders. *Journal of Affective Disorders*. 2001;62(1–2):113–21. doi:10.1016/s0165-0327(00)00355-4.

25. Fux M, Levine J, Aviv A, Belmaker RH. Inositol treatment of obsessive-compulsive disorder. *American Journal of Psychiatry*. 1996;153(9):1219–21. doi:10.1176/ajp.153.9.1219.

26. Fux M, Benjamin J, Belmaker RH. Inositol versus placebo augmentation of serotonin reuptake inhibitors in the treatment of obsessive-compulsive disorder: a double-blind cross-over study. *International Journal of Neuropsychopharmacology*. 1999;2(3):193–95. doi:10.1017/s1461145799001546.

27. Albelda N, Bar-On N, Joel D. The role of NMDA receptors in the signal attenuation rat model of obsessive-compulsive disorder. *Psychopharmacology*. 2010;210(1):13–24. doi:10.1007/s00213-010-1808-9; Singer HS, Morris C, Grados M. Glutamatergic modulatory therapy for Tourette syndrome. *Medical Hypotheses*. 2010;74(5):862–67. doi:10.1016/j.mehy.2009.11.028.

28. Greenberg WM, Benedict MM, Doerfer J,et al. Adjunctive glycine in the treatment of obsessive-compulsive disorder in adults. *Journal of Psychiatric Research*. 2009;43(6):664–70. doi:10.1016/j.jpsychires.2008.10.007.

29. Cleveland WL, DeLaPaz RL, Fawwaz RA, Challop RS. High-dose glycine treatment of refractory obsessive-compulsive disorder and body dysmorphic disorder in a 5-year period. *Neural Plasticity*. 2009;2009:1–25. doi:10.1155/2009/768398.

30. Mazzio E, Harris N, Soliman K. Food constituents attenuate monoamine oxidase activity and peroxide levels in C6 astrocyte cells. *Planta Medica*. 1998;64(7):603–6. doi:10.1055/s-2006-957530.

31. Sayyah M, Boostani H, Pakseresht S, Malayeri A. Comparison of *Silybum marianum* (L.) Gaertn with fluoxetine in the treatment of obsessive-compulsive disorder. *Progress in Neuro-Psychopharmacology and Biological Psychiatry*. 2010;34(2):362–65. doi:10.1016/j.pnpbp.2009.12.016.

32. Hermesh H, Weizman A, Shahar A, Munitz H. Vitamin B_{12} and folic acid serum levels in obsessive compulsive disorder. *Acta Psychiatrica Scandinavica*. 1988;78(1):8–10. doi:10.1111/j.1600-0447.1988.tb06294.x;Ozdemir O, Turksoy N, Bilici R,et al. Vitamin B_{12}, folate, and homocysteine levels in patients with obsessive-compulsive disorder. *Neuropsychiatric Disease and Treatment*. September 2014:1671. doi:10.2147/ndt.s67668.

33. Sharma V, Biswas D. Cobalamin deficiency presenting as obsessive compulsive disorder: case report. *General Hospital Psychiatry*. 2012;34(5):578. e7–578.e8. doi:10.1016/j.genhosppsych.2011.11.006.

34. Watanabe F, Yabuta Y, Bito T, Teng F. Vitamin B_{12}-containing plant food sources for vegetarians. *Nutrients*. 2014;6(5):1861–73. doi: 10.3390/nu6051861.

35. Watanabe F, Katsura H, Takenaka S, et al. Pseudovitamin B_{12} is the predominant cobamide of an algal health food, spirulina tablets. *Journal of Agricultural and Food Chemistry*. 1999;47(11):4736–41. doi:10.1021/jf990541b.

36. Chimakurthy J, Murthy TE. Effect of curcumin on quinpirole induced compulsive checking: an approach to determine the predictive and construct validity of the model. *North American Journal of Medical Sciences*. 2010;2(2):81–86.

37. Depa J, Barrada J, Roncero M. Are the motives for food choices different in orthorexia nervosa and healthy orthorexia? *Nutrients*. 2019;11(3):697. doi:10.3390/nu11030697.

38. Turner PG, Lefevre CE. Instagram use is linked to increased symptoms of orthorexia nervosa. *Eating and Weight Disorders—Studies on Anorexia, Bulimia and Obesity*. 2017;22(2):277–84. doi:10.1007/s40519-017-0364-2.

39. Contesini N, Adami F, Blake M, et al. Nutritional strategies of physically active subjects with muscle dysmorphia. *International Archives of Medicine*. 2013;6(1):25. doi:10.1186/1755-7682-6-25.

40. Position of the American Dietetic Association, Dietitians of Canada, and the American College of Sports Medicine: nutrition and athletic performance. *Journal of the American Dietetic Association*. 2009;109(3):509–27. doi:10.1016/j.jada.2009.01.005.

第八章　失眠和疲劳：辣椒素、洋甘菊和消炎饮食

1. Bhaskar S, Hemavathy D, Prasad S. Prevalence of chronic insomnia in adult patients and its correlation with medical comorbidities. *Journal of Family Medicine and Primary Care*. 2016;5(4):780. doi:10.4103/2249-4863.201153.

2. Dikeos D, Georgantopoulos G. Medical comorbidity of sleep disoeders. *Current Opinion in Psychiatry*. 2011;24(4):346–54. doi:10.1097/yco.0b013e3283473375.

3. Li Y, Hao Y, Fan F, Zhang B. The role of microbiome in insomnia, circadian disturbance and depression. *Frontiers in Psychiatry*. 2018;9. doi:10.3389/fpsyt.2018.00669.

4. Davies SK, Ang JE, Revell VL, et al. Effect of sleep deprivation on the human metabolome. *Proceedings of the National Academy of Sciences of the United States of America*. 2014;111(29):10761-66. doi:10.1073/pnas.1402663111.

5. Johnston JD, Ordovás JM, Scheer FA, Turek FW. Circadian rhythms, metabolism, and chrononutrition in rodents and humans. *Advances in Nutrition*. 2016;7(2):399–406. doi:10.3945/an.115.010777.

6. Thaiss CA, Zeevi D, Levy M, et al. Transkingdom control of microbiota diurnal oscillations promotes metabolic homeostasis. *Cell*. 2014; 159(3):514-29. doi:10.1016/j.cell.2014.09.048.

7. Thaiss CA, Levy M, Korem T, et al.Microbiota diurnal rhythmicity programs host transcriptome oscillations. *Cell*. 2016;167(6):1495–1510.e12. doi:10.1016/j.cell.2016.11.003.

8. Thaiss et al. Transkingdom control of microbiota diurnal oscillations promotes metabolic homeostasis. *Cell*. 2014;159(3):514–29. doi:10.1016/j. cell.2014.09.048.

9. Kunze KN, Hanlon EC, Prachand VN, Brady MJ. Peripheral circadian misalignment: contributor to systemic insulin resistance and potential intervention to improve bariatric surgical outcomes. *American Journal of Physiology.Regulatory, Integrative and Comparative Physiology*. 2016;311(3):R558–R563. doi:10.1152/ajpregu.00175.2016.

10. Poroyko VA, Carreras A, Khalyfa A, et al. Chronic sleep disruption alters gut microbiota, induces systemic and adipose tissue inflammation and insulin resistance in mice. *Scientific Reports*. 2016; 6(1). doi:10.1038/srep35405.

11. Vanuytsel T, van Wanrooy S, Vanheel H,et al. Psychological stress and corticotropin-releasing hormone increase intestinal permeability in humans by a mast cell-dependent mechanism. *Gut*. 2013;63(8):1293–99. doi:10.1136/gutjnl-2013-305690.

12. A Demographic Profile of U.S. Workers Around the Clock. Population Reference Bureau website. September 18, 2008. https://www.prb.org/working around the clock/. Accessed October 3, 2019.

13. Reynolds AC, Paterson JL, Ferguson SA, Stanley D, Wright KP Jr, Dawson D. The shift work and health research agenda: considering changes in gut microbiota as a pathway linking shift work, sleep loss and circadian misalignment, and metabolic disease. *Sleep Medicine Reviews*. 2017; 34:3-9. doi:10.1016/j.smrv.2016.06.009.

14. Katagiri R, Asakura K, Kobayashi S, Suga H, Sasaki S. Low intake of vegetables, high intake of confectionary, and unhealthy eating habits are associated with poor sleep quality among middle-aged female Japanese workers. *Journal of Occupational Health*. 2014;56(5):359–68. doi:10.1539/joh.14-0051-oa.

15. Afaghi A, O'Connor H, Chow CM. High-glycemic-index carbohydrate meals shorten sleep onset. *American Journal of Clinical Nutrition*. 2007;85(2):426–30. doi:10.1093/ ajcn/85.2.426.

16. St-Onge M-P, Roberts A, Shechter A, Choudhury AR. Fiber and saturated fat are associated with sleep arousals and slow wave sleep. *Journal of Clinical Sleep Medicine*. 2016;12(1):19-24. doi:10.5664/jcsm.5384.

17. Shechter A, O'Keeffe M, Roberts AL, Zammit GK, Choudhury AR St-Onge M-P. Alterations in sleep architecture in response to experimental sleep curtailment are associated with signs of positive energy balance. *American Journal of Physiology.*

Regulatory, Integrative and Comparative Physiology. 2012;303(9):R883–R889. doi:10.1152/ajpregu.00222.2012.

18. Grandner MA, Jackson N, Gerstner JR, Knutson KL. Dietary nutrients associated with short and long sleep duration.data from a nationally representative sample. *Appetite*. 2013;64:71-80.

19. Sheehan CM, Frochen SE, Walsemann KM, Ailshire JA. Are U.S. adults reporting less sleep? Findings from sleep duration trends in the National Health Interview Survey, 2004–2017. *Sleep*. 2018;42(2). doi:10.1093/sleep/zsy221.

20. Ribeiro JA1, Sebastião AM.Caffeine and adenosine. *Journal of Alzheimer's Disease*. 2010;20(suppl 1):S3–15. doi:10.3233/JAD-2010-1379.

21. Drake C, Roehrs T, Shambroom J, Roth T. Caffeine effects on sleep taken 0, 3, or 6 hours before going to bed. *Journal of Clinical Sleep Medicine*. November 2013. doi:10.5664/jcsm.3170.

22. Poole R, Kennedy OJ, Roderick P, Fallowfield JA, Hayes PC, Parkes J. Coffee consumption and health: umbrella review of meta-analyses of multiple health outcomes.health outcomes. *BMJ*. November 2017:j5024. doi:10.1136/bmj. j5024. *BMJ*.November 2017:j5024. doi:10.1136/bmj. j5024.

23. Roehrs T. Ethanol as a hypnotic in insomniacs: self administration and effects on sleep and mood. *Neuropsychopharmacology*. 1999;20(3):279–86. doi:10.1016/s0893-133x(98)00068-2.

24. Feige B, Gann H, Brueck R, et al.Effects of alcohol on polysomnographically recorded sleep in healthy subjects. *Alcoholism: Clinical and Experimental Research*. 2006;30(9):1527–37. doi:10.1111/j.1530-0277.2006.00184.x.

25. Chan JKM, Trinder J, Andrewes HE, Colrain IM, Nicholas CL. The acute effects of alcohol on sleep architecture in late adolescence. *Alcoholism: Clinical and Experimental Research*. June 2013:n/a-n/a. doi:10.1111/acer.12141.

26. Rosales-Lagarde A, Armony JL, del Río-Portilla Y, Trejo-Martínez D, Conde R, Corsi-Cabrera M. Enhanced emotional reactivity after selective REM sleep deprivation in humans: an fMRI study. *Frontiers in Behavioral Neuroscience*. 2012;6. doi:10.3389/fnbeh.2012.00025.

27. Lowe PP, Gyongyosi B, Satishchandran A, et al. Reduced gut microbiome protects from alcohol-induced neuroinflammation and alters intestinal and brain inflammasome expression. *Journal of Neuroinflammation*. 2018;15(1). doi:10.1186/s12974-018-1328-9; Gorky J, Schwaber J. The role of the gut-brain axis in alcohol use disorders. *Progress in Neuro-Psychopharmacology and Biological Psychiatry*. 2016;65:234–41. doi:10.1016/j. pnpbp.2015.06.013.

28. Decoeur F, Benmamar-Badel A, Leyrolle Q, Persillet M, Layé S, Nadjar A. Dietary N-3 PUFA deficiency affects sleep-wake activity in basal condition and in response to an inflammatory challenge in mice. *Brain, Behavior, and Immunity*. May 2019. doi:10.1016/

注释

j.bbi.2019.05.016; Alzoubi KH, Mayyas F, Abu Zamzam HI. Omega-3 fatty acids protects against chronic sleep-deprivation induced memory impairment. *Life Sciences*. 2019;227:1-7. doi:10.1016/j.lfs.2019.04.028.

29. Jahangard L, Sadeghi A, Ahmadpanah M, et al. Influence of adjuvant omega-3-polyunsaturated fatty acids on depression, sleep, and emotion regulation among outpatients with major depressive disorders—results from a double-blind, randomized and placebo-controlled clinical trial. *Journal of Psychiatric Research*. 2018;107:48–56. doi:10.1016/j.jpsychires.2018.09.016.

30. Yehuda S, Rabinovitz S, Mostofsk DI. Essential fatty acids and sleep: mini-review and hypothesis. *Medical Hypotheses*. 1998;50(2):139–45. doi:10.1016/s0306-9877(98)90200-6.

31. Urade Y, Hayaishi O. Prostaglandin D2 and sleep/wake regulation. *Sleep Medicine Reviews*. 2011;15(6):411–418.doi:10.1016/j.smrv.2011.08.003; Zhang H, Hamilton JH, Salem N, Kim HY.N-3 fatty acid deficiency in the rat pineal gland: effects on phospholipid molecular species composition and endogenous levels of melatonin and lipoxygenase products. *Journal of Lipid Research*. 1998;39(7):1397–403.

32. Papandreou C. Independent associations between fatty acids and sleep quality among obese patients with obstructive sleep apnoea syndrome. *Journal of Sleep Research*. 2013;22(5):569–72. doi:10.1111/jsr.12043.

33. Hartmann E. Effects of L-tryptophan on sleepiness and on sleep. *Journal of Psychiatric Research*. 1982;17(2):107–13. doi:10.1016/ 0022-3956(82)90012-7.

34. Esteban S, Nicolaus C, Garmundi A, et al. Effect of orally administered L-Tryptophan on serotonin, melatonin, and the innate immune response in the rat. *Molecular and Cellular Biochemistry*. 2004;267(1–2):39–46. doi:10.1023/b:mcbi. 0000049363.97713.74.

35. Miyake M, Kirisako T, Kokubo T, et al. Randomised controlled trial of the effects of L-ornithine on stress markers and sleep quality in healthy workers. *Nutrition Journal*. 2014;13(1). doi:10.1186/1475-2891-13-53.

36. Adib-Hajbaghery M, Mousavi SN. The effects of chamomile extract on sleep quality among elderly people: a clinical trial. *Complementary Therapies in Medicine*. 2017; 35:109–14. doi:10.1016/j.ctim.2017.09.010.

37. Hieu TH, Dibas M, Surya Dila KA, et al. Therapeutic efficacy and safety of chamomile for state anxiety, generalized anxiety disorder, insomnia, and sleep quality: a systematic review and meta-analysis of randomized trials and quasi-randomized trials. *Phytotherapy Research*. 2019;33(6):1604–15. doi:10.1002/ptr.6349.

38. Avallone R, Zanoli P, Corsi L, Cannazza G, Baraldi M. Benzodiazepine-like compounds and GABA in flower heads of *Matricaria chamomilla*. *Phytotherapy Research*. 1996; 10: S177–S179.

39. Zeng Y, Pu X, Yang J, et al. Preventive and therapeutic role of functional ingredients of barley grass for chronic diseases in human beings. *Oxidative Medicine and Cellular*

饮食大脑

Longevity. 2018;2018:1–15. doi:10.1155/2018/3232080.

40. Zeng Y, Pu X, Yang J, et al. Preventive and therapeutic role of functional ingredients of barley grass for chronic diseases in human beings. *Oxidative Medicine and Cellular Longevity*. 2018;2018:1–15. doi:10.1155/2018/3232080.

41. Chanana P, Kumar A. GABA-BZD receptor modulating mechanism of Panax quinquefolius against 72-h sleep deprivation induced anxiety like behavior: possible roles of oxidative stress, mitochondrial dysfunction and neuroinflammation. *Frontiers in Neuroscience*. 2016;10. doi:10.3389/fnins.2016.00084.

42. Chu Q-P, Wang L-E, Cui X-Y, et al. Extract of Ganoderma lucidum potentiates pentobarbital-induced sleep via a GABAergic mechanism. *Pharmacology Biochemistry and Behavior*. 2007;86(4):693-98. doi:10.1016/j. pbb.2007.02.015.

43. Kim HD, Hong K-B, Noh DO, Suh HJ. Sleep-inducing effect of lettuce (Lactuca sativa) varieties on pentobarbital-induced sleep. Food Science and Biotechnolo gy.2017;26(3):807–14. doi:10.1007/s10068-017-0107-1.

44. Kelley D, Adkins Y, Laugero K. A review of the health benefits of cherries. *Nutrients*. 2018;10(3):368. doi:10.3390/nu10030368.

45. Pigeon WR, Carr M, Gorman C, Perlis ML.Effects of a tart cherry juice beverage on the sleep of older adults with insomnia: a pilot study. *Journal of Medicinal Food*. 2010;13(3):579–83. doi:10.1089/jmf.2009.0096.

46. Losso JN, Finley JW, Karki N, et al. Pilot study of the tart cherry juice for the treatment of insomnia and investigation of mechanisms. *American Journal of Therapeutics*. 2018;25(2):e194–e201. doi:10.1097/mjt.0000000000000584.

47. Sears B. Anti-inflammatory diets. *Journal of the American College of Nutrition*. 2015;34(suppl 1):14–21. doi:10.1080/07315724.2015.1080105.

48. Pérez-Jiménez J, Neveu V, Vos F, Scalbert A. Identification of the 100 richest dietary sources of polyphenols: an application of the Phenol-Explorer database. *European Journal of Clinical Nutrition*. 2010;64(S3):S112-S120. doi:10.1038/ejcn.2010.221.

49. Mellen PB, Daniel KR, Brosnihan KB, Hansen KJ, Herrington DM. Effect of muscadine grape seed supplementation on vascular function in subjects with or at risk for cardiovascular disease: a randomized crossover trial. *Journal of the American College of Nutrition*. 2010;29(5):469–75.

50. Ricker MA, Haas WC. Anti-inflammatory diet in clinical practice: a review. *Nutrition in Clinical Practice*. 2017;32(3):318–25. doi:10.1177/0884533617700353.

51. Joseph P, Abey S, Henderson W. Emerging role of nutri-epigenetics in inflammation and cancer. *Oncology Nursing Forum*. 2016;43(6):784–88. doi:10.1188/16.onf.784–788.

52. Cox IM, Campbell MJ, Dowson D. Red blood cell magnesium and chronic fatigue syndrome. *Lancet*. 1991; 337(8744): 757-60. doi:10.1016/0140-6736(91)91371-z.

53. Cheng S-M, Yang D-Y, Lee C-P, et al. Effects of magnesium sulfate on dynamic changes of brain glucose and its metabolites during a short-term forced swimming

in gerbils. *European Journal of Applied Physiology.* 2007;99(6):695-99. doi:10.1007/s00421-006-0374-7.

54. Watkins JH, Nakajima H, Hanaoka K, Zhao L, Iwamoto T, Okabe T. Effect of zinc on strength and fatigue resistance of amalgam. *Dental Materials.* 1995;11(1):24–33. doi:10.1016/0109-5641(95)80005-0; Ribeiro SMF, Braga CBM, Peria FM, Martinez EZ, Rocha JJRD, Cunha SFC. Effects of zinc supplementation on fatigue and quality of life in patients with colorectal cancer. *Einstein* (São Paulo).2017;15(1):24–28. doi:10.1590/s1679-45082017ao3830.

55. Heap LC, Peters TJ, Wessely S. Vitamin B status in patients with chronic fatigue syndrome. *Journal of the Royal Society of Medicine.* 1999;92(4):183–85.

56. Kirksey A, Morré DM, Wasynczuk AZ. Neuronal development in vitamin B₆ deficiency. *Annals of the New York Academy of Sciences.*1990;585(1Vitamin B₆):202–18. doi:10.1111/j.1749-6632.1990.tb28054.x.

57. Jacobson W, Saich T, Borysiewicz LK, Behan WMH, Behan PO, Wreghitt TG. Serum folate and chronic fatigue syndrome. *Neurology.* 1993;43(12):2645-47. doi:10.1212/wnl.43.12.2645.

58. Mahmood L. The metabolic processes of folic acid and vitamin B₁₂ deficiency. *Journal of Health Research and Reviews.* 2014;1(1):5. doi:10.4103/2394-2010.143318.

59. Tweet MS, Polga KM.44-year-old man with shortness of breath, fatigue, and paresthesia. *Mayo Clinic Proceedings.* 2010;85(12):1148–51. doi:10.4065/mcp.2009.0662.

60. Huijts M, Duits A, Staals J, van Oostenbrugge RJ. Association of vitamin B₁₂ deficiency with fatigue and depression after lacunar stroke. De Windt LJ, ed. *PLoS One.* 2012;7(1):e30519. doi:10.1371/journal.pone.0030519.

61. Chan CQH, Low LL, Lee KH. Oral vitamin B₁₂ replacement for the treatment of pernicious anemia. *Frontiers in Medicine.* 2016;3. doi:10.3389/fmed.2016.00038.

62. Does vitamin C influence neurodeg erative diseases and psychiatric disorders? *Nutrients.* 2017;9(7):659. doi:10.3390/nu9070659.

63. Anjum I, Jaffery SS, Fayyaz M, Samoo Z, Anjum S. The role of vitamin D in brain health: a mini literature review. *Cureus.* July 2018. doi:10.7759/cureus.2960.

64. Neale RE, Khan SR, Lucas RM, Waterhouse M, Whiteman DC, Olsen CM. The effect of sunscreen on vitamin D: a review. *British Journal of Dermatology.* July 2019. doi:10.1111/bjd.17980.

65. Traber MG.Vitamin E inadequacy in humans: causes and consequences. *Advances in Nutrition.* 2014;5(5):503–14. doi:10.3945/an.114.006254.

66. Hsu Y-J, Huang W-C, Chiu C-C, et al. Capsaicin supplementation reduces physical fatigue and improves exercise performance in mice. *Nutrients.* 2016;8(10):648. doi:10.3390/nu8100648.

67. Janssens PLHR, Hursel R, Martens EAP, Westerterp-Plantenga MS. Acute effects of capsaicin on energy expenditure and fat oxidation in negative energy balance.Tomé D,

饮食大脑

ed. *PLoS One.* 2013;8(7):e67786. doi:10.1371/journal.pone.0067786.

68. Fattori V, Hohmann M, Rossaneis A, Pinho-Ribeiro F, Verri W. Capsaicin: current understanding of its mechanisms and therapy of pain and other pre-clinical and clinical uses. *Molecules.* 2016;21(7):844. doi:10.3390/molecules21070844.

69. Zheng J, Zheng S, Feng Q, Zhang Q, Xiao X. Dietary capsaicin and its anti-obesity potency: from mechanism to clinical implications. *Bioscience Reports.* 2017;37(3):BSR20170286. doi:10.1042/bsr20170286.

70. Gregersen NT, Belza A, Jensen MG, et al. Acute effects of mustard, horseradish, black pepper and ginger on energy expenditure, appetite, ad libitum energy intake and energy balance in human subjects. *British Journal of Nutrition.* 2012;109(3):556–63. doi:10.1017/s0007114512001201.

71. Rahman M, Yang DK, Kim G-B, Lee S-J, Kim S-J. Nigella sativa seed extract attenuates the fatigue induced by exhaustive swimming in rats. *Biomedical Reports.* 2017;6(4):468–74. doi:10.3892/br.2017.866; Yimer EM, Tuem KB, Karim A, Ur-Rehman N, Anwar F. Nigella sativa L. (black cumin): a promising natural remedy for wide range of illnesses. *Evidence-Based Complementary and Alternative Medicine.* 2019;2019:1–16. doi:10.1155/2019/1528635.

72. Huang W-C, Chiu W-C, Chuang H-L, et al.Effect of curcumin supplementation on physiological fatigue and physical performance in mice. *Nutrients.* 2015;7(2):905–21. doi:10.3390/nu7020905.

第九章　双相情感障碍和精神分裂症：L- 茶氨酸、健康脂肪和生酮饮食

1. Insel T. Post by Former NIMH Director Thomas Insel: Transforming Diagnosis. National Institute of Mental Health website. April 29, 2013. https://www.nimh.nih. gov/about/directors/thomas-insel/blog/2013/transforming-diagnosis.shtml. Accessed October 4, 2019.

2. Lynham AJ, Hubbard L, Tansey KE, et al. Examining cognition across the bipolar/ schizophrenia diagnostic spectrum. *Journal of Psychiatry and Neuroscience.* 2018;43(4):245– 53. doi:10.1503/jpn.170076.

3. Leboyer M, Soreca I, Scott J, et al. Can bipolar disorder be viewed as a multi-system inflammatory disease? *Journal of Affective Disorders.* 2012;141(1):1–10. doi:10.1016/ j.jad.2011.12.049.

4. Tseng P-T, Zeng B-S, Chen Y-W, Wu M-K, Wu C-K, Lin P-Y. A meta analysis and systematic review of the comorbidity between irritable bowel syndrome and bipolar disorder. *Medicine.* 2016;95(33):e4617. doi:10.1097/md.0000000000004617.

5. Legendre T, Boudebesse C, Henry C, Etain B. Antibiomania: penser au syndrome maniaque secondaire à une antibiothérapie. *L'Encéphale.* 2017;43(2):183–86. doi:10.1016/j.encep.2015.06.008.

6. Gao J. Correlation between anxiety-depression status and cytokines in

diarrhea-predominant irritable bowel syndrome. *Experimental and Therapeutic Medicine*.2013;6(1):93–96. doi:10.3892/etm.2013.1101.

7. Liu L, Zhu G. Gut-brain axis and mood disorder. *Frontiers in Psychiatry.* 2018;9. doi:10.3389/fpsyt.2018.00223.

8. Evans SJ, Bassis CM, Hein R, et al. The gut microbiome composition associates with bipolar disorder and illness severity. Journal of Psychiatric Research. 2017;87:23–29. doi:10.1016/j.jpsychires.2016.12.007.

9. Lyte M. Probiotics function mechanistically as delivery vehicles for neuroactive compounds: microbial endocrinology in the design and use of probiotics. *BioEssays.* 2011;33(8):574–581. doi:10.1002/bies.201100024; Barrett E, Ross RP, O'Toole PW, Fitzgerald GF, Stanton C. γ-Aminobutyric acid production by culturable bacteria from the human intestine. *Journal of Applied Microbiology.* 2012;113(2):411–17. doi:10.1111/j.1365-2672.2012.05344.x.

10. Machado-Vieira R, Manji HK, Zarate Jr CA. The role of lithium in the treatment of bipolar disorder: convergent evidence for neurotrophic effects as a unifying hypothesis. *Bipolar Disorders*. 2009;11:92–109. doi:10.1111/j.1399-5618.2009.00714.x.

11. Jacka FN, Pasco JA, Mykletun A, et al. Diet quality in bipolar disorder in a population-based sample of women. *Journal of Affective Disorders.* 2011;129(1–3):332–37. doi:10.1016/j.jad.2010.09.004.

12. Elmslie JL, Mann JI, Silverstone JT, Williams SM, Romans SE. Determinants of overweight and obesity in patients with bipolar disorder. *Journal of Clinical Psychiatry.* 2001;62(6):486–91. doi:10.4088/jcp.v62n0614.

13. Noguchi R, Hiraoka M, Watanabe Y, Kagawa Y. Relationship between dietary patterns and depressive symptoms: difference by gender, and unipolar and bipolar depression. *Journal of Nutritional Science and Vitaminology.* 2013;59(2):115–22. doi:10.3177/jnsv.59.115; Noaghiul S, Hibbeln JR. Cross-national comparisons of seafood consumption and rates of bipolar disorders. *American Journal of Psychiatry.* 2003;160(12):2222–27. doi:10.1176/appi.ajp.160.12.2222.

14. Łojko D, Stelmach-Mardas M, Suwalska A. Diet quality and eating patterns in euthymic bipolar patients. *European Review for Medical and Pharmacological Sciences*.2019;23(3):1221–38. doi:10.26355/eurrev_201902_17016; McElroy SL, Crow S, Biernacka JM, et al. Clinical phenotype of bipolar disorder with comorbid binge eating disorder. *Journal of Affective Disorders*. 2013;150(3):981–86. doi:10.1016/j.jad.2013.05.024.

15. Melo MCA, de Oliveira Ribeiro M, de Araújo CFC, de Mesquita LMF, de Bruin PFC, de Bruin VMS.Night eating in bipolar disorder. *Sleep Medicine.* 2018 Aug;48:49–52. doi:10.1016/j.sleep.2018.03.031.

16. Bauer IE, Gálvez JF, Hamilton JE, et al. Lifestyle interventions targeting dietary habits and exercise in bipolar disorder: a systematic review. *Journal of Psychiatric Research*. 2016;74:1–7.

饮食大脑

doi:10.1016/j.jpsychires.2015.12.006; Frank E, Wallace ML, Hall M, et al. An integrated risk reduction intervention can reduce body mass index in individuals being treated for bipolar I disorder: results from a randomized trial. *Bipolar Disorders*.2014;17(4): 424–37. doi:10.1111/bdi.12283.

17. Brietzke E, Mansur RB, Subramaniapillai M, et al. Ketogenic diet as a metabolic therapy for mood disorders: evidence and developments. *Neuroscience and Biobehavioral Reviews*. 2018;94:11–16. doi:10.1016/j.neubio rev.2018.07.020; Phelps JR, Siemers SV, El-Mallakh RS. The ketogenic diet for type II bipolar disorder. *Neurocase*. 2013;19(5):423–26. doi:10.1080/135 54794.2012.690421.

18. Campbell IH, Campbell H. Ketosis and bipolar disorder: controlled analytic study of online reports. *BJPsych Open*. 2019;5(4). doi:10.1192/bjo.2019.49.

19. Brietzke E, Mansur RB, Subramaniapillai M, et al. Ketogenic diet as a metabolic therapy for mood disorders: evidence and developments. *Neuroscience and Biobehavioral Reviews*. 2018;94:11–16. doi:10.1016/j.neubiorev.2018.07.020.

20. Kim Y, Santos R, Gage FH, Marchetto MC. Molecular mechanisms of bipolar disorder: progress made and future challenges. *Frontiers in Cellular Neuroscience*. 2017;11. doi:10.3389/fncel.2017.00030.

21. Malinauskas BM, Aeby VG, Overton RF, Carpenter-Aeby T, Barber-Heidal K.A survey of energy drink consumption patterns among college students. *Nutrition Journal*. 2007;6(1). doi:10.1186/1475-2891-6-35.

22. Rizkallah É, Bélanger M, Stavro K, et al. Could the use of energy drinks induce manic or depressive relapse among abstinent substance use disorder patients with comorbid bipolar spectrum disorder? *Bipolar Disorders*. 2011;13(5–6):578–80. doi:10.1111/j.1399-5618.2011.00951.x; Kiselev BM, Shebak SS, Milam TR. Manic episode following ingestion of caffeine pills. *Primary Care Companion for CNS Disorders*. June 2015. doi:10.4088/pcc.14l01764.

23. Winston AP, Hardwick E, Jaberi N. Neuropsychiatric effects of caffeine. *Advances in Psychiatric Treatment*. 2005;11(6):432–39. doi:10.1192/apt.11.6.432; Lorist MM, Tops M. Caffeine, fatigue, and cognition. *Brain and Cognition*. 2003;53(1):82–94.

24. Kiselev BM, Shebak SS, Milam TR. Manic episode following ingestion of caffeine pills. *Primary Care Companion for CNS Disorders*. June 2015. doi:10.4088/pcc.14l01764.

25. Johannessen L, Strudsholm U, Foldager L, Munk-Jørgensen P. Increased risk of hypertension in patients with bipolar disorder and patients with anxiety compared to background population and patients with schizophrenia. *Journal of Affective Disorders*. 2006;95(1–3):13–17. doi:10.1016/j. jad.2006.03.027; Rihmer Z, Gonda X, Dome P. Is mania the hypertension of the mood? Discussion of a hypothesis. *Current Neuropharmacology*. 2017;15(3):424–33. doi:10.2174/1570159x14666160902145635.

26. Dickerson F, Stallings C, Origoni A, Vaughan C, Khushalani S, Yolken R. Markers of gluten sensitivity in acute mania: a longitudinal study. *Psychiatry Research*.

2012;196(1):68–71. doi:10.1016/j.psychres.2011.11.007.

27. Severance EG, Gressitt KL, Yang S, et al. Seroreactive marker for inflammatory bowel disease and associations with antibodies to dietary proteins in bipolar disorder. *Bipolar Disorders*. 2013;16(3):230–40. doi:10.1111/bdi.12159.

28. Goldstein BI, Velyvis VP, Parikh SV. The association between moderate alcohol use and illness severity in bipolar disorder. *Journal of Clinical Psychiatry*. 2006;67(1):102–6. doi:10.4088/jcp.v67n0114.

29. Jaffee WB, Griffin ML, Gallop R, et al. Depression precipitated by alcohol use in patients with co-occurring bipolar and substance use disorders. *Journal of Clinical Psychiatry*. 2008;70(2):171–76. doi:10.4088/jcp.08m04011; Manwani SG, Szilagyi KA, Zablotsky B, Hennen J, Griffin ML, Weiss RD. Adherence to pharmacotherapy in bipolar disorder patients with and without co-occurring substance use disorders. *Journal of Clinical Psychiatry*. 2007;68(8):1172–76. doi:10.4088/jcp.v68n0802.

30. van Zaane J, van den Brink W, Draisma S, Smit JH, Nolen WA. The effect of moderate and excessive alcohol use on the course and outcome of patients with bipolar disorders. *Journal of Clinical Psychiatry*. 2010;71(7):885–93. doi:10.4088/jcp.09m05079gry; Ostacher MJ, Perlis RH, Nierenberg AA, et al. Impact of substance use disorders on recovery from episodes of depression in bipolar disorder patients: prospective data from the Systematic Treatment Enhancement Program for Bipolar Disorder (STEP-BD). *American Journal of Psychiatry*.2010;167(3):289–97. doi:10.1176/appi.ajp.2009.09020299.

31. Bailey DG, Dresser G, Arnold JMO. Grapefruit-medication interactions: forbidden fruit or avoidable consequences? *Canadian Medical Association Journal*. 2012;185(4):309–16. doi:10.1503/cmaj.120951.

32. Noaghiul S, Hibbeln JR. Cross-national comparisons of seafood consumption and rates of bipolar disorders. *American Journal of Psychiatry.* 2003;160(12):2222–27. doi:10.1176/appi.ajp.160.12.2222.

33. Sarris J, Mischoulon D, Schweitzer I. Omega-3 for bipolar disorder. *Journal of Clinical Psychiatry*. 2011;73(1):81–86. doi:10.4088/jcp.10r06710.

34. Bauer IE, Green C, Colpo GD, et al. A double-blind, randomized, placebo-controlled study of aspirin and N-acetylcysteine as adjunctive treatments for bipolar depression. *Journal of Clinical Psychiatry*. 2018;80(1). doi:10.4088/jcp.18m12200.

35. Berk M, Turner A, Malhi GS, et al. A randomised controlled trial of a mitochondrial therapeutic target for bipolar depression: mitochondrial agents, N-acetylcysteine, and placebo. *BMC Medicine*. 2019;17(1). doi:10.1186/s12916-019-1257-1.

36. Nierenberg AA, Montana R, Kinrys G, Deckersbach T, Dufour S, Baek JH. L-methylfolate for bipolar I depressive episodes: an open trial proof-of-concept registry. *Journal of Affective Disorders*. 2017;207:429–33. doi:10.1016/j.jad.2016.09.053.

37. Coppen A, Chaudhry S, Swade C. Folic acid enhances lithium prophy laxis. *Journal of*

饮食大脑

Affective Disorders. 1986;10(1):9–13. doi:10.1016/0165-0327(86)90043-1.

38. Sharpley AL, Hockney R, McPeake L, Geddes JR, Cowen PJ. Folic acid supplementation for prevention of mood disorders in young people at familial risk: a randomised, double blind, placebo controlled trial. *Journal of Affective Disorders*. 2014;167:306–11. doi:10.1016/j.jad.2014.06.011.

39. Behzadi AH, Omrani Z, Chalian M, Asadi S, Ghadiri M. Folic acid efficacy as an alternative drug added to sodium valproate in the treatment of acute phase of mania in bipolar disorder: a double-blind randomized controlled trial. *Acta Psychiatrica Scandinavica*. 2009;120(6):441–45. doi:10.1111/j.1600-0447.2009.01368.x.

40. Heiden A, Frey R, Presslich O, Blasbichler T, Smetana R, Kasper S. Treatment of severe mania with intravenous magnesium sulphate as a supplementary therapy. *Psychiatry Research*. 1999;89(3):239–46. doi:10.1016/s0165-1781(99)00107-9.

41. Chouinard G, Beauclair L, Geiser R, Etienne P. A pilot study of magnesium aspartate hydrochloride (Magnesiocard®) as a mood stabilizer for rapid cycling bipolar affective disorder patients. *Progress in Neuro-Psychopharmacology and Biological Psychiatry*. 1990;14(2):171–80. doi:10.1016/0278-5846(90)90099-3.

42. Siwek M, Sowa-Kúcma M, Styczeń K, et al. Decreased serum zinc concentration during depressive episode in patients with bipolar disorder. *Journal of Affective Disorders*. 2016;190:272–77. doi:10.1016/j.jad.2015.10.026.

43. Millett CE, Mukherjee D, Reider A, et al. Peripheral zinc and neopterin concentrations are associated with mood severity in bipolar disorder in a gender-specific manner. *Psychiatry Research*. 2017;255:52–58. doi:10.1016/j. psychres.2017.05.022.

44. Zheng P, Zeng B, Liu M, et al. The gut microbiome from patients with schizo phrenia modulates the glutamate-glutamine-GABA cycle and schizophrenia relevant behaviors in mice. *Science Advances*. 2019;5(2):eaau8317.

45. Severance EG, Prandovszky E, Castiglione J, Yolken RH.Gastroenterology issues in schizophrenia: why the gut matters. *Current Psychiatry Reports*. 2015;17(5). doi:10.1007/ s11920-015-0574-0.

46. Benros ME, Mortensen PB, Eaton WW. Autoimmune diseases and infections as risk factors for schizophrenia. *Annals of the New York Academy of Sciences*. 2012;1262(1):56–66. doi:10.1111/j.1749- 6632.2012.06638.x; Caso J, Balanzá-Martínez V, Palomo T, García-Bueno B. The microbiota and gut-brain axis: contributions to the immunopathogenesis of schizophrenia. *Current Pharmaceutical Design*. 2016;22(40):6122–33. doi:10.2174/138161 2822666160906160911.

47. Dickerson F, Severance E, Yolken R. The microbiome, immunity, and schizophrenia and bipolar disorder. *Brain, Behavior, and Immunity*. 2017;62:-46–52. doi:10.1016/ j.bbi.2016.12.010.

48. Tsuruga K, Sugawara N, Sato Y, et al.Dietary patterns and schizophrenia: a comparison with healthy controls. *Neuropsychiatric Disease and Treatment*. April 2015:1115.

doi:10.2147/ndt.s74760.

49. Yang X, Sun L, Zhao A, et al. Serum fatty acid patterns in patients with schizophrenia: a targeted metabonomics study. *Translational Psychiatry.* 2017;7(7):e1176–e1176. doi:10.1038/tp.2017.152.

50. Dohan FC. Cereals and schizophrenia data and hypothesis. *Acta Psychiatrica Scandinavica.* 1966;42(2):125–52. doi:10.1111/j.1600-0447.1966.tb01920.x.

51. Čiháková D, Eaton WW, Talor MV, et al. Gliadin-related antibodies in schizophrenia. *Schizophrenia Research.* 2018;195:585–86. doi:10.1016/j. schres.2017.08.051; Kelly DL, Demyanovich HK, Rodriguez KM, et al. Randomized controlled trial of a gluten-free diet in patients with schizophrenia positive for antigliadin antibodies (AGA IgG): a pilot feasibility study. *Journal of Psychiatry and Neuroscience.* 2019;44(4):269–76. doi:10.1503/jpn.180174.

52. Levinta A, Mukovozov I, Tsoutsoulas C. Use of a gluten-free diet in schizophrenia: a systematic review. *Advances in Nutrition.* 2018;9(6):824–32. doi:10.1093/advances/nmy056.

53. Kelly DL, Demyanovich HK, Rodriguez KM, et al.Randomized controlled trial of a gluten-free diet in patients with schizophrenia positive for anti-gliadin antibodies (AGA IgG): a pilot feasibility study. *Journal of Psychiatry and Neuroscience.* 2019;44(4):269–76. doi:10.1503/jpn.180174.

54. Peet M. Diet, diabetes and schizophrenia: review and hypothesis. *British Journal of Psychiatry.* 2004;184(S47):s102–s105. doi:10.1192/bjp.184.47.s102.

55. Aucoin M, LaChance L, Cooley K, Kidd S. Diet and psychosis: a scoping review. *Neuropsychobiology.* October 2018:1–23. doi:10.1159/000493399.

56. Subramaniam M, Mahesh MV, Peh CX, et al. Hazardous alcohol use among patients with schizophrenia and depression. *Alcohol.*2017;65:-63–69. doi:10.1016/j.alcohol.2017.07.008; Hambrecht M, Häfner H. Do alcohol or drug abuse induce schizophrenia? [in German]. *Nervenarzt.* 1996;67(1):36–45.

57. Soni SD, Brownlee M. Alcohol abuse in chronic schizophrenics: implications for management in the community. *Acta Psychiatrica Scandinavica.* 1991;84(3):272–76. doi:10.1111/j.1600-0447.1991.tb03143.x.

58. Messias E, Bienvenu OJ. Suspiciousness and alcohol use disorders in schizophrenia. *Journal of Nervous and Mental Disease.* 2003;191(6):387–90. doi:10.1097/01. nmd.0000071587.92959.ba; Pristach CA, Smith CM. Self reported effects of alcohol use on symptoms of schizophrenia. *Psychiatric Services.* 1996;47(4):421–23. doi:10.1176/ps.47.4.421.

59. Nesvag R, Frigessi A, Jonsson E, Agartz I. Effects of alcohol consumption and antipsychotic medication on brain morphology in schizophrenia. *Schizophrenia Research.* 2007;90(1– 3):52–61. doi:10.1016/j.schres.2006.11.008; Smith MJ, Wang L, Cronenwett W, et al.Alcohol use disorders contribute to hippocampal and subcortical shape

饮食大脑

differences in schizophrenia. *Schizophrenia Research*.2011;131(1–3):174–83. doi:10.1016/j.schres.2011.05.014.

60. Amminger GP, Schäfer MR, Papageorgiou K, et al. Long-chain omega-3 fatty acids for indicated prevention of psychotic disorders. *Archives of General Psychiatry*. 2010;67(2):146. doi:10.1001/archgenpsychiatry.2009.192.

61. Akter K, Gallo DA, Martin SA, et al. A review of the possible role of the essential fatty acids and fish oils in the aetiology, prevention or pharmacotherapy of schizophrenia. *Journal of Clinical Pharmacy and Therapeutics*. 2011;37(2):132–39. doi:10.1111/j.1365-2710.2011.01265.x.

62. Fendri C, Mechri A, Khiari G, Othman A, Kerkeni A, Gaha L. Oxidative stress involvement in schizophrenia pathophysiology: a review [in French]. *Encephale*. 2006;32(2 Pt 1):244–52.

63. Yao JK, Leonard S, Reddy R. Altered glutathione redox state in schizophrenia. *Disease Markers*. 2006;22(1–2):83–93. doi:10.1155/2006/248387; Lavoie S, Murray MM, Deppen P, et al. Glutathione precursor, N-acetyl-cysteine, improves mismatch negativity in schizophrenia patients. *Neuropsychopharmacology*. 2007;33(9):2187–99. doi:10.1038/sj.npp.1301624; Witschi A, Reddy S, Stofer B, Lauterburg BH. The systemic availability of oral glutathione. *European Journal of Clinical Pharmacology*. 1992;43(6):667–69. doi:10.1007/bf02284971.

64. Arroll MA, Wilder L, Neil J. Nutritional interventions for the adjunctive treatment of schizophrenia: a brief review. *Nutrition Journal*. 2014;13(1). doi:10.1186/1475-2891-13-91.

65. Farokhnia M, Azarkolah A, Adinehfar F, et al. N-acetylcysteine as an adjunct to risperidone for treatment of negative symptoms in patients with chronic schizophrenia. *Clinical Neuropharmacology*. 2013;36(6):185–92. doi:10.1097/wnf.0000000000000001.

66. Berk M, Copolov D, Dean O, et al. N-acetyl cysteine as a glutathione precursor for schizophrenia—a double-blind, randomized, placebo-controlled trial. *Biological Psychiatry*. 2008;64(5):361–68. doi:10.1016/j. biopsych.2008.03.004.

67. Shay KP, Moreau RF, Smith EJ, Smith AR, Hagen TM.Alpha-lipoic acid as a dietary supplement: molecular mechanisms and therapeutic potential. *Biochimica et Biophysica Acta (BBA)—General Subjects*. 2009;1790(10):1149–60. doi:10.1016/j.bbagen.2009.07.026.

68. Ratliff JC, Palmese LB, Reutenauer EL, Tek C. An open-label pilot trial of alpha-lipoic acid for weight loss in patients with schizophrenia without diabetes. *Clinical Schizophrenia and Related Psychoses*.2015;8(4):196–200. doi:10.3371/csrp.rapa.030113; Sanders LLO, de Souza Menezes CE, Chaves Filho AJM, et al. α-Lipoic acid as adjunctive treatment for schizophrenia. *Journal of Clinical Psychopharmacology*. 2017;37(6):697–701. doi:10.1097/jcp.0000000000000800.

69. Seybolt SEJ. Is it time to reassess alpha lipoic acid and niacinamide therapy in schizophrenia? *Medical Hypotheses*. 2010;75(6):572–75. doi:10.1016/j. mehy.2010.07.034.

70. Arroll MA, Wilder L, Neil J. Nutritional interventions for the adjunctive treatment of schizophrenia: a brief review. *Nutrition Journal*. 2014;13(1). doi:10.1186/1475-2891-13-91.

71. Brown HE, Roffman JL. Vitamin supplementation in the treatment of schizophrenia. *CNS Drugs*. 2014;28(7):611–22. doi:10.1007/s40263-014-0172-4.

72. Brown AS, Bottiglieri T, Schaefer CA, et al. Elevated prenatal homocysteine levels as a risk factor for schizophrenia. *Archives of General Psychiatry*. 2007;64(1):31. doi:10.1001/archpsyc.64.1.31.

73. Kemperman RFJ, Veurink M, van der Wal T, et al. Low essential fatty acid and B-vitamin status in a subgroup of patients with schizophrenia and its response to dietary supplementation. *Prostaglandins, Leukotrienes and Essential Fatty Acids*. 2006;74(2):75–85. doi:10.1016/j.plefa.2005.11.004.

74. Muntjewerff J-W, van der Put N, Eskes T, et al. Homocysteine metabolism and B-vitamins in schizophrenic patients: low plasma folate as a possible independent risk factor for schizophrenia. *Psychiatry Research*. 2003;121(1): 1–9. doi:10.1016/s0165-1781(03)00200-2.

75. Goff DC, Bottiglieri T, Arning E, et al. Folate, homocysteine, and negative symptoms in schizophrenia. *American Journal of Psychiatry*. 2004;161(9): 1705–8. doi:10.1176/appi.ajp.161.9.1705.

76. Godfrey PS, Toone BK, Bottiglieri T, et al. Enhancement of recovery from psychiatric illness by methylfolate. *Lancet*. 1990;336(8712):392–395. doi:10.1016/0140-6736(90)91942-4.

77. Roffman JL, Lamberti JS, Achtyes E, et al. Randomized multicenter investigation of folate plus vitamin B12 supplementation in schizophrenia. *JAMA Psychiatry*. 2013;70(5):481. doi:10.1001/jamapsychiatry.2013.900.

78. Roffman JL, Petruzzi LJ, Tanner AS, et al. Biochemical, physiological and clinical effects of l-methylfolate in schizophrenia: a randomized controlled trial. *Molecular Psychiatry*. 2017;23(2):316–22. doi:10.1038/mp.2017.41.

79. Ritsner MS, Miodownik C, Ratner Y, et al. L-theanine relieves positive, activation, and anxiety symptoms in patients with schizophrenia and schizoaffective disorder. *Journal of Clinical Psychiatry*. 2010;72(1):34–42. doi:10.4088/jcp.09m05324gre; Ota M, Wakabayashi C, Sato N, et al. Effect of l-theanine on glutamatergic function in patients with schizophrenia. *Acta Neuropsychiatrica*.2015;27(5):291–96. doi:10.1017/neu.2015.22.

80. Shamir E, Laudon M, Barak Y, et al. Melatonin improves sleep quality of patients with chronic schizophrenia. *Journal of Clinical Psychiatry*. 2000;61(5):373–77. doi:10.4088/jcp.v61n0509; Anderson G, Maes M. Melatonin: an overlooked factor in schizophrenia and in the inhibition of anti-psychotic side effects. *Metabolic Brain Disease*. 2012;27(2):113–119. doi:10.1007/s11011-012-9307-9.

1. Gunter PAY.Bergson and Jung. *Journal of the History of Ideas*.1982;43(4):635. doi:10.2307/2709347.

2. Burton ES. Ronald Fairbairn. Institute of Psychoanalysis, British Psychoanalytical Society website. https://psychoanalysis.org.uk/our-authors-and-theorists/ronald-fairbairn.Accessed October 3, 2019.

3. Graziottin A. Libido: the biologic scenario. *Maturitas*. 2000;34:S9–S16. doi:10.1016/s0378-5122(99)00072-9.

4. Arias-Carrión O, Stamelou M, Murillo-Rodríguez E, Menéndez-González M, Pöppel E. Dopaminergic reward system: a short integrative review. *International Archives of Medicine*. 2010;3(1):24. doi:10.1186/1755-7682-3-24.

5. Schneider JE. Metabolic and hormonal control of the desire for food and sex: implications for obesity and eating disorders. *Hormones and Behavior*. 2006;50(4):562–71. doi:10.1016/j.yhbeh.2006.06.023.

6. Ramasamy R, Schulster M, Bernie A. The role of estradiol in male reproductive function. *Asian Journal of Andrology*.2016;18(3):435. doi:10.4103/1008-682x.173932.

7. Cappelletti M, Wallen K. Increasing women's sexual desire: the comparative effectiveness of estrogens and androgens. *Hormones and Behavior*. 2016;78:178–93. doi:10.1016/j.yhbeh.2015.11.003.

8. Poutahidis T, Springer A, Levkovich T, et al. Probiotic microbes sustain youthful serum testosterone levels and testicular size in aging mice. Schlatt S, ed. *PLoS One*. 2014;9(1):e84877. doi:10.1371/journal.pone.0084877.

9. Hou X, Zhu L, Zhang X, et al. Testosterone disruptor effect and gut microbiome perturbation in mice: early life exposure to doxycycline.Chemosphere. 2019;222:722–31. doi:10.1016/j.chemosphere.2019.01.101.

10. Baker JM, Al-Nakkash L, Herbst-Kralovetz MM. Estrogen-gut microbiome axis: physiological and clinical implications. *Maturitas*. 2017;103:45–53. doi:10.1016/j.maturitas.2017.06.025.

11. Hamed SA.Sexual dysfunctions induced by pregabalin. *Clinical Neuropharmacology*. 2018;41(4):116–22. doi:10.1097/wnf.0000000000000286.

12. Christensen B. Inflammatory bowel disease and sexual dysfunction. G*astroenterology and Hepatology*.2014;10(1):53–55.

13. Tremellen K. Gut Endotoxin Leading to a Decline IN Gonadal function (GELDING)—a novel theory for the development of late onset hypogonadism in obese men. *Basic and Clinical Andrology*.2016;26(1). doi:10.1186/s12610-016-0034-7.

14. La J, Roberts NH, Yafi FA.Diet and men's sexual health. *Sexual Medicine Reviews*. 2018;6(1):54–68. doi:10.1016/j.sxmr.2017.07.004.

15. Khoo J, Piantadosi C, Duncan R, et al. Comparing effects of a low-energy diet and a high-protein low-fat diet on sexual and endothelial function, urinary tract symptoms,

and inflammation in obese diabetic men. *Journal of Sexual Medicine*. 2011;8(10):2868–75. doi:10.1111/j.1743-6109.2011.02417.x.

16. Levine H, Jørgensen N, Martino-Andrade A, et al. Temporal trends in sperm count: a systematic review and meta-regression analysis. *Human Reproduction Update*. 2017;23(6):646–59. doi:10.1093/humupd/dmx022.

17. Robbins WA, Xun L, FitzGerald LZ, Esguerra S, Henning SM, Carpenter CL. Walnuts improve semen quality in men consuming a Western-style diet: randomized control dietary intervention trial. *Biology of Reproduction*. 2012;87(4). doi:10.1095/biolreprod.112.101634.

18. Salas-Huetos A, Moraleda R, Giardina S, et al. Effect of nut consumption on semen quality and functionality in healthy men consuming a Western style diet: a randomized controlled trial. *American Journal of Clinical Nutrition*. 2018;108(5):953–62. doi:10.1093/ajcn/nqy181.

19. Grieger JA, Grzeskowiak LE, Bianco-Miotto T, et al. Pre-pregnancy fast food and fruit intake is associated with time to pregnancy. *Human Repro duction*. 2018;33(6):1063–70. doi:10.1093/humrep/dey079.

20. Siepmann T, Roofeh J, Kiefer FW, Edelson DG. Hypogonadism and erectile dysfunction associated with soy product consumption. *Nutrition*. 2011;27(7–8):859–62. doi:10.1016/j.nut.2010.10.018.

21. Chavarro JE, Toth TL, Sadio SM, Hauser R. Soy food and isoflavone intake in relation to semen quality parameters among men from an infertility clinic. *Human Reproduction*. 2008;23(11):2584–90. doi:10.1093/humrep/den243.

22. Martinez J, Lewi J. An unusual case of gynecomastia associated with soy product consumption. *Endocrine Practice*. 2008;14(4):415–18. doi:10.4158/ep.14.4.415.

23. Kotsopoulos D, Dalais FS, Liang YL, Mcgrath BP, Teede HJ. The effects of soy protein containing phytoestrogens on menopausal symptoms in postmenopausal women. *Climacteric*. 2000;3(3):161–67.

24. Shakespeare W. *The Tragedy of Macbeth*. The Harvard Classics. 1909–14. Available online at https://www.bartleby.com/46/4/23.html.

25. Prabhakaran D, Nisha A, Varghese PJ. Prevalence and correlates of sexual dysfunction in male patients with alcohol dependence syndrome: a cross-sectional study. *Indian Journal of Psychiatry*. 2018;60(1):71. doi:10.4103/psychiatry.indianjpsychiatry_42_17.

26. George WH, Davis KC, Norris J, et al. Alcohol and erectile response: the effects of high dosage in the context of demands to maximize sexual arousal. *Experimental and Clinical Psychopharmacology*. 2006;14(4):461–70. doi:10.1037/1064-1297.14.4.461.

27. Prabhakaran D, Nisha A, Varghese PJ. Prevalence and correlates of sexual dysfunction in male patients with alcohol dependence syndrome: a cross-sectional study. *Indian Journal of Psychiatry*. 2018;60(1):71. doi:10.4103/psychiatry.indianjpsychiatry_42_17.

28. Castleman M. The Pros and Cons of Mixing Sex and Alcohol. Psychology Today

饮食大脑

website. July 1, 2019. https://www.psychologytoday.com/us/blog/all-about-sex/201907/
the-pros-and-cons-mixing-sex-and-alcohol. Accessed December 2, 2019.

29. George WH, Davis KC, Heiman JR, et al. Women's sexual arousal: effects of high
alcohol dosages and self-control instructions. *Hormones and Behavior.* 2011;59(5):730–38.
doi:10.1016/j.yhbeh.2011.03.006.

30. George WH, Davis KC, Masters NT, et al. Sexual victimization, alcohol intoxication,
sexual-emotional responding, and sexual risk in heavy episodic drinking women.
Archives of Sexual Behavior. 2013;43(4):645–58. doi:10.1007/s10508-013-0143-8.

31. Chen L, Xie Y-M, Pei J-H, et al. Sugar-sweetened beverage intake and serum
testosterone levels in adult males 20–39 years old in the United States. *Reproductive
Biology and Endocrinology.* 2018;16(1). doi:10.1186/s12958-018-0378-2.

32. Chiu YH, Afeiche MC, Gaskins AJ, et al. Sugar-sweetened beverage intake in relation
to semen quality and reproductive hormone levels in young men. *Human Reproduction.*
2014;29(7):1575–84. doi:10.1093/humrep/deu102.

33. Behre HM, Simoni M, Nieschlag E. Strong association between serum levels of leptin
and testosterone in men. *Clinical Endocrinology.* 1997;47(2):237–40. doi:10.1046/j.1365-
2265.1997.2681067.x.

34. Gautier A, Bonnet F, Dubois S, et al. Associations between visceral adipose
tissue, inflammation and sex steroid concentrations in men. *Clinical
Endocrinology.* 2013;78(3):373–78. doi:10.1111/j.1365-2265.2012.04401.x; Spruijt-Metz
D, Belcher B, Anderson D, et al. A high-sugar/low-fiber meal compared with a low-
sugar/high-fiber meal leads to higher leptin and physical activity levels in overweight
Latina females. *Journal of the American Dietetic Association.* 2009;109(6):1058–63.
doi:10.1016/j.jada.2009.03.013.

35. Fukui M, Kitagawa Y, Nakamura N, Yoshikawa T. Glycyrrhizin and serum testosterone
concentrations in male patients with type 2 diabetes. *Diabetes Care.* 2003;26(10):2962–
62. doi:10.2337/diacare.26.10.2962; Armanini D, Bonanni G, Palermo M.
Reduction of serum testosterone in men by licorice. *New England Journal of Medicine.*
1999;341(15):1158. doi:10.1056/nejm199910073411515.

36. Kjeldsen LS, Bonefeld-Jørgensen EC. Perfluorinated compounds affect the function of
sex hormone receptors. *Environmental Science and Pollution Research.* 2013;20(11):8031–44.
doi:10.1007/s11356-013-1753-3.

37. La Rocca C, Alessi E, Bergamasco B, et al.Exposure and effective dose biomarkers for
perfluorooctane sulfonic acid (PFOS) and perfluorooctanoic acid (PFOA) in infertile
subjects: preliminary results of the PREVIENI project. *International Journal of Hygiene and
Environmental Health.* 2012;215(2):206–11. doi:10.1016/j.ijheh.2011.10.016.

38. Lai KP, Ng AH-M, Wan HT, et al. Dietary exposure to the environmental chemical,
PFOS on the diversity of gut microbiota, associated with the development of
metabolic syndrome. *Frontiers in Microbiology.* 2018;9. doi:10.3389/fmicb.2018.02552.

39. Monge Brenes AL, Curtzwiler G, Dixon P, Harrata K, Talbert J, Vorst K. PFOA and PFOS levels in microwave paper packaging between 2005 and 2018. *Food Additives and Contaminants*: Part B.2019;12(3):191–98. doi:10. 1080/19393210.2019.1592238.

40. Ali J, Ansari S, Kotta S. Exploring scientifically proven herbal aphrodisiacs. *Pharmacognosy Reviews*.2013;7(1):1. doi:10.4103/0973-7847.112832.

41. Chaussee J. The Weird History of Oysters as Aphrodisiacs. *Wired* magazine website. September 30, 2016. https://www.wired.com/2016/09/weird-history-oysters-aphrodisiacs/. Accessed October 3, 2019.

42. Leonti M, Casu L. Ethnopharmacology of love. *Frontiers in Pharmacology*. 2018;9. doi:10.3389/fphar.2018.00567.

43. Rupp HA, James TW, Ketterson ED, Sengelaub DR, Ditzen B, Heiman JR. Lower sexual interest in postpartum women: relationship to amygdala activation and intranasal oxytocin. *Hormones and Behavior*. 2013;63(1):114–21. doi:10.1016/j.yhbeh.2012.10.007.

44. Gregory R, Cheng H, Rupp HA, Sengelaub DR, Heiman JR. Oxytocin increases VTA activation to infant and sexual stimuli in nulliparous and postpartum women. *Hormones and Behavior*. 2015;69:82–88. doi:10.1016/j. yhbeh.2014.12.009.

45. Loup F, Tribollet E, Dubois-Dauphin M, Dreifuss JJ. Localization of high affinity binding sites for oxytocin and vasopressin in the human brain.An autoradiographic study. *Brain Research*. 1991;555(2):220–32. doi:10.1016/ 0006-8993(91)90345-v; RajMohan V, Mohandas E. The limbic system. *Indian Journal of Psychiatry*. 2007;49(2):132. doi:10.4103/0019-5545.33264.

46. Agustí A, García-Pardo MP, López-Almela I, et al. Interplay between the gut-brain axis, obesity and cognitive function. *Frontiers in Neuroscience*. 2018;12. doi:10.3389/ fnins.2018.00155.

47. Nehlig A. The neuroprotective effects of cocoa flavanol and its influence on cognitive performance. *British Journal of Clinical Pharmacology*. 2013;75(3):716–27. doi:10.1111/j.1365-2125.2012.04378.x; Baskerville T, Douglas A. Interactions between dopamine and oxytocin in the control of sexual behaviour.In: Neumann ID, Landgraf R, eds. *Advances in Vasopressin and Oxytocin—From Genes to Behaviour to Disease*. Amsterdam: Elsevier; 2008:277–90. doi:10.1016/s0079-6123(08)00423-8.

48. Salonia A, Fabbri F, Zanni G, et al. Original research—women's sexual health: chocolate and women's sexual health: an intriguing correlation. *Journal of Sexual Medicine*. 2006;3(3):476–82. doi:10.1111/j.1743-6109.2006.00236.x.

49. Slaninová J, Maletínská L, Vondrášek J, Procházka Z. Magnesium and biological activity of oxytocin analogues modified on aromatic ring of amino acid in position 2. *Journal of Peptide Science*. 2001;7(8):413–24. doi:10.1002/psc.334.

50. Lopez DS, Wang R, Tsilidis KK, et al. Role of caffeine intake on erectile dysfunction in US men: results from NHANES 2001–2004.Walter M, ed. *PLoS One*. 2015;10(4):e0123547. doi:10.1371/journal.pone.0123547.

51. Saadat S, Ahmadi K, Panahi Y. The effect of on-demand caffeine consumption on treating patients with premature ejaculation: a double-blind randomized clinical trial. *Current Pharmaceutical Biotechnology*. 2015;16(3):281–87. doi:10.2174/1389201016666 150118133045.

52. Mondaini N, Cai T, Gontero P, et al. Regular moderate intake of red wine is linked to a better women's sexual health. *Journal of Sexual Medicine*. 2009;6(10):2772–77. doi:10.1111/j.1743-6109.2009.01393.x.

53. Jenkinson C, Petroczi A, Naughton DP. Red wine and component flavonoids inhibit UGT2B17 in vitro. *Nutrition Journal*. 2012;11(1). doi:10.1186/1475-2891-11-67.

54. Cassidy A, Franz M, Rimm EB. Dietary flavonoid intake and incidence of erectile dysfunction. *American Journal of Clinical Nutrition*. 2016;103(2): 534–41. doi:10.3945/ ajcn.115.122010.

55. Aldemir M, Okulu E, Neşelioğu S, Erel O, Kayıgil O. Pistachio diet improves erectile function parameters and serum lipid profiles in patients with erectile dysfunction. *International Journal of Impotence Research*. 2011 Jan–Feb;23(1):32–38. doi:10.1038/ ijir.2010.33.

56. Molkara T, Akhlaghi F, Ramezani MA, et al. Effects of a food product(based on Daucus carota) and education based on traditional Persian medicine on female sexual dysfunction: a randomized clinical trial. *Electronic Physician*. 2018;10(4):6577–87. doi:10.19082/6577.

57. Maleki-Saghooni N, Mirzaeii K, Hosseinzadeh H, Sadeghi R, Irani M. A systematic review and meta-analysis of clinical trials on saffron (*Crocus sativus*) effectiveness and safety on erectile dysfunction and semen parameters. *Avicenna Journal of Phytomedicine*. 2018;8(3):198–209.

58. Wilborn C, Taylor L, Poole C, Foster C, Willoughby D, Kreider R. Effects of a purported aromatase and 5α-reductase inhibitor on hormone profiles in college-age men. *International Journal of Sport Nutrition and Exercise Metabolism*.2010;20(6):457–65.

59. Maheshwari A, Verma N, Swaroop A, et al.Efficacy of Furosap™, a novel *Trigonella foenum-graecum* seed extract, in enhancing testosterone level and improving sperm profile in male volunteers. *International Journal of Medical Sciences*. 2017;14(1):58–66. doi:10.7150/ijms.17256; Steels E, Rao A, Vitetta L. Physiological aspects of male libido enhanced by standardized Trigonella foenum-graecum extract and mineral formulation. *Phytotherapy Research*. 2011 Sep;25(9):1294–300. doi:10.1002/ptr.3360.

60. Steels E, Rao A, Vitetta L. Physiological aspects of male libido enhanced by standardized *Trigonella foenum-graecum* extract and mineral formulation. *Phytotherapy Research*.2011 Sep;25(9):1294–300. doi:10.1002/ptr.3360.

61. Cai T, Gacci M, Mattivi F, et al. Apple consumption is related to better sexual quality of life in young women. *Archives of Gynecology and Obstetrics*. 2014;290(1):93–98. doi:10.1007/s00404-014-3168-x.

62. Türk G, Sönmez M, Aydin M, et al. Effects of pomegranate juice consumption on sperm quality, spermatogenic cell density, antioxidant activity and testosterone level in male rats. *Clinical Nutrition*. 2008;27(2):289–96. doi:10.1016/j.clnu.2007.12.006.

63. Al-Olayan EM, El-Khadragy MF, Metwally DM, Abdel Moneim AE. Protective effects of pomegranate (*Punica granatum*) juice on testes against carbon tetrachloride intoxication in rats. *BMC Complementary and Alternative Medicine*. 2014;14(1). doi:10.1186/1472-6882-14-164; Smail NF, Al-Dujaili E. Pomegranate juice intake enhances salivary testosterone levels and improves mood and well-being in healthy men and women. *Endocrine Abstracts*. 2012;28:P313.

64. Sathyanarayana Rao T, Asha M, Hithamani G, Rashmi R, Basavaraj K, Jagannath Rao K. History, mystery and chemistry of eroticism: emphasis on sexual health and dysfunction. *Indian Journal of Psychiatry*. 2009;51(2):141. doi:10.4103/0019-5545.49457.

65. Bègue L, Bricout V, Boudesseul J, Shankland R, Duke AA.Some like it hot: testosterone predicts laboratory eating behavior of spicy food.Physiology and Behavior.2015 Feb;139:375–77. doi:10.1016/j.physbeh.2014.11.061.

66. Banihani SA. Testosterone in males as enhanced by onion (Allium Cepa L.).*Biomolecules*.2019;9(2):75. doi:10.3390/biom9020075.

67. Nakayama Y, Tanaka K, Hiramoto S, et al. Alleviation of the aging males' symptoms by the intake of onion-extracts containing concentrated cysteine sulfoxides for 4 weeks—randomized, double-blind, placebo-controlled, parallel-group comparative study. *Japanese Pharmacology and Therapeutics*. 2017;45(4):595–608.

68. Sathyanarayana Rao T, Asha M, Hithamani G, Rashmi R, Basavaraj K, Jagannath Rao K. History, mystery and chemistry of eroticism: emphasis on sexual health and dysfunction. *Indian Journal of Psychiatry*. 2009;51(2):141. doi:10.4103/0019-5545.49457.

69. Pizzorno L. Nothing boring about boron. *Integrative Medicine* (Encinitas). 2015;14(4):35–48.

70. How Much Boron Is Present in Avocado? Organic Facts website. https://www.organicfacts.net/forum/how-much-boron-is-present-in-avocado. Accessed Feburary 5, 2020.

71. Patwardhan B. Bridging Ayurveda with evidence-based scientific approaches in medicine. *EPMA Journal*. 2014;5(1). doi:10.1186/1878-5085-5-19.

72. Chauhan NS, Sharma V, Dixit VK, Thakur M. A review on plants used for improvement of sexual performance and virility. *BioMed Research International*. 2014;2014:1–19. doi:10.1155/2014/868062.

73. What Is Ayurveda? The Science of Life. National Ayurvedic Medical Association website. https://www.ayurvedanama.org/. Accessed February 5, 2020.

附录 A
碳水化合物的血糖负荷参考表

低血糖负荷食物（指数为 10 或以下）

麸麦片
橙子
豆类：菜豆、黑豆和小扁豆
胡萝卜、腰果和花生
苹果
玉米饼、小麦
脱脂乳

中血糖负荷食物（指数为 11~19）

珍珠型大麦（1 杯煮熟）
碾碎干小麦（3/4 杯煮熟）
米饭（3/4 杯煮熟的糙米饭）
年糕（3 片） 燕麦片（1 杯煮熟） 全麦：意大利面（$1\frac{1}{4}$ 杯煮熟）或 1 片面包

高血糖负荷食物（指数为 20 以上）

炸薯条和烤土豆
苏打水和其他含糖饮料
糖果和糖果棒
精制早餐麦片
古斯米（蒸粗麦粉）
白巴斯马蒂米饭和意大利面（白面粉）

附录 B

维生素和精选矿物质的常见来源

维生素	精神状况	膳食来源
维生素 A	焦虑	牛肉 鱼肝油 羊肉 蓝鳍金枪鱼 鲭鱼 三文鱼 鳟鱼 蓝纹奶酪 卡蒙伯尔奶酪 切达奶酪 羊奶 山羊肉 洛克福羊乳奶酪 鱼子酱 水煮蛋
维生素 B_1 （硫胺素）	焦虑 专注 睡眠	橡子南瓜 芦笋 大麦 牛肉 黑豆 花椰菜 蛋 羽衣甘蓝 扁豆

维生素	精神状况	膳食来源
		坚果
		麦片
		橙子
		猪肉
		三文鱼
		葵花子
		金枪鱼
		全谷物
维生素 B_6 （吡哆醇）	焦虑 记忆 睡眠	蛋 鱼 牛奶 花生 猪肉 鸡肉和火鸡 燕麦和小麦胚芽
叶酸 （维生素 B_9）	记忆 睡眠 双相情感障碍 抑郁症 精神分裂症	芦笋 豆类 甜菜 花椰菜 柑橘 绿叶蔬菜 生菜 全谷物
维生素 B_{12} （钴胺素）	强迫症 睡眠 精神分裂症	牛肉 蛤蜊 强化谷物 牛奶、酸奶、瑞士奶酪 营养酵母 内脏 三文鱼 沙丁鱼 鳟鱼 金枪鱼

维生素	精神状况	膳食来源
维生素 C	焦虑 专注 记忆 睡眠 精神分裂症	黑醋栗 西蓝花 抱子甘蓝 辣椒 番石榴 羽衣甘蓝 奇异果 柠檬 荔枝 橙子 木瓜 芜菁 柿子 草莓 甜黄椒 百里香
维生素 D	焦虑 睡眠	罐装低脂金枪鱼 鱼肝油 蛋黄 鲱鱼 蘑菇 生蚝 三文鱼 沙丁鱼 虾
维生素 E （α-生育酚）	焦虑 疗愈 记忆 睡眠 精神分裂症（中度）	杏仁 油梨 甜菜叶 胡桃南瓜 花生 菠菜 葵花子 瑞士甜菜 鳟鱼

维生素	精神状况	膳食来源
维生素 K	记忆	油梨
		牛肝
		西蓝花
		抱子甘蓝
		鸡
		煮熟的散叶羽衣甘蓝
		煮熟的绿豆
		煮熟的绿豌豆
		煮熟的羽衣甘蓝
		煮熟的芥菜
		硬奶酪
		猕猴桃
		纳豆
		猪排
		李子
		生菠菜
		生瑞士甜菜
		软奶酪
铁元素	多动症	西蓝花
		黑巧克力
		瘦红肉
		豆类
		南瓜子
		贝类
镁元素	焦虑	油梨
	多动症	三文鱼和鲭鱼等鱼类
	疲劳	豆类
	双相情感障碍	坚果
		全谷物

维生素	精神状况	膳食来源
钾元素	焦虑 多动症	香蕉 黄瓜 蘑菇 橙子 豌豆 红薯
硒元素	焦虑	巴西坚果
锌元素	多动症 疲劳 躁郁 双相情感障碍	豆类 坚果 家禽 海鲜 全谷物

饮食大脑

附录 C
抗氧化剂和 ORAC

某些香料因其潜在的抗氧化性而有助于认知的发展，如下表所示。

ORAC 指的是氧化自由基吸收能力，可用于测量食物或膳食补充剂的抗氧化能力。尽管单个食品成分的氧化自由基吸收能力是可测试的，但不同成分的实际氧化自由基吸收能力值可能会相互影响。因此，单个食品成分测试出的氧化自由基吸收能力值可能低于实际值。

选择食谱时，请记下氧化自由基吸收能力值，以便您在烹饪时参考。

香料	用量	氧化自由基吸收能力值
干牛至	1 茶匙	3 602
黄姜粉	1 茶匙	3 504
小茴香籽	1 茶匙	1 613
咖喱粉	1 茶匙	970
辣椒粉	1 茶匙	615
黑胡椒	1 茶匙	580
百里香	1 茶匙	407
红辣椒	1 茶匙	376

致谢

Kuthatha emzaneni——每当回想起写这本书的历程，我就会想到这句从祖鲁语翻译过来的非洲谚语，意思是"养育一个孩子需要一座村庄"。

虽然大多数时候是我的笔记本电脑陪伴着我写作，但我的家人、同事和朋友在这个过程中也一直与我分享心得，使我的观点逐渐成形。

感谢我的患者信任我，相信我可以帮他们恢复健康，并给予我支持，让我坚持问诊。衷心感谢麻省总医院居家项目的那些退伍军人。2017 年，我为他们设计了一份饮食计划，并第一次测试了这本书的部分食谱。

感谢我的肿瘤科和外科团队：感谢埃里克·温纳博士为我做的一切，理解我，支持我；塔里·金博士、阿德里安娜·格罗珀·瓦克斯博士、珍妮弗·洛厄尔护士、安杰拉·凯盖茜护士、凯瑟琳·安德森助理医师、珍妮弗·麦克纳护理医师以及那些给予我帮助的丹娜·法伯癌症研究所的工作人员。

感谢我的闺密：丹尼丝、伊琳娜和凯茜。要是没有她们的支持，我恐怕无法坚持下来。

感谢我的经纪人塞莱斯特·法恩和约翰·马斯以及他们的团队成员（安娜·佩特科维奇、埃米莉·斯威特、贾德里·布兰蒂克斯、阿曼达·奥罗斯科），还有其他 Park Fine Literary and Media 的工作人员。塞莱斯特和约翰为本书确定了目标定位。感谢我的编辑特蕾西·贝阿尔，感谢她的远见卓识和专业指导以及对我的信任，感谢 Little Brown, Spark /Hachette 的整个团队，包括杰茜卡·钱、朱丽安娜·霍巴赫维斯基和伊恩·斯特劳斯。他们给予我的专业指导使本书得以顺利出版。

非常感谢威廉·博格斯！他很认真且专业地指导我将原本枯燥的学术知识写成了一本有趣的书——感谢他在我的创作过程中给予我的不可或缺的帮助！

感谢我的烹饪导师和同事：戴维·布莱主厨、已故主厨罗伯塔·道林、美国烹饪学院（海德公园）的 D 主厨，他们鼓励我在厨房大胆尝试，追求卓越；还有经常鼓励我的烹饪老师——让·伊萨克，提醒我要不断完善这些食谱，不断实现自我突破。

感谢在科学、医学和营养学领域指导我的导师：他们每个人都以极大的善意和耐心指导、鼓励我前行。他们不仅仅以渊博的学识教导我，更为我加油打气，鼓舞我进取。感谢毛里齐奥·法瓦、沃尔特·威利特、戴维·艾森伯格、约翰·马修斯、唐纳德·戈夫、伊萨克·希夫、菲利普·马斯金、杰瑞·罗森鲍姆、卡尔·萨尔兹曼、卡罗尔·纳代尔森、乔纳森·博勒斯、戴维·米少龙、乔纳森·阿尔珀特、戴维·鲁宾和约翰·赫尔曼。

　　我还要感谢我的"铁三角"的另外两位——斯里尼和拉吉夫。没有他们俩，我不可能写成这本书，他们总是能让我喜笑颜开。感谢他们出现在我的生命中，感谢我的兄弟姐妹——瓦罕尼·奈杜博士、马赫斯赫瓦尔·奈杜博士和维沙尔·奈杜博士，他们多年来帮助我坚定地向前；还有卡米尔、劳拉、纳米塔、纳格、沙森和小百合。感谢欧辛，他常常提醒我——吃健康的食物是最令人高兴的一件事。

　　最后，感谢拉杰、罗斯尼·考尔、希亚姆·阿库拉、已故的兰兹·比莱夫人（我美丽的婆婆，她也曾教我做菜）、维玛拉阿姨、舒纳叔叔，以及马诺、贝贝、贾亚和珊——感谢他们一直以来爱护我，给予我建议和鼓励。

　　　　　　　　　　　　　　　　　　　　　　　饮食大脑